[ビジュアル図解]

最新版

洗浄と殺菌のはなし

新名史典[編著]

サラヤ株式会社
隈下祐一
加藤信一

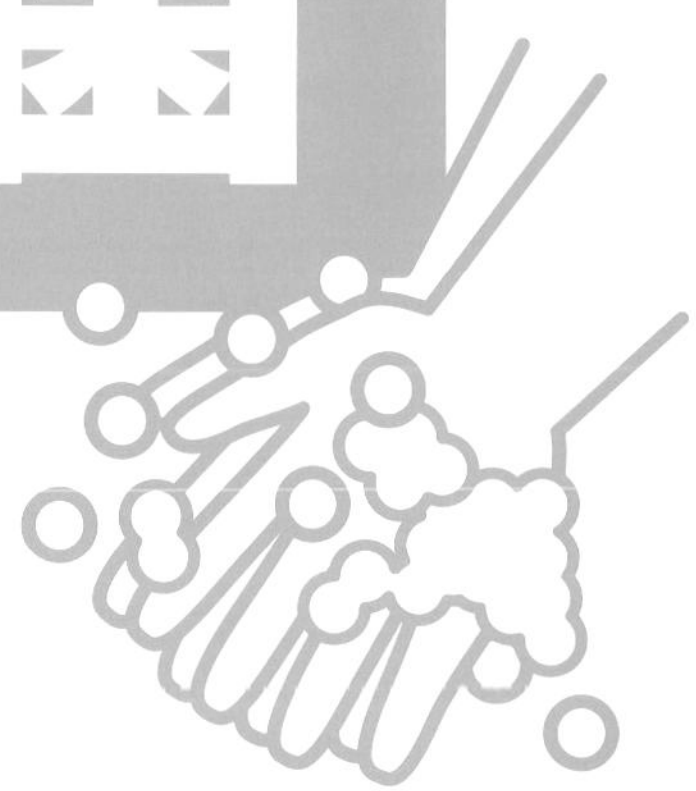

同文舘出版

はじめに＊改訂にあたって

２０１３年5月に本書『洗浄と殺菌のはなし』の初版を出版させていただきました。当時は新型インフルエンザのパンデミックによって、公衆衛生の意識が急激に高まり、またノロウイルスによる食中毒が大きな問題になっていた時期でした。そこで一般の家庭、飲食店などの食品事業者、介護施設など、食中毒や感染症のリスクのある現場で利用していただけるような「わかりやすい」本をお届けしたい、それが当初の出版の目的でした。

ときは進み、２０２０年。中国・武漢での感染拡大をきっかけとして、全世界を巻き込んだ未曾有の感染症問題が発生しました。新型コロナウイルスのパンデミックです。普段、企業や自治体、大学や研究機関で研修講師やコンサルティングをしている私の生活も一変しました。「自粛」「三密」「ソーシャルディスタンス」などの言葉がテレビや新聞、そしてインターネットを埋め尽くしました。人が集まることができない。外に出ることすら憚られる。そこから人間不信や、自粛警察などという社会問題に発展しました。

私は、もともと洗浄剤や消毒剤のメーカーでマーケティングや製品開発に関わっていましたから、本当に多くの人から質問や意見を求められました。

「これはコロナに効くの？」

「こんな情報がテレビで流れていたけど、本当なの？」

「この消毒剤は何でこう使うの？」

未知のウイルスとの闘いなので、わからないことだらけ。誰もが不安です。もちろん、私も同じなのですが、少なくとも衛生管理や感染予防の基本は叩き込まれています。世に出ている消毒剤などの製品がどういうもので、どんな特徴を持っているかもわかります。そのおかげで、むやみやたらと怖がることはありません。

この「知識」は大変重要で、多くの人はそれがないために不安になり、ウイルスとの闘いではなく、人間同士の不信感のためにパニックに陥ってしまうのではないかとさえ思いました。

現在の私はプレゼンテーション専門のコンサルタントとして、「わかりやすく」伝えるための考え方、方法、そして実践に取り組んでいます。私や私の仲間たちが知っていることを「わかりやすく」伝えることには意味があるかもしれない、多くの人の不安の解消と正しい行動に少しでも貢献できるかもしれない、そんな想いで本書の改訂に取り組みました。

前回と同じく、衛生管理や感染症予防の最前線で研究開発や情報の普及に取り組んでいる、サラヤ（株）の隈下祐一氏、加藤信一氏と3人で議論を重ねました。基本や大事なことはゆらぎません。しかし、データは新しく更新すべきですし、法改正もあります。そして技術も進みます。それらを踏まえて、これからの衛生管理や感染予防のお役に立てるよう、内容を見直しました。

これからの感染予防は、地震や台風などの自然災害に対する防災意識と同列にとらえていくべきだと思っています。つまり、いつ来てもおかしくない脅威です。それはたしかに怖いことですが、そのリスクをできるだけ小さくして、被害を拡大させないためには、私たち一人ひとりの知識と行動が必要だと思います。

アメリカの哲学者、ラルフ・ワルド・エマーソンの言葉に『恐怖は常に無知から生まれる。知識は恐怖の解毒剤である』というものがあります。

本書がみなさまの生活、仕事、そしてみなさまの大切な人を守ることに貢献できることを心から願っています。

新名史典

２０２０年10月

最新版　ビジュアル図解

洗浄と殺菌のはなし

もくじ

1章

洗浄や殺菌とはそもそもどういうこと？

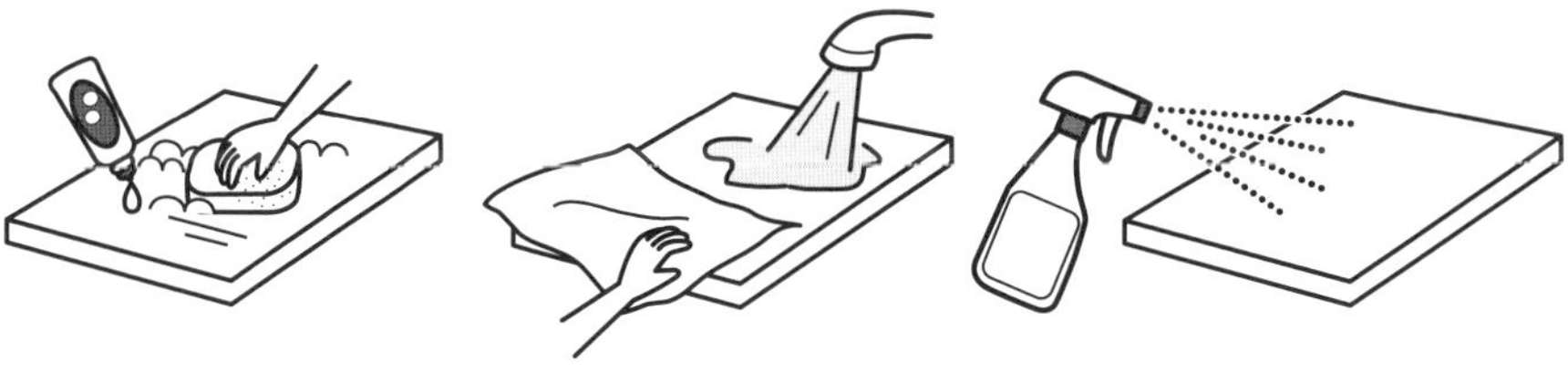

2章 洗浄・殺菌の効果と必要性

3章 汚れが落ちるしくみ・菌が死ぬしくみ

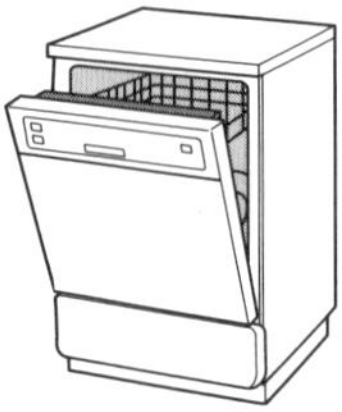
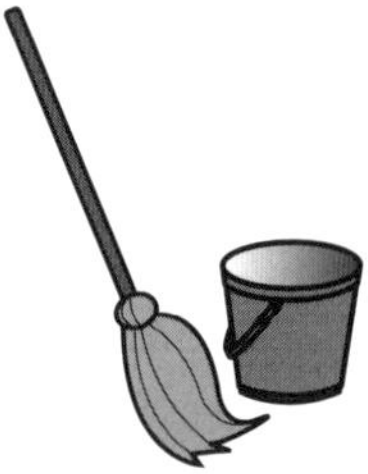
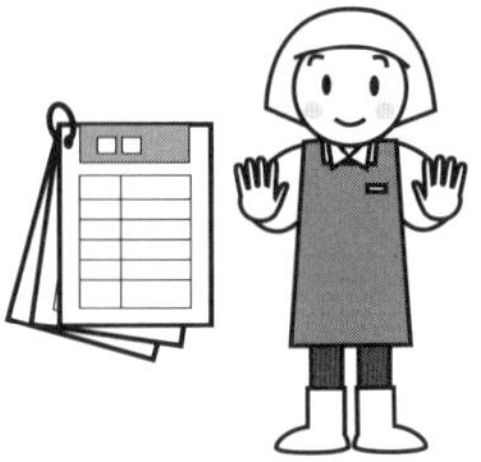

4章 菌とウイルスはどう違うのか？

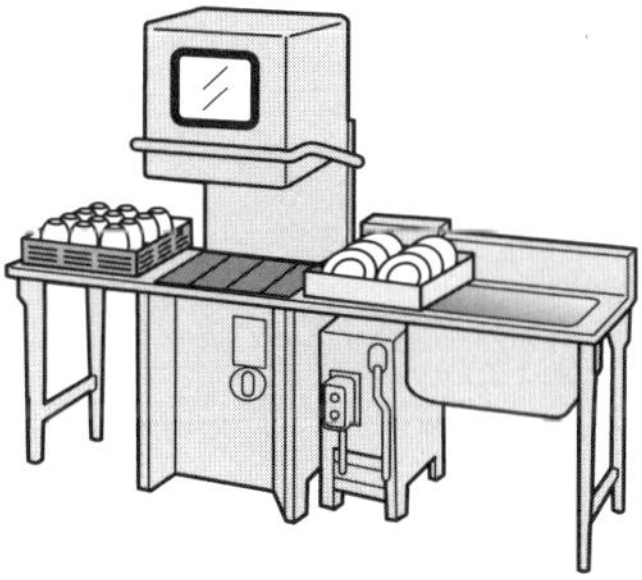

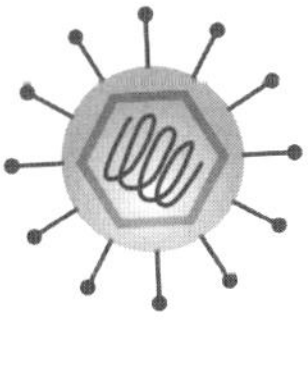

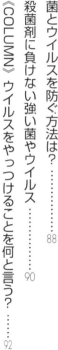

5 章

食中毒・感染症とは何か？

6 章

菌やウイルスが広がるプロセス

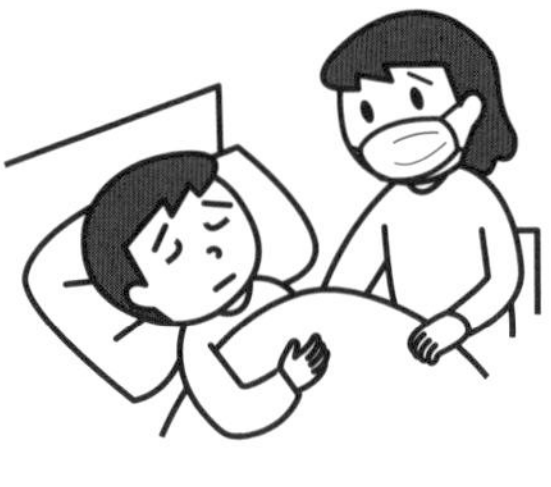

7章 洗浄剤とはどんなもの？

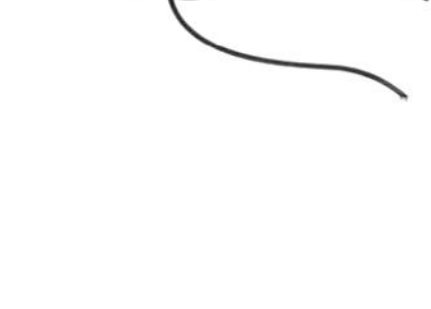

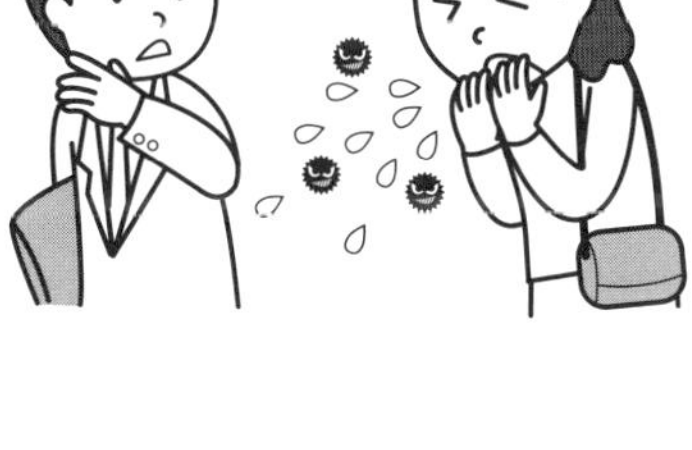

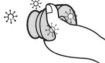

8章

殺菌剤とはどんなもの？

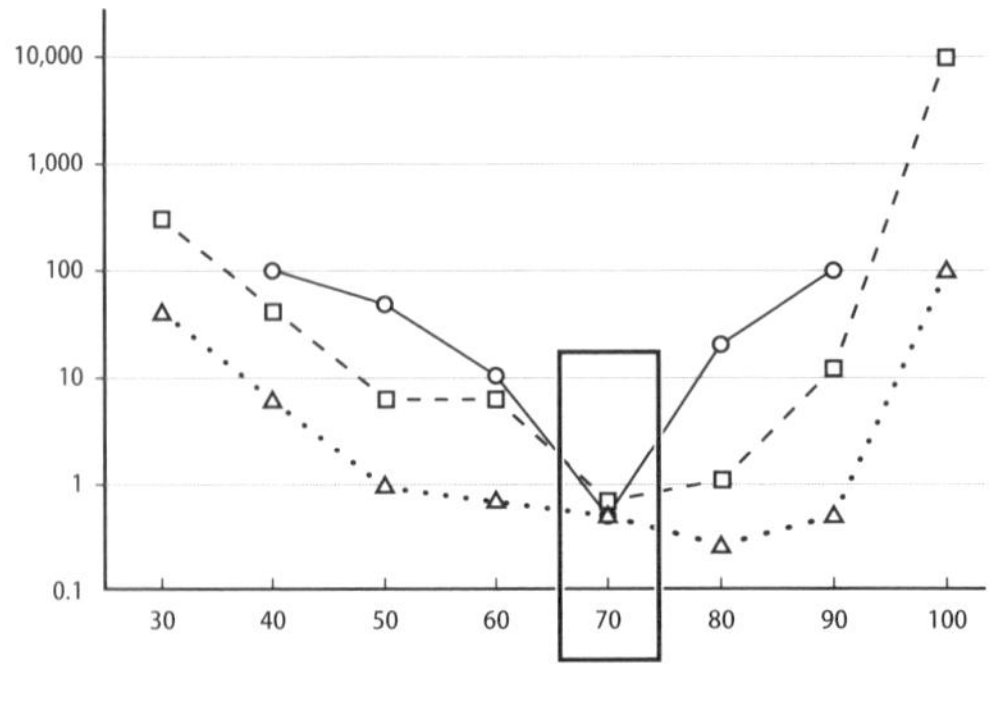

9 章

人を守る手洗い・うがい

10 章

効果的な洗浄・殺菌オペレーション

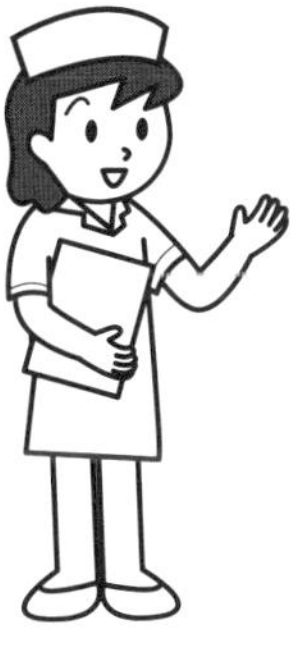

装幀・本文DTP　春日井 恵実
本文イラスト　たさき ゆきこ

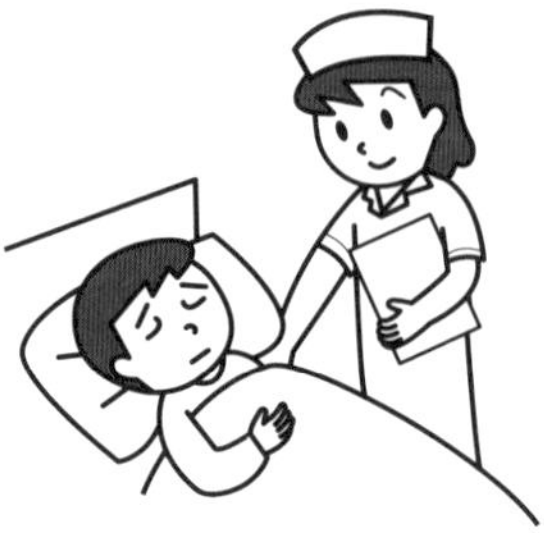

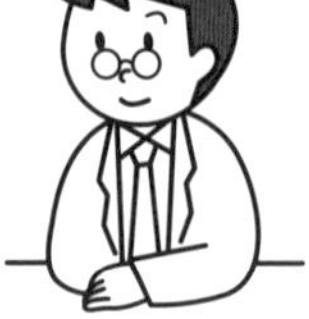

1 章

洗浄や殺菌とは そもそもどういうこと？

❶衛生管理の在り方が問われた 2020 年
❷衛生管理は「総合的」な取り組み
❸世界を震撼させたコロナウイルスは何が違う？
❹食中毒はこんなに起こっている！
❺意外と知らない身の回りの洗浄剤・殺菌剤
❻食材を洗わない日本人
❼すべての菌が悪いわけではない
❽手洗い石鹸も時代とともに変わってきた
❾身の回りにこんなにある洗浄剤
❿身の回りにある主な消毒剤

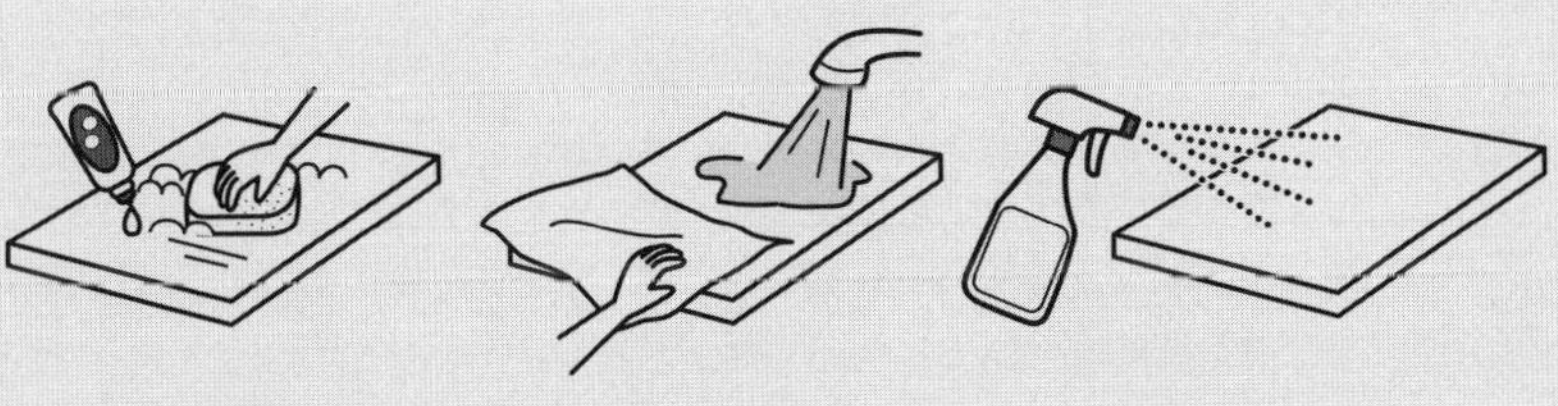

①衛生管理の在り方が問われた2020年

▼人類の歴史は感染症との闘いの歴史

２０２０年現在、日本が、そして世界が新型コロナウイルス感染症問題（通称、コロナ禍）で揺れ動いています。感染症との闘いは急に終わりを告げるものではなく、いったん収まったかのように見えても、また第二波、第三波が襲ってくる可能性があります。ひょっとすると収束には数年かかるかもしれませんし、日々つき合いながら対策を立てていかなくてはならないかもしれません。

ウイルスやバクテリア（細菌）などの微生物との闘いは今に始まったことではありません。人類の歴史の中で感染症が大きな問題になったことは、これまでにもたくさんありました。ただ、これまでと明らかに異なるのが、人の動きのグローバル化です。

日本を訪れるインバウンドの人たちの数はここ数年、毎年過去最高を記録し、日本から海外に行くハードルも確実に下がりました。ビジネスそのものも海外との連携なしには成り立たなくなっており、そのおかげで技術革新もすごいスピードで進んでいます。

▼人はウイルスにとっては理想の「乗り物」

すると、感染症の問題もグローバル化していきます。なぜなら、ウイルスにとって人間は理想の「乗り物」だからです。コロナウイルスは人の細胞なしには増えることができません。増えたらまた違う人に乗り移り、そこで遺伝子を増やしてまた出ていく。この繰り返しです。人と人の交流が増えることは、ウイルスにとっては絶好のチャンス。２０２０年のコロナ禍は世界のグローバル化の必然として起こった問題とも言えるわけです。

では、どうしたらよいのでしょうか？　グローバル化をやめるべきなのでしょうか？　リスクを下げる一環として、海外依存度を下げることや、インバウンド依存のビジネスを見直すことは必要だと思います。しかし、せっかく広まったグローバル化の流れはぜひ推進すべきですし、日本に多くの外国の人たちに来ていただきたいと思います。そこで必要なことは、正しい衛生管理、感染予防の知識、そして行動です。今一度その原点に立ち返り、私たちの今後の在り方を考えていきたいと思います。

ウイルスにとって人は理想の「乗り物」

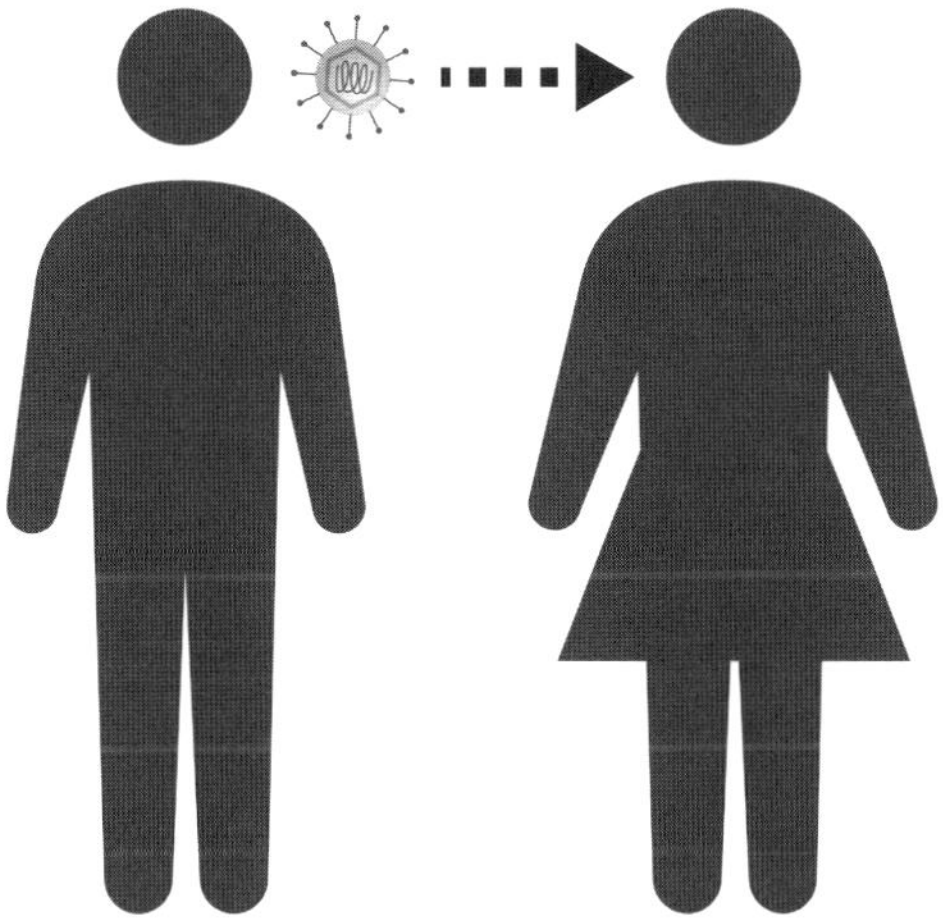

距離が近いと、ウイルスは違う人に乗り移りやすくなる!

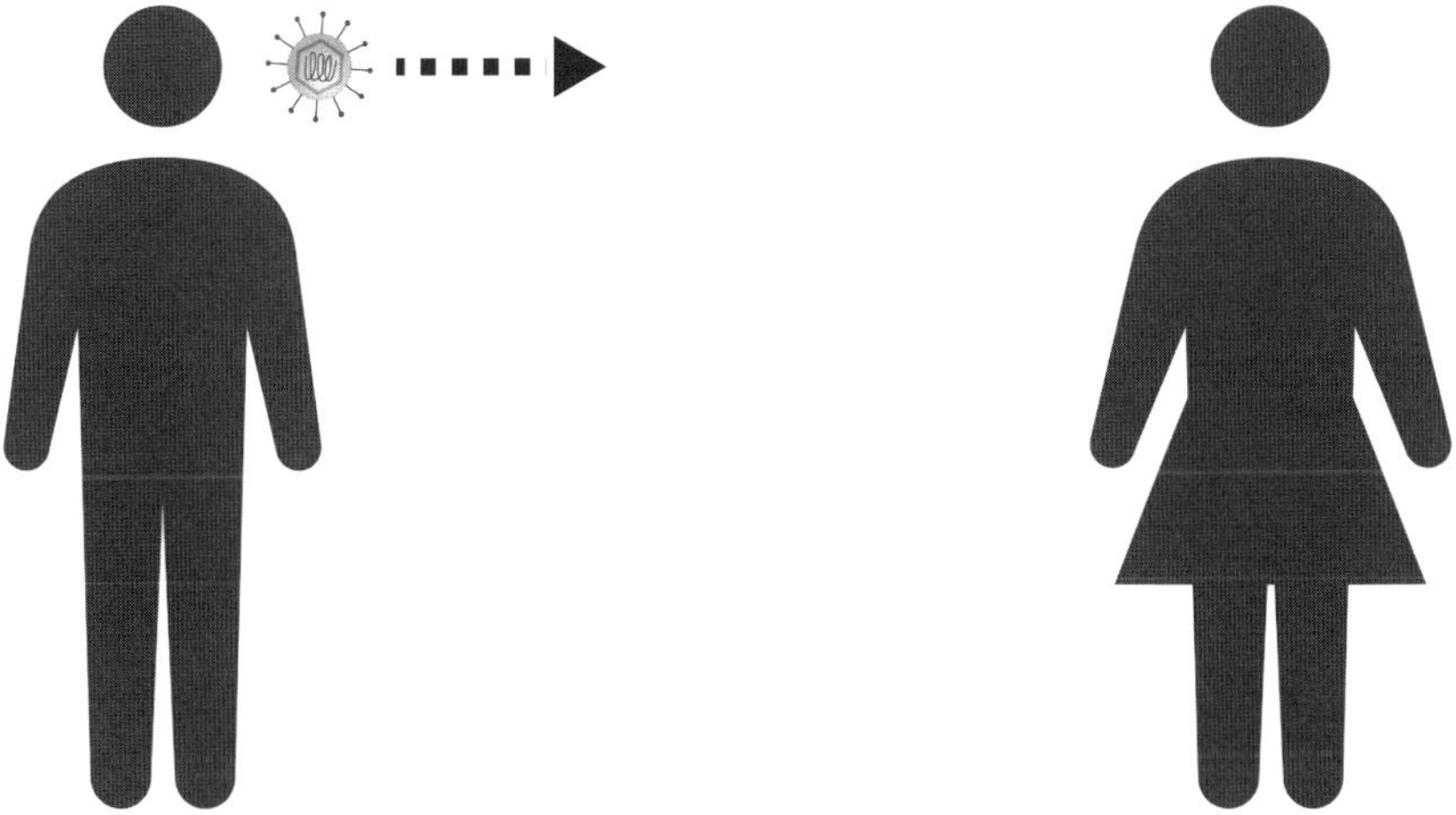

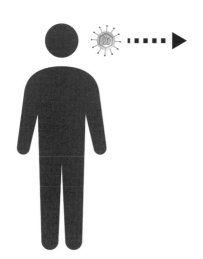

距離が離れていると乗り移れない

②衛生管理は「総合的」な取り組み

▼衛生管理・感染予防に特効薬はない！

コロナにしてもインフルエンザにしても、ノロウイルスにしても「何をしておけば大丈夫でしょうか？」と質問されることがたびたびありました。特効薬のようなイメージだと思います。治療では特効薬が存在することはありますが、予防となるとなかなかむずかしいのが現実。なぜなら、微生物は人間を乗り物として、あの手この手で広がろうとするからです。そこで私たち人間は、その「乗り物」にならないように手を尽くさなくてはなりません。つまり衛生管理、あるいは感染予防の考え方は、左ページの図のようなイメージでとらえるべきです。

何かひとつのことをすれば、リスクがゼロになるのではないということです。様々な有効な方法、たとえば手を洗うこともそのひとつ。手はもっとも乗り物になりやすく、手を介して接触感染が起こり、広がっていく。だから手を洗い、消毒することは有効な方法です。しかし、手洗いだけで感染は防げません。感染した人と近い距離で会話をしたら、やはり感染するリスクは高まります。

すると人との距離をとること（ソーシャルディスタンス）や、マスクをすることも有効な手段になります。つまり、他にもやることがあるということです。

▼正しい知識と行動によって活動すべき

このように複数の方法を駆使しながらリスクを下げていくことが大事です。そしてリスクは残念ながらゼロにはならないと思っておくべきです。人が活動する以上、何らかのリスクは伴います。しかし、活動しないと生きていけないので動きます。その際には、考えられる様々な方法で、リスクを可能な限り低くするということですね。感染予防とは、その「総合的な取り組み」だということを理解していただきたいと思います。

その際に「正しい知識」を持つことも大事な取り組みのひとつです。「なぜ？」がわかっていないと、まちがった行動になるかもしれません。また、正しい知識がないと不安になります。「正しい行動をしているんだ！」と自信を持って活動するためにも知識は必要です。

本書で、ぜひ正しい知識を身につけてください。

衛生管理は「総合的」な取り組み

リスクを減らしたいのは当然だけど……

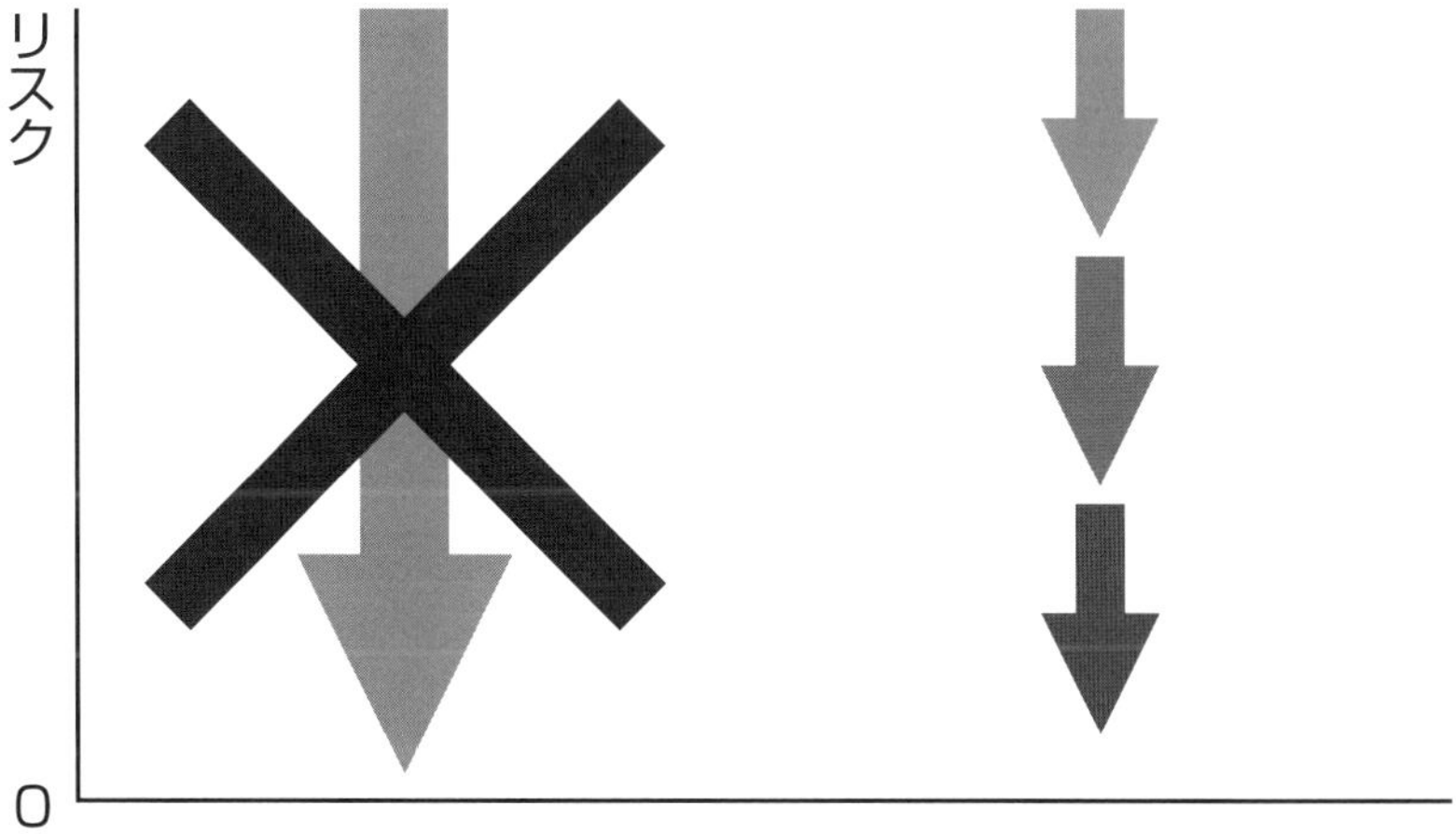

これだけやっておけば
リスクゼロ！ ではなく、

様々な方法を駆使し
可能な限りリスクを減らす

そのために！

持ち込ませない！

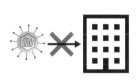

つけない！
触れない！

消毒する

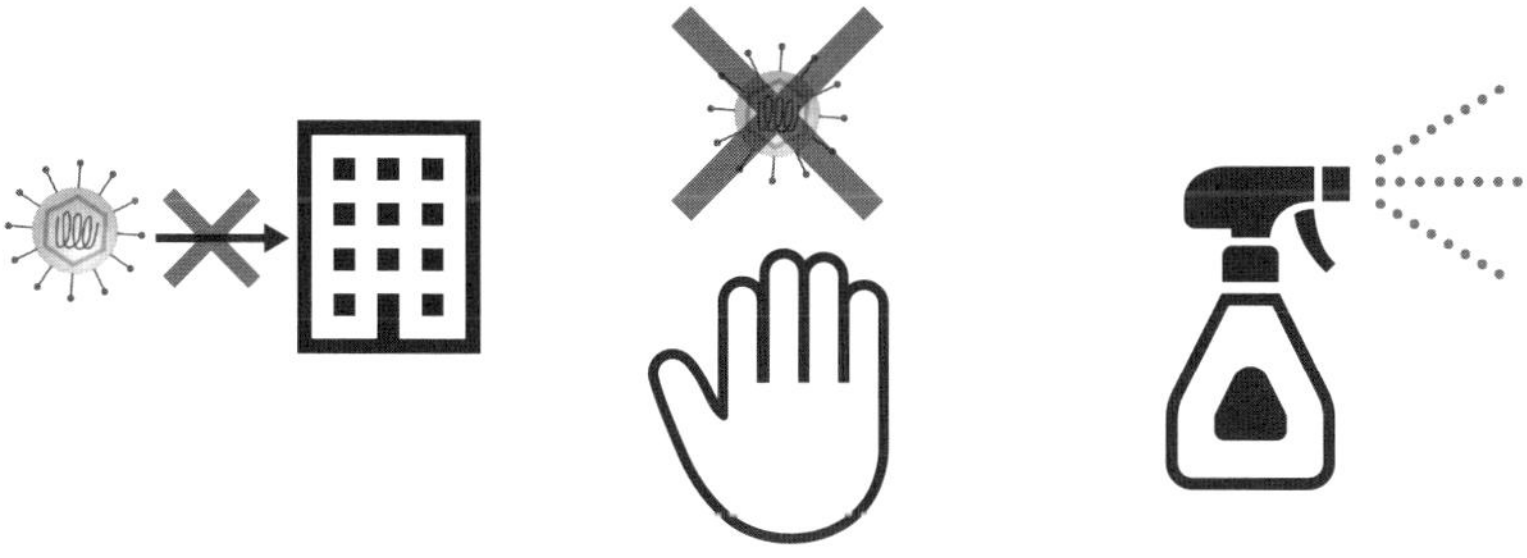

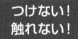

③世界を震撼させたコロナウイルスは何が違う？

▼決してやっつけられない相手ではない

新型コロナウイルスはこれまでの感染症とは比較にならない大問題になりました。では一体、何がこれまでの感染症と違うのでしょうか？　たしかに、感染力は非常に強力です。「濃厚接触」という言葉が日常的に使われていますが、近い距離で一定の時間一緒にいることでリスクは大きくなります。しかし、それはほかの感染症でも同様です。会社や学校で机の並び順にインフルエンザに罹っていく事例や、高齢者施設でフロアごとにノロウイルスの感染度合が異なる例はたくさんあります。

やっつけるのがむずかしいのでは、と思う人もいるでしょう。しかし、コロナウイルスは消毒の観点から見ればもっとも弱い部類です。特別な消毒剤を使うことなく、市販されているほとんどの消毒剤、あるいは石鹸や洗浄剤でやっつけることが可能であることがわかっています。つまり解決策はないわけではなく、あるのです。

▼潜伏期間が異常に長いことがやっかい

コロナウイルスがこれまでの感染症の常識と大きく異なるのは、「潜伏期間の異常な長さ」です。インフルエンザにしてもノロウイルスにしても、数日間の潜伏期間はあります。この潜伏期間がやっかいで、その間は自分が感染したことがわかりませんから、別の人と接触します。すると相手を感染させてしまう。そしてその人がまた他の人を感染させてしまう。

新型コロナウイルスの場合、この潜伏期間が1週間から2週間程度あると言われています（ただし、変異によって今後変わってくる可能性はあります）。これは感染症の専門家の先生方も、おそらく最初は想定外だったと思います。潜伏期間が長いと感染の連鎖が追いきれないほどに多くなる。これは間違いなく怖いことです。

隔離期間が2週間程度とられるのはそれゆえです。また、日々の感染者数に一喜一憂してはいけない理由もここに由来します。なぜならその日の感染者数は、ひょっとすると2週間前の実態かもしれないからです。逆に今の実態がわかるのは2週間後かもしれない。それを理解して行動しなくてはならないということですね。

新型コロナウイルスの潜伏期間は長い……

新型コロナウイルスの潜伏期間

1～2週間程度

潜伏期間中、自分が感染していることを知らずに
人と接触することで、他の人を感染させてしまう

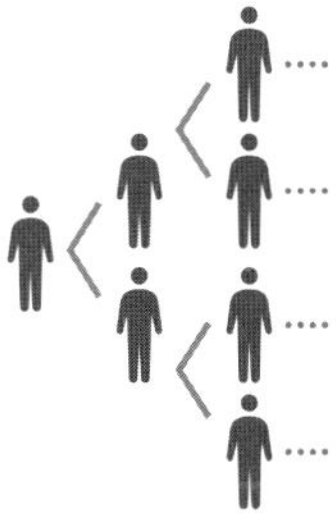

インフルエンザやノロウイルスの潜伏期間

2日～数日程度

感染していることが早くわかるので、他の人に感染させる機会が少ない

しかし!

消毒剤には弱いので恐れずに対処すること!

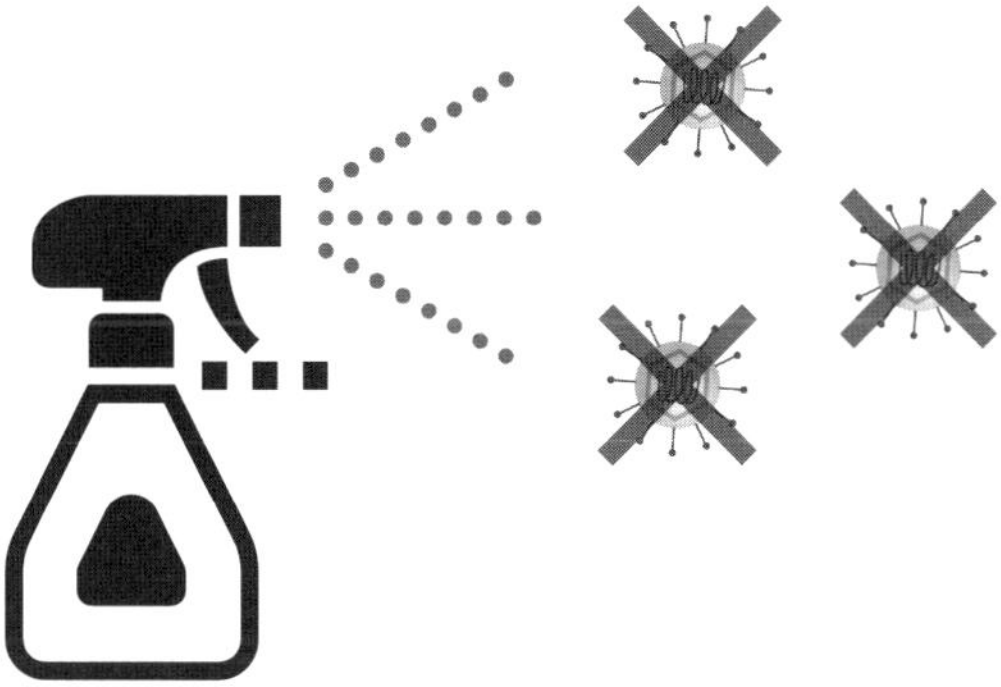

④ 食中毒はこんなに起こっている！

▼今も食中毒は毎年起こっている

今、日本で食中毒はどれくらい起こっているのでしょうか？ 左ページに近年の食中毒事件数と患者数のグラフを示しました。年によって増減はあるものの、事件数では1000件以上発生しています。患者数の増減は、一度に大量の患者を出すことがあるノロウイルスによる事件の発生によって左右されますが、毎年1万5000人以上の患者数になっています。

日本では1996年に、学校給食を中心に病原大腸菌O《オー》157による集団食中毒が起こり、大問題になりました。これを機に食品衛生に関して行政も大きく動き、「大量調理施設衛生管理マニュアル」と呼ばれる食品衛生のガイドラインができ、事業者の意識にも大きな影響を与えました（96項参照）。とくに温度管理に対する考え方は大きく変わり、加熱殺菌の重要性、輸送や保管時の冷蔵に対する意識に影響を与えました。

▼食中毒の原因は変化する

食中毒の原因はときとともに変化しています。2000年ごろまでは腸炎ビブリオ、サルモネラ、カンピロバクター、病原大腸菌が主な原因物質でした。しかし、左ページ下のグラフのように、近年はノロウイルス、カンピロバクター、アニサキスが上位の3つを占めています。

ノロウイルスはウイルスですから、食品中で増えるのではなく、人に感染して細胞の中で増えます。加熱することは有効な消毒手段のひとつですが、加熱調理後の食材や料理、生食の食材についてしまったときはどうしようもありません。つまり、「つけない」ことが最重要になってきます。それはコロナ対策と同じですね。

アニサキスは微生物ではなく、寄生虫です。主に魚の内臓に寄生し、時間がたつと筋肉部分に移行します。アニサキスによる事故がなぜ増えたのかについては不明な点もありますが、流通網の発達で遠隔地の魚を生で食べられるようになったことも原因のひとつだと言われています。サバ、カツオ、アジ、イカなどに寄生することが多いため、新鮮なものを選ぶ、内臓は生で食べない、目視で確認するなど、喫食者の意識も予防には必要です。

食中毒は今も毎年発生している

2009～2019年における 日本の食中毒事件数と患者数

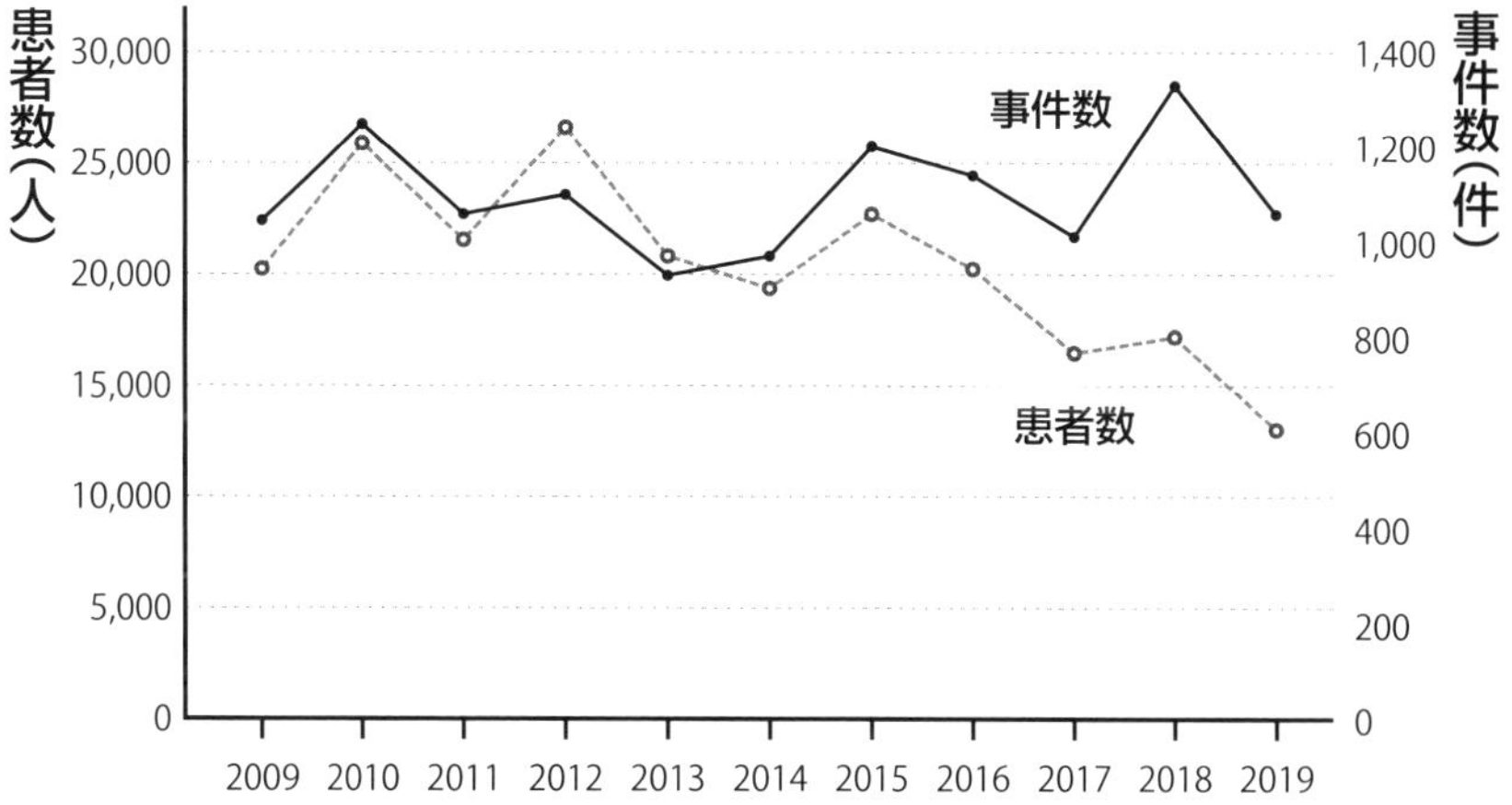

2010～2018年における 日本の主要病因物質別の食中毒事件数

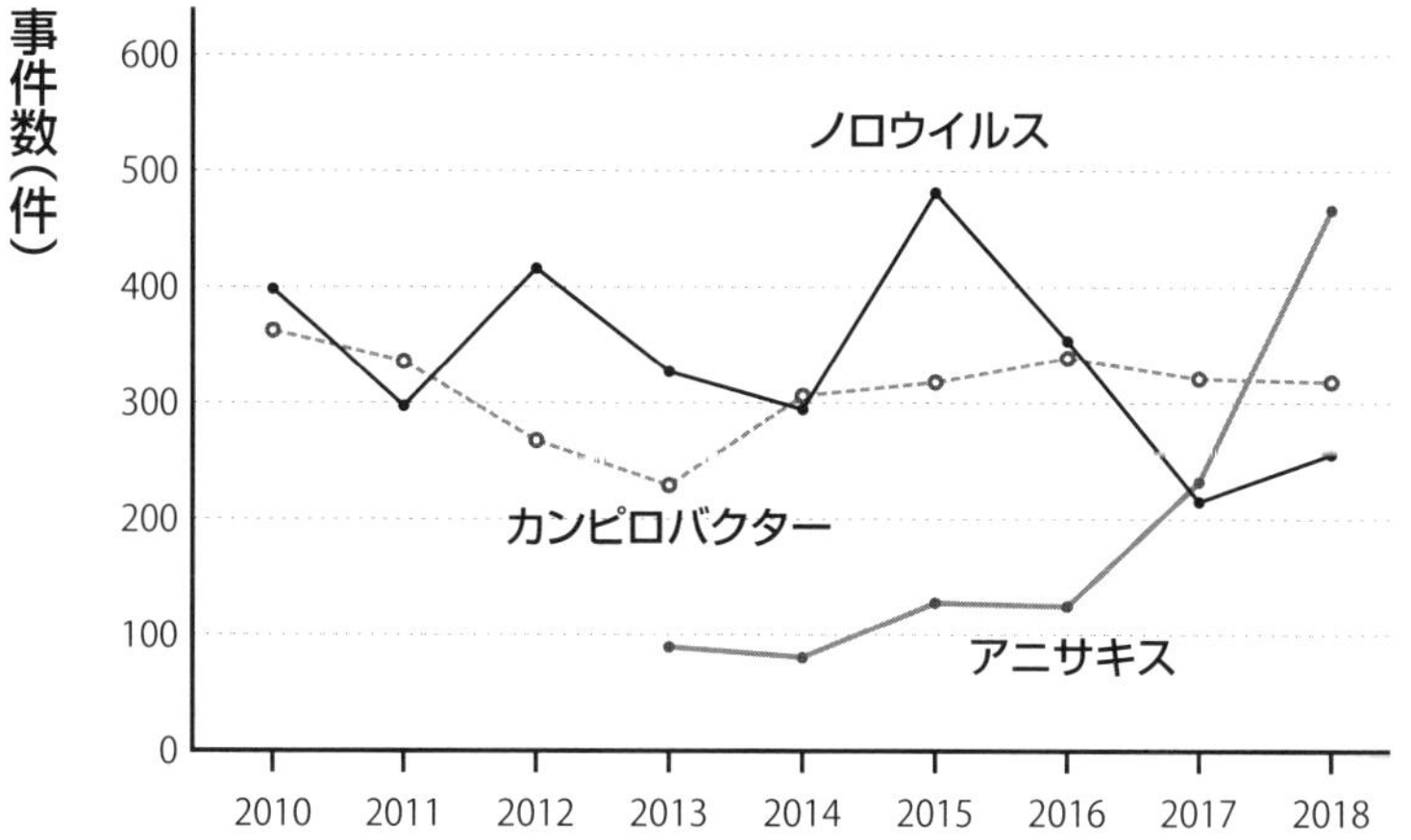

参考文献:食中毒統計(厚生労働省)

⑤意外と知らない身の回りの洗浄剤・殺菌剤

▼台所にある洗浄剤・殺菌剤

飲食店やスーパーの食品加工現場で、洗浄剤や殺菌剤の話をすると、「そんなにたくさんあったら使い分けることができない！」とよく言われます。だいたい6～7種類くらいの製品を使うことになるので、それを一から覚えようと思うと大変ですが、実はそれに近い種類の製品を家庭でも使っているのです。

家庭の台所を思い浮かべてみましょう。まず、手を洗うためのハンドソープがあります。最近は泡のタイプが人気ですから、ポンプのついた容器に入ったハンドソープがあるでしょう。また台所洗剤は必ずあると思います。中性洗剤とも呼ばれる台所洗剤ですが、自動食器洗浄機が普及してきたといっても、台所洗剤をなくしてしまうのは無理があります。

そして、まな板や調理器具、あるいはふきんを漂白殺菌するときに使うものがあります。塩素のツンとした匂いが特徴的な「次亜塩素酸ナトリウム」です。ブリーチとも呼ばれています。そして、レンジ回りの焦げついた汚れを取りたいときには、ちょっと強めの洗浄剤を使うこともあるでしょう。スプレー式の容器に入った洗浄剤をシュッシュッと吹きかけて洗ったりします。

▼安全性の高いアルコール消毒剤

家庭によってはアルコールの殺菌剤（消毒剤）を使うこともあると思います。とくに1996年の病原大腸菌O157による食中毒事件以降、食品事業者でも家庭でも、アルコールによる殺菌・消毒という文化が急激に普及しました。アルコールは食品素材としても使われる、非常に安全性の高い殺菌剤です。引火性があるという危険性はあるものの、使いやすい殺菌剤としてドラッグストアやスーパーで普通に市販されています。

さらに自動食器洗浄機専用の洗剤があります。「なぜ専用の洗剤が必要なのか？」という理由は後でくわしく述べますが、台所洗剤と同じものは使えません。

するとどうでしょう。6つの製品を使っていることになるのです。実は家庭でも意外と多くの製品を使い分けているのです。

意外とたくさんある！　身の回りの洗浄剤・殺菌剤

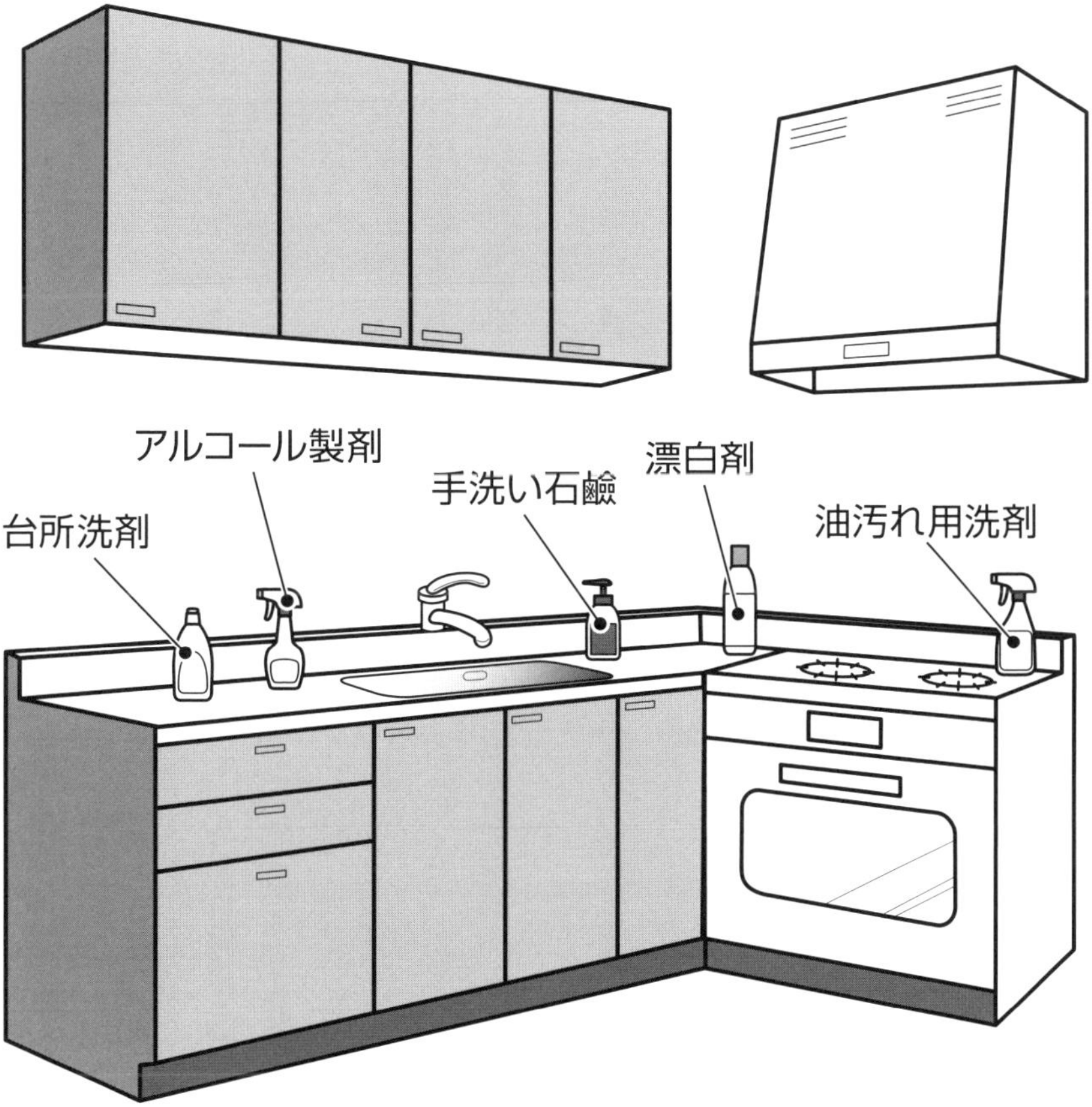

手洗い用から食洗機用まで
様々な洗浄剤・殺菌剤がある

⑥ 食材を洗わない日本人

▼生野菜を洗浄する？

みなさんは、生野菜を家で食べるときにどうやって洗っているでしょうか。海外の状況と比較してみると、日本は意外なほど食材を洗わない国だということに気づかされます。海外では野菜はもちろん、場合によっては肉まで洗浄する国があります（先進国でも！）。それだけ食材についての安心感が異なるのです。

かつて、中国からの輸入野菜の農薬問題が大きく取り上げられたことがありました。しかし日本では、農薬に対する規制が非常に厳しく、市場に流通している野菜が農薬で汚染されているかもしれない、という認識はあまりありません。家庭で水洗いしているのは、虫や土の汚れを取り除くためくらいです。

しかし、輸入野菜の問題のときには、さすがに日本でも野菜を洗浄するということに関心が高まりました。「野菜を洗える洗剤はないのか？」という問い合わせをよく受けたのですが、市販されている中性洗剤（台所洗剤）でも、野菜を洗うことができるものもあります。製品の裏にその説明が記載されています。

▼食品事業者は厳しい管理が必要

しかし、「この台所用洗剤で野菜も洗えます」と説明しても、「それはできません！」という声をたくさんいただきました。心理的に受け入れがたかったようです。

食品事業者、つまり業務用の世界では中性洗剤で普通に野菜を洗っています。スーパーなどの店頭で販売するカット野菜を生産している工場、外食企業に食材を提供している工場、病院などの給食を提供している厨房などでは中性洗剤で野菜を洗います。

事業者は、流通するということで食べるまでの時間が長いこと、あるいは多くの人々が食べることになるので影響力が大きいこと、病院などでは疾患を持たれた方（ハイリスク者と呼ばれます）が食べることなどから、家庭よりも厳しい姿勢が求められます。

洗剤などの製品の情報は、製造メーカーに確認していただくとして、食品事業者は野菜などの食材もしっかりと洗浄する必要があると認識することが大切です。

生野菜の汚染リスク

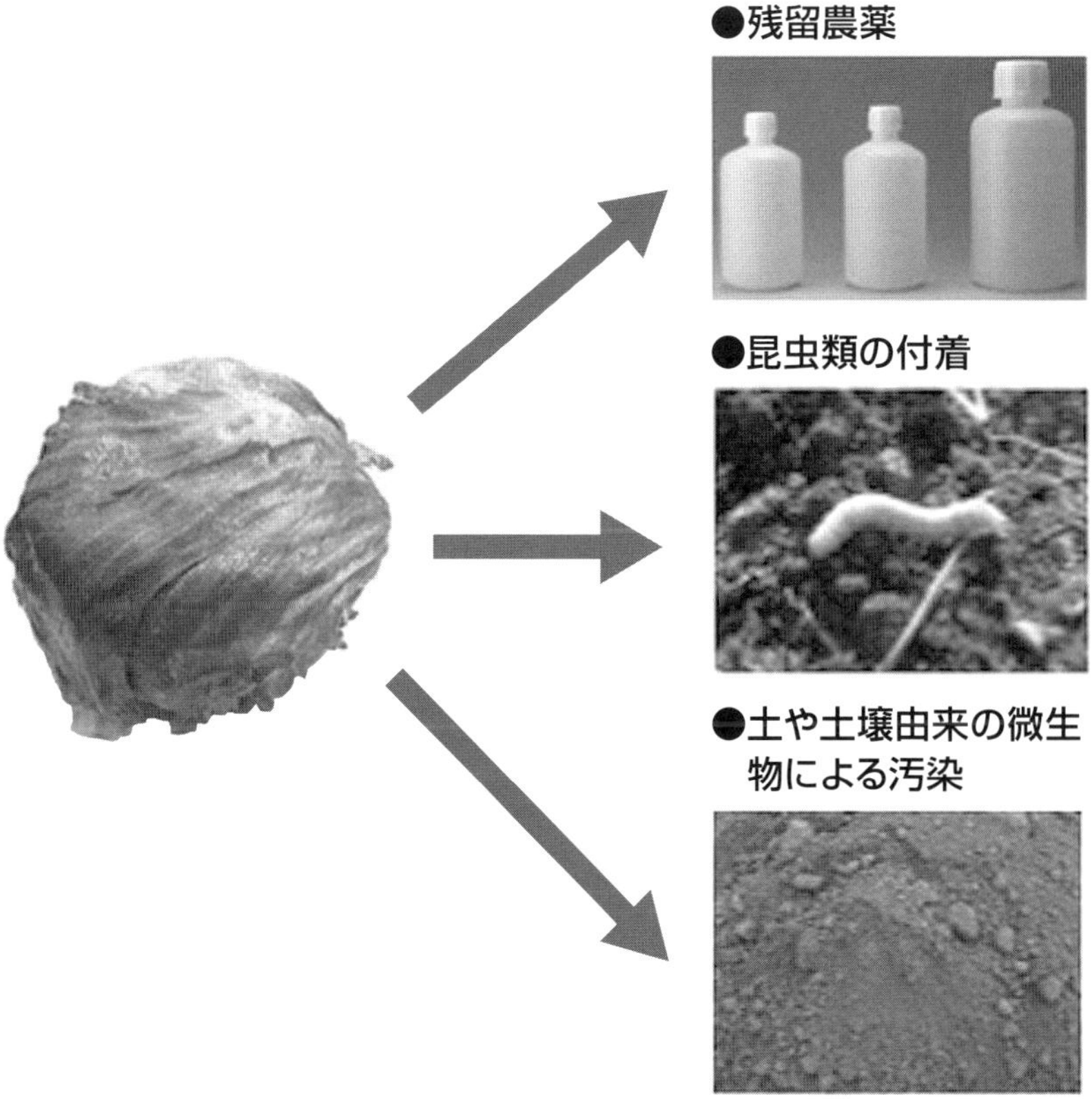
●残留農薬
●昆虫類の付着
●土や土壌由来の微生物による汚染

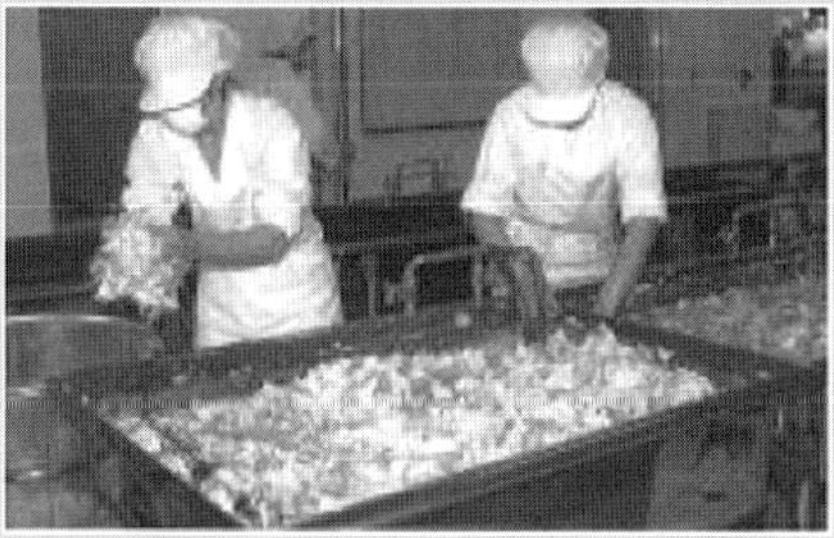

病院給食・学校給食やカット野菜工場などの食品事業者の世界では、生で食される野菜は適切な洗浄剤や殺菌剤を用いて衛生的に管理されている

⑦すべての菌が悪いわけではない

▼悪い菌・よい菌

菌は、一般に「バイ菌」と呼ばれて、汚いイメージがあります。しかしこのバイ菌とは、「黴（カビ・バイと読みます）」と「細菌」を合わせた言葉で、汚いという意味はありません。

たしかに人にとって害になる菌はいます。食中毒の原因となる菌や感染症を引き起こす菌は、人にとっては悪い菌でしょう。その一方でよい菌もいます。

人も含めて、動物や植物は菌と共生しています。動物や植物が自分たちでできないことを菌が助けてくれていることもあります。代表的なのは腸内細菌でしょう。腸の中には様々な菌が住んでおり、人が分解できないものを分解して消化吸収を助けてくれます。

また、身体の外でも菌は人に多くの恵みをもたらしてくれます。菌によって醗酵した食品は数多くあります。納豆や味噌、ヨーグルトのような食品は醗酵食品の代表例です。

食品衛生や感染予防で必要なのは、害のある菌（を含む微生物）を除去する、あるいは殺すことであって、無菌状態にすることではありません（手術に使う医療器具など、無菌が必要な場合もありますが）。

▼食品には適正な菌の数がある

また、無菌にすることは現実的でない場面もあります。たとえば生野菜には、土に由来する多くの菌がついています。10万～１００万個の菌がついていることは珍しくありません。生野菜は表面の形状が複雑であるため、いろいろな部位に菌が入り込んでいます。「殺菌剤を使ったのに、検査すると菌が見つかった！」と言って大騒ぎすることがありますが、菌が見つかること自体は驚くべきことではありません。

問題は、害のある菌がいるのかどうかということと、ある程度は菌の数を減らさないと、早く野菜が傷んでしまう（つまり腐敗してしまう）ということです。

「食品衛生法」や「衛生規範」には、微生物の規格基準が示されています。これらのガイドラインでその食品に求められる菌数のレベルをしっかり理解しましょう。

「食品衛生法」および「衛生規範」で定められた微生物基準

それぞれの食品ごとに、菌などの微生物の数の基準が定められている。食品は無菌にすることは困難であるから、食品事業者はこれらの基準を満たすように管理することが必要

食品衛生法および衛生規範における微生物規格基準

分類	一般生菌数	大腸菌群	黄色ブドウ球菌	E.coli	その他
生食用食肉(牛肉)					腸内細菌科菌群 陰性/25g
牛乳、殺菌山羊乳、成分調整牛乳、低脂肪牛乳、無脂肪牛乳、加工乳	50,000CFU/ml	陰性			
加糖脱脂練乳、全粉乳、脱脂粉乳、クリームパウダー、ホエイパウダー、タンパク質濃縮ホエイパウダー、バターミルクパウダー、加糖粉乳、調整粉乳、アイスミルク、ラクトアイス	50,000CFU/g	陰性			
クリーム	100,000CFU/ml	陰性			
アイスクリーム	100,000CFU/g	陰性			
発酵乳、乳酸菌飲料(無脂固形分3%以上)		陰性			乳酸菌または酵母 10,000,000/ml以上
乳酸菌飲料(無脂固形分3%未満)		陰性			乳酸菌または酵母 1,000,000/ml以上
清涼飲料水	100CFU/ml	陰性			
氷雪融解水	100CFU/ml	陰性			
氷菓融解水	10,000CFU/ml	陰性			
魚肉ねり製品		陰性			
生食用かき	50,000CFU/g			最確数230/100g	腸炎ビブリオ最確数法100/g
生食用鮮魚介類					腸炎ビブリオ最確数法100/g
ゆでだこ、ゆでがに					腸炎ビブリオ 陰性
冷凍ゆでだこ、冷凍ゆでがに	100,000CFU/g	陰性			
食鳥卵(殺菌液卵)					サルモネラ属菌 陰性/25g
食鳥卵(未殺菌液卵)	1,000,000CFU/g				
特定加熱食肉製品			1,000CFU/g	100CFU/g	サルモネラ属菌 陰性 クロストリジウム属 1,000/g
加熱食肉製品(容器包装に入れた後、殺菌したもの)		陰性			クロストリジウム属 1,000/g
加熱食肉製品(加熱殺菌後、包装容器に入れたもの)			1,000CFU/g	陰性	サルモネラ属菌 陰性
総菜類(サラダ、生野菜等、未加熱処理製品)	1,000,000CFU/g				
総菜類(卵焼き、フライ等、加熱処理製品)	100,000CFU/g		陰性	陰性	
漬物(包装容器に充填後、加熱殺菌したもの)					カビ陰性、酵母 1,000/g
一夜漬(浅漬)				陰性	腸炎ビブリオ 陰性
洋生菓子	100,000CFU/g	陰性	陰性		
生めん	3,000,000CFU/g		陰性	陰性	
ゆでめん	100,000CFU/g	陰性	陰性		
具等(天ぷら、つゆ等加熱したもの)	100,000CFU/g		陰性	陰性	
具等(野菜等非加熱のもの)	3,000,000CFU/g				

※「食品衛生法」および「衛生規範」、「厚生労働省通知」を参考にしています

※基準値は上記の数値以下が設定されます

※当該機関発行の各種資料などでご確認ください

CFU (Colony Forming Unit):菌量を表わす単位

⑧ 手洗い石鹸も時代とともに変わってきた

▼固形石鹸から液体石鹸へ

石鹸といえば、もともとは固形石鹸が主流でした。石鹸は脂肪酸とアルカリを反応させて作ります。このアルカリに何を選ぶかによって、固形になったり、液体になったりします。昔は水酸化ナトリウムが用いられ、これによってできた石鹸が固形石鹸です。

固形石鹸は決して悪いものではありませんが、共用すると多くの人が触れます。つまり衛生的ではないということです。そこで、アルカリに水酸化カリウムを用いた液体石鹸が登場しました。液体石鹸は容器に入れ、ポンプなどで取り出します。ですから毎回誰の手にも触れていないフレッシュな石鹸を手に取ることができます。こうして液体石鹸が主流になってきました。

また、ややこしい話ですが、石鹸ではなく洗剤タイプの手洗い剤も増えてきました。一般的には総称して「ハンドソープ」と呼んでいるので区別しにくいと思います。

石鹸は大量に使用すると、水分中の金属イオンと反応して石鹸カスというものができます。そのため、そのようなことがない洗剤タイプ（処方は台所洗剤と似ています）が市場にかなり普及しています。

石鹸タイプと洗剤タイプでは、すすぎの際の感覚に少し違いがあります。石鹸タイプはさっぱりする感覚、洗剤タイプはしっとりする感覚があります。でも、洗う効果には大きな差はありません。

▼近年は泡タイプの石鹸が主流に

さらに石鹸も進化して、現在では泡タイプが家庭でも使われていると思います。泡タイプが好まれる理由は、「泡立てなくてもよい」「液をこぼさなくなる」ことです。とくに小さな子供にとっては石鹸を泡立てること自体がむずかしいようです。

この「好まれる」という要素はバカにできません。クリーミーで柔らかい感触は心地よいので、手を洗いたくなる気持ちをサポートしてくれます。それによって多くの人が積極的に手を洗うようになれば、それこそ好ましいですね。コロナ対策では消毒剤がなくても、ハンドソープでしっかり対応できることが注目されました。

固形石鹸よりも液体石鹸のほうが衛生的

固形石鹸の場合…

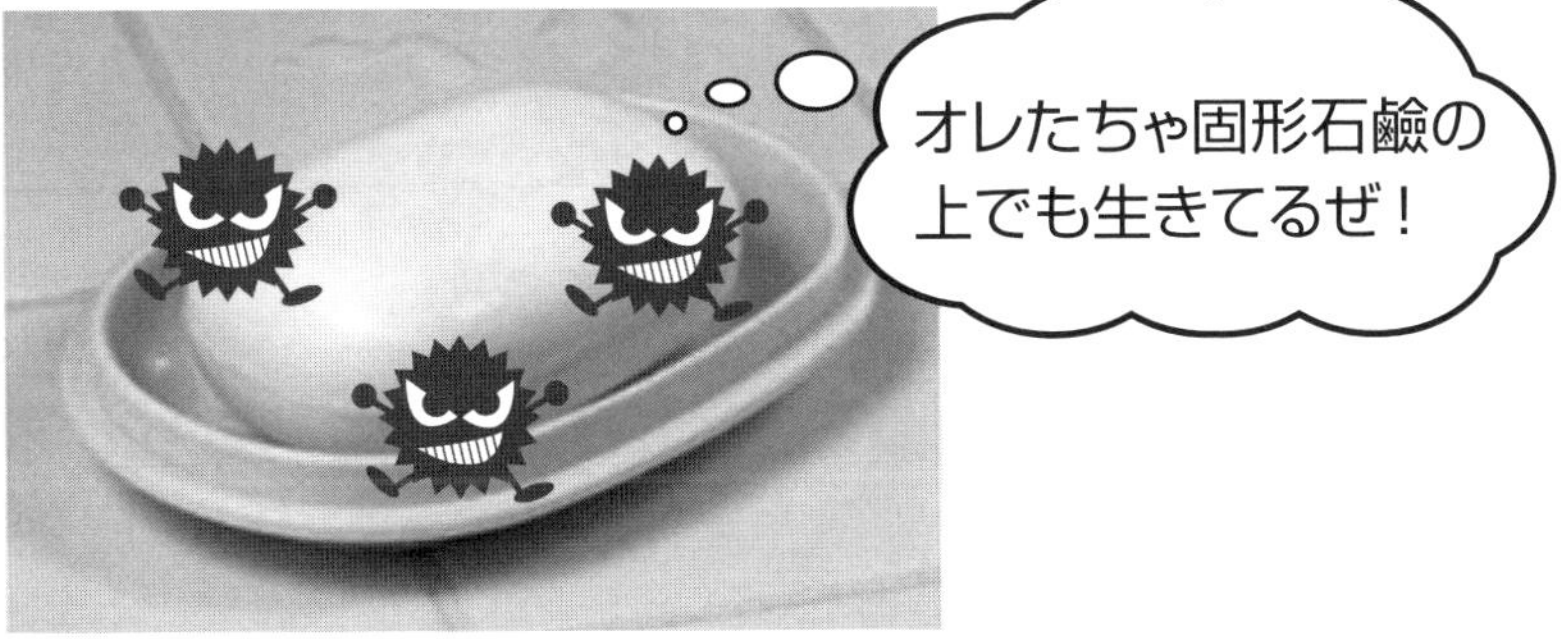
オレたちゃ固形石鹸の
上でも生きてるぜ!

液体の(しかも泡タイプ)石鹸なら!

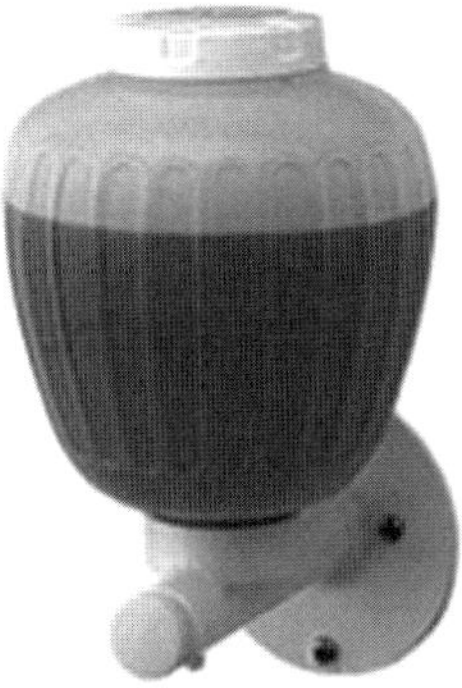

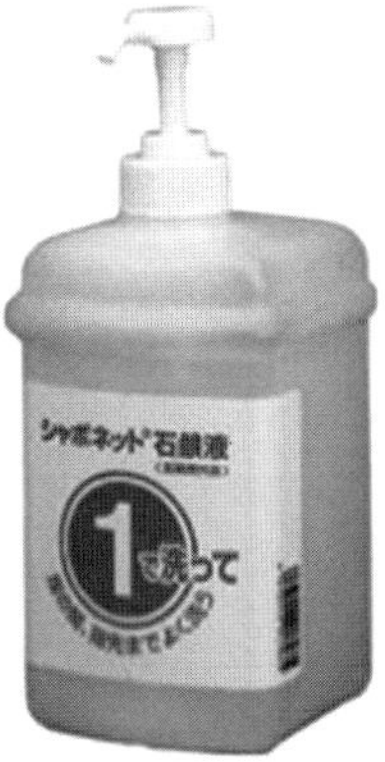
シャボネット石鹸液
1で洗って

毎回フレッシュな石鹸液を取り出せるため衛生的!

しかもクリーミーな泡タイプだと泡立てなくてもいいので、小さな子供でも手を洗いやすい!

⑨身の回りにこんなにある洗浄剤

▼洗浄剤・殺菌剤には特徴がある

家庭の台所にはいろいろな洗浄剤がありますが、身の回りには他にもたくさんの洗浄剤があります。

大きく分けると、「界面活性剤（洗剤成分）の力によるもの」「天然物からの成分を利用したもの」「酸やアルカリの力を利用したもの」『酵素の力を利用したもの』『塩素や酸素の力を利用したもの」などがあります。

どれがもっともよいということではなく、それぞれメリットとデメリットがあります。ここではそれぞれ特徴があるということを、ぜひ知っていただきたいと思います。

また市販されているものは、これらを組み合わせているものもたくさんあります。たとえば洗濯洗剤には、酵素を配合したものがあります。これは界面活性剤の力と酵素による力を併用しています。また、まな板などの漂白に使う塩素系の漂白剤には界面活性剤が配合されているものもあります。界面活性剤による洗浄力と塩素による漂白力を併用しているわけです。

▼特徴を活かした利用方法

このように複数の力を併用しているものもあることを知っていると、使い方も理解しやすくなります。

界面活性剤を活用した中性洗剤は、もっとも安全で汎用性がある洗浄剤です。しかしその一方で、強い汚れに対する限界もあります。ちなみに、中性とはｐＨ（ピーエッチ）が6～8の範囲を指します。

アルカリを添加してｐＨを8超にすれば、油汚れやタンパク質などの汚れ落としに効果的です。一方、酸を添加してｐＨを6未満にすると、水の中に含まれるようなミネラル分（水垢）などの汚れ落としに効果的です。しかし、その反面、取扱いが危険だったり、金属などの材質に与えるダメージが大きくなります。

酵素は特定の汚れに強みを発揮します。デンプンならアミラーゼという酵素、タンパク質ならプロテアーゼなどの酵素が適しています。しかし、コストが高くなってしまうことと、酵素が作用する（活躍する）ための時間が必要になってきます。

身の回りにある洗浄剤

カテゴリー	洗浄剤	特徴
界面活性剤（洗剤成分）を活用したもの	台所洗剤	いわゆる中性洗剤と言われるもの。中性とはpH が6～8のもので、人にも、洗う対象物にもダメージが小さい。ただし、最近では弱アルカリや弱酸性の台所洗剤もある
	居住用クリーナー	家庭用のバスクリーナーなど
	洗濯洗剤	洗濯用洗剤にも弱アルカリのものや酵素配合などもある
	自動食器洗浄機用洗剤	泡が立つと機械障害になるため、泡が立ちにくい界面活性剤を主成分としている
天然物からの成分を利用したもの	オレンジ果皮からの抽出物（リモネン）などを活用したクリーナー	安全性が高い上に洗浄力が高い。ただ、配合濃度を上げないと力を発揮できず、また臭いが強い
アルカリを利用したもの	油汚れ用洗剤	強い油汚れやタンパク質の汚れに有効。ただ、人体に危険なので取扱い注意
	アルカリ水のクリーナー	電気分解して生成された、pHがアルカリの水溶液。ただ、洗浄力はそれほど強くない
	業務用の自動食器洗浄機用洗剤	界面活性剤は含まず、アルカリの力を利用している
酸を利用したもの	トイレクリーナー	尿に含まれる成分を酸の力で落とすクリーナー
	水垢を取るクリーナー	水に含まれるミネラル分を除去するクリーナー
酵素の力を利用したもの	洗濯洗剤 医療用の洗浄剤など	タンパク質やデンプンなど、特定の汚れ落としに特化したもの
塩素の力を利用したもの	漂白剤	塩素の漂白力を利用したもの。酸とまぜると有毒な塩素ガスが出るので要注意
酸素の力を利用したもの	漂白剤	塩素だとダメージを与えてしまうメラミン食器などに使う漂白剤

pH(ピーエッチ)……酸性、アルカリ性の強さを示す水素イオン指数

pH7 が中性で、7 より小さくなるほど酸性が強くなり、7 より大きくなるほどアルカリ性が強くなる。かつては一般的に「ペーハー」と言われていたが、計量法や JIS で「ピーエッチ」と読み方が定められた。なお、「家庭用品品質表示法」では、中性の表示はpH6～8 と定められている

⑩ 身の回りにある主な消毒剤

▼一般的になったアルコール消毒剤

消毒剤も意外と身の回りにたくさんあります。左のページにまとめたのはその中でも主なものです。

消毒剤としてもっともポピュラーなのはアルコール製剤です。アルコールにも多くの種類がありますが、飲用にもなり、安全性が高いエチルアルコール（エタノール）が消毒剤としても汎用されています。市販されているアルコール製剤はアルコール＋別の殺菌剤で構成されているものが多く、用途や法規制に応じて使い分けています。

アルコールはポンプやスプレーで吹きかけた後、すぐに乾燥するので非常に使いやすく、かつ臭いに特徴があるので「効いている」実感があります。ただ、手が油などで汚れている場合は殺菌力が落ちてしまうので、手洗い石鹸で洗ってから使うようにしましょう。

アルコールの最大の弱点は水で薄まると著しく効果を損なうことです。ですから手を洗った後、濡れた状態でアルコールを吹きかけても効果は期待できません。必ず水気を除去してから吹きかけましょう。

▼広まりつつある塩素系消毒剤

最近とくに広まりつつあるのが塩素系消毒剤です。もともと次亜塩素酸ナトリウム（ソーダ）は、家庭でもふきんやまな板の漂白殺菌剤として長く使われてきました。食品添加物として認可されているので、食品事業者も使っています。しかし、含まれている殺菌（消毒）成分の比率が少ないために、高い濃度で使う必要があります。そのため、ツンとした塩素臭がすることが特徴です。

近年、広まりつつあるのは、名前は似ていますが、中身は異なる次亜塩素酸水です（70項参照）。

アルカリ性の状態である次亜塩素酸ナトリウムは含まれている殺菌成分の比率が低いですが、酸性の状態だと殺菌成分である次亜塩素酸が多く含まれ、効果的に殺菌できます。この状態のものが次亜塩素酸水です。そのため低い濃度で使えるので、臭いはほとんど感じません。文字どおり水みたいな感じです。ただ作り方に様々な方式があり、それぞれに強みと弱みがあるので、必ず適切に説明している企業のものを使うべきです。

身の回りにある主な消毒剤

カテゴリー	消毒剤	特徴
アルコールを主成分とするもの	手指《しゅし》用のアルコール製剤	医薬部外品※で消毒効果を謳っている。薄めることなくそのまま使えるので使いやすい。ただ、濡れている環境では効果がなくなることと、引火性があることに要注意
	調理器具用のアルコール製剤	手指用のものと基本的には同じ。飲食店などの食品事業者は、食品添加物製剤となっているものを使用すること
界面活性剤を主成分とするもの	第四アンモニウム塩（陽イオン界面活性剤）	界面活性剤（洗剤）のうち、陽イオン界面活性剤は殺菌効果にすぐれる。ベンザルコニウム塩化物（逆性石鹸）など
次亜塩素酸を主成分とするもの	次亜塩素酸ナトリウム（ブリーチ）	すぐれた洗浄能力（次亜塩素酸イオンの力）を活かした漂白力とともに、殺菌力も持つ（次亜塩素酸の力）。ただし、殺菌成分の比率は少なく、高濃度で使うことが必要で、必ずゴム手袋を着用すること
	次亜塩素酸水	塩化ナトリウムや塩酸などの水溶液を電気分解して作られた次亜塩素酸を多く含む溶液。そのため殺菌力にすぐれる。使うときに作ることが大前提だが、一部、水溶液でも流通している（使い方には注意）

※医薬部外品……薬機法（2014年に薬事法が名称変更になった）で定められた、「医薬品」と「化粧品」の中間に分類される製品。薬剤師がいなくても販売でき、医薬品より人体に対する作用が緩和（63項参照）

COLUMN

石鹼はいつどうやって生まれた？

■5000年前のメソポタミアの記録

手や衣服を洗うために使う石鹼は、いつから存在して、どのように作り始めたのでしょうか？

石鹼に関する記録は古く、何と5000年ほど前に遡ります。メソポタミア文明のころの記録に石鹼についての記載があります。

ただこのころの石鹼は医薬品として使われていたようで、今のようなものではなかったと思われます。

その後、紀元前800年の古代ローマ時代にSapo丘の神殿で、神に捧げる生贄の羊が焼かれる際に、したたり落ちた油と木の木灰（アルカリ）がまざり合い、石鹼が作られたとされています。「ソープ」はこのSapoが語源と言われます。ただし、これも証拠はなく、あくまでも言い伝えのようです。

石鹼は油とアルカリがまざることでできるのですが、古くから様々な改良が加えられてきました。

紀元前100年以降は、ローマの自然科学者プリニーの記述によれば、石鹼は山羊の脂肪とブナの木灰や石灰で作るものが最上とされ、「食塩を加えることにより硬い石鹼が得られる」と書かれています。

当時の石鹼はガリア人とゲルマン人が、洗髪用として使っていたとされています。昔の石鹼は動物脂を原料としており、水に溶けやすい軟石鹼だったようです。

■戦国時代に日本にもたらされた

その後、12世紀ごろにオリーブオイルなどの植物油が原料として用いられるようになり、ヨーロッパを中心に固形石鹼が広がっていきました。

さらに、ヨーロッパでどんどん製造方法などが開発されていきましたが、日本に入ってきたのはずっと後の戦国時代後半のことです。ポルトガルからの南蛮船によって鉄砲などと一緒にもたらされました。

当時の石鹼は高級品で庶民には手の届かないものであり､庶民は身体を洗うときには灰汁を使っていました。

ちなみに、日本ではヨーロッパと同じく、石鹼には高級品のイメージがあります。環境にも優しく、石鹼信奉者がいるくらいよいイメージがありますが、国によってはイメージが異なるようです。

現在の中国では石鹼は安物のイメージが強いらしく、洗剤のほうがイメージがよいそうです。

2章

洗浄・殺菌の効果と必要性

⓫目指すは清潔な状態
⓬見た目がきれいなら清潔か？
⓭洗浄不足は殺菌の邪魔をする！
⓮熱湯消毒をすれば大丈夫か？
⓯殺菌・消毒・滅菌の違いは？
⓰除菌・抗菌・静菌という言葉の意味は？
⓱洗浄・殺菌の方法を決めるポイント
⓲「洗浄」「殺菌」の表示を取り締まる法律
⓳洗浄や殺菌の効果をどう測る？

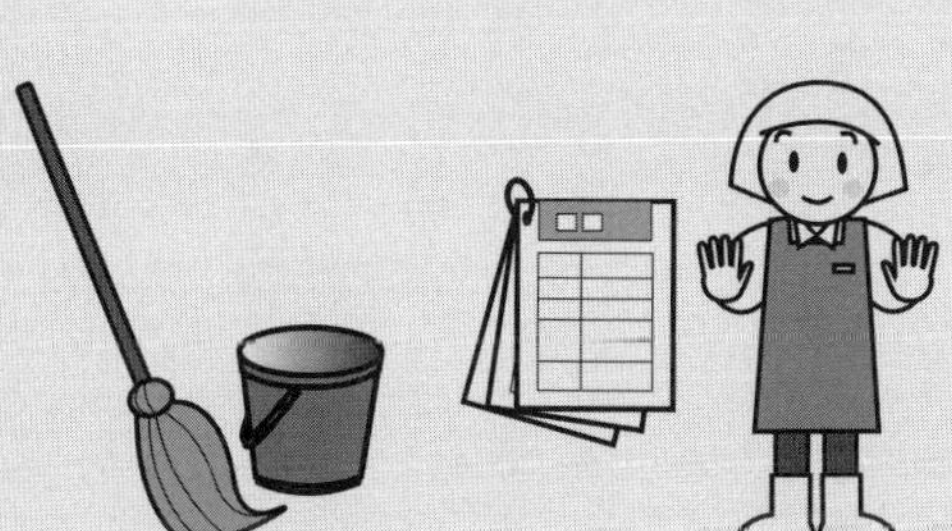

⑪ 目指すは清潔な状態

▼菌・ウイルスは目に見えない

みなさんが外食する場合、味が同じであれば、きれいな店と汚い店のどちらを選ぶでしょうか？

おそらく、きれいな店を選ぶでしょう。また、手が汚れたまま調理をしている人を見つけてしまったら、提供される食事が大丈夫か不安を覚えるはずです。

このように、私たちは普段あまり意識していなくても、「清潔であることはよいこと」というイメージを持っています。実際に、清潔は衛生の基本であり、清潔が守られることによって衛生的な環境、衛生的な食品を確保することができます。

清潔な状態を目指すために、私たちは様々な取り組みをする必要がありますが、さらに食中毒、感染症を防ぐために必ず覚えておかなければならないことがあります。それは、原因となる菌・ウイルスは目に見えないということです。

たとえば、家庭において食事を作る場合、手を洗わずに材料に触ったり、調理器具に汚れが残ったまま使用したりすると、手や調理器具に食中毒菌がいた場合には、菌は食材にうつってしまいます（二次汚染）。

▼信用は一瞬で崩れる

大規模な食品加工場になると、家庭とは比べものにならないほど食材の量が多くなり、食材は多くの人が作業して加工され、食べる人のところに届くまでには長い時間がかかります。もしこの過程で一箇所でも不潔な部分があると、作られた製品のすべてが菌やウイルスに汚染されてしまう可能性が出てきます。

たとえ見た目がきれいでも、微生物のことまで考えた取り組みをしなければ、食中毒や感染症を防ぐことはできません。目に見えない部分まで清潔であることが重要なのです。とくに、スーパー、レストラン、ファーストフード店、食品工場などの食品事業者は、お客様に安全な材料、食品を提供することが第一なので、正しい知識と対策を身につけなければなりません。

企業が大規模な食中毒・感染症などを起こした場合、今まで築いてきた信用は一瞬で崩れてしまうのです。

菌・ウイルスは目に見えない

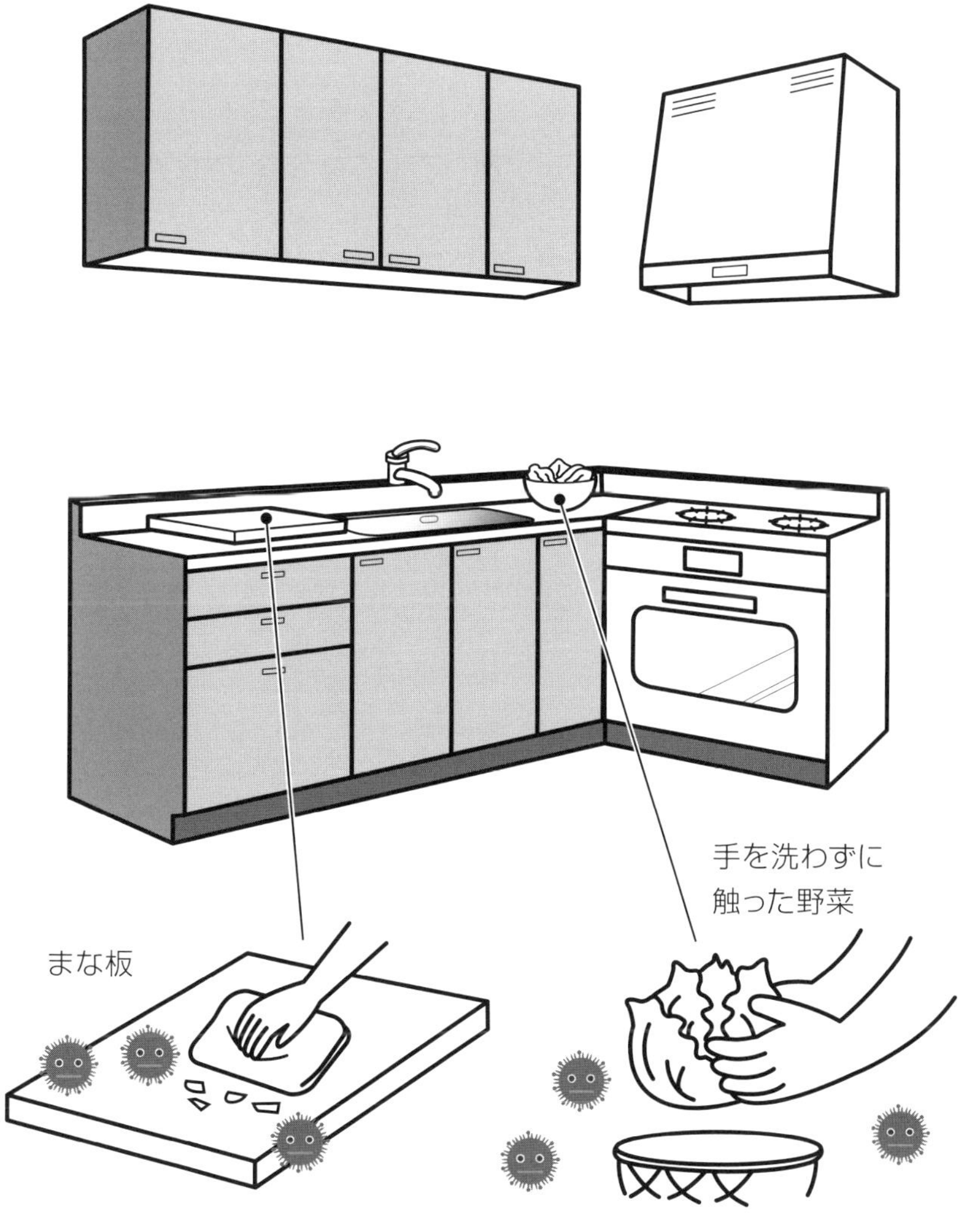

目には見えない微生物が存在する！

⑫見た目がきれいなら清潔か？

▼きれいな状態を保つ5S活動

何かをきれいにするためには、どのようなことをすればいいか考えてみましょう。自分の部屋などの身の回りであれば、「使いやすいようにものを片づける（整理）」「いらないものを捨てる（整頓）」「ごみやほこりを取り除く（清掃）」などが思い浮かぶでしょう。

また、きれいな状態を保つためには定期的な活動をしなければなりません。学校に通っていたときには掃除時間や掃除当番がありました。私たちは掃除の方法を教わり（しつけ）、正しい方法で定期的に掃除をすることで学校はきれいになっていました。

ものを作る工場などでは、このような取り組みをさらに高いレベルで行ない、「5S活動」と呼んでいます。なぜ「5S」と言うのかというと、「整理」「整頓」「清掃」「しつけ」と、その結果得られる「清潔」の5つの頭文字がすべて「S」だからです。

工場の「整理」「整頓」「清掃」を行なうことで余分なものがなくなり、作業環境や作業効率が上がります。また、これらをマニュアルの作成や指導などで「しつけ」をすることによって、全員が正しい方法で行なえるようになり、ミスを減少させることができます。そして「清潔」な状態が保たれます。

▼食品事業者は7Sの徹底

ただし、食品関係の工場などでは、この「5S活動」だけでは、まだ問題が起こる可能性があるかもしれません。なぜかと言うと、「5S活動」では「清潔」を見た目で判断するため、食中毒や感染症に関連する微生物のことまで考えた、「目に見えない部分まで清潔であるかどうか」までは判断しないからです。

この違いに対応するために提案されているのが、「5S」に、微生物に対応できる「洗浄」と「殺菌」を加えた「食品衛生7S」です。「洗浄」「殺菌」を取り入れることで、微生物に対応することができます。

一般的に言われている品質管理の基本である「5S」に加えて、食品事業者は「洗浄」「殺菌」を加えた「7S」をしっかりと徹底しましょう。

5Sから7Sへ

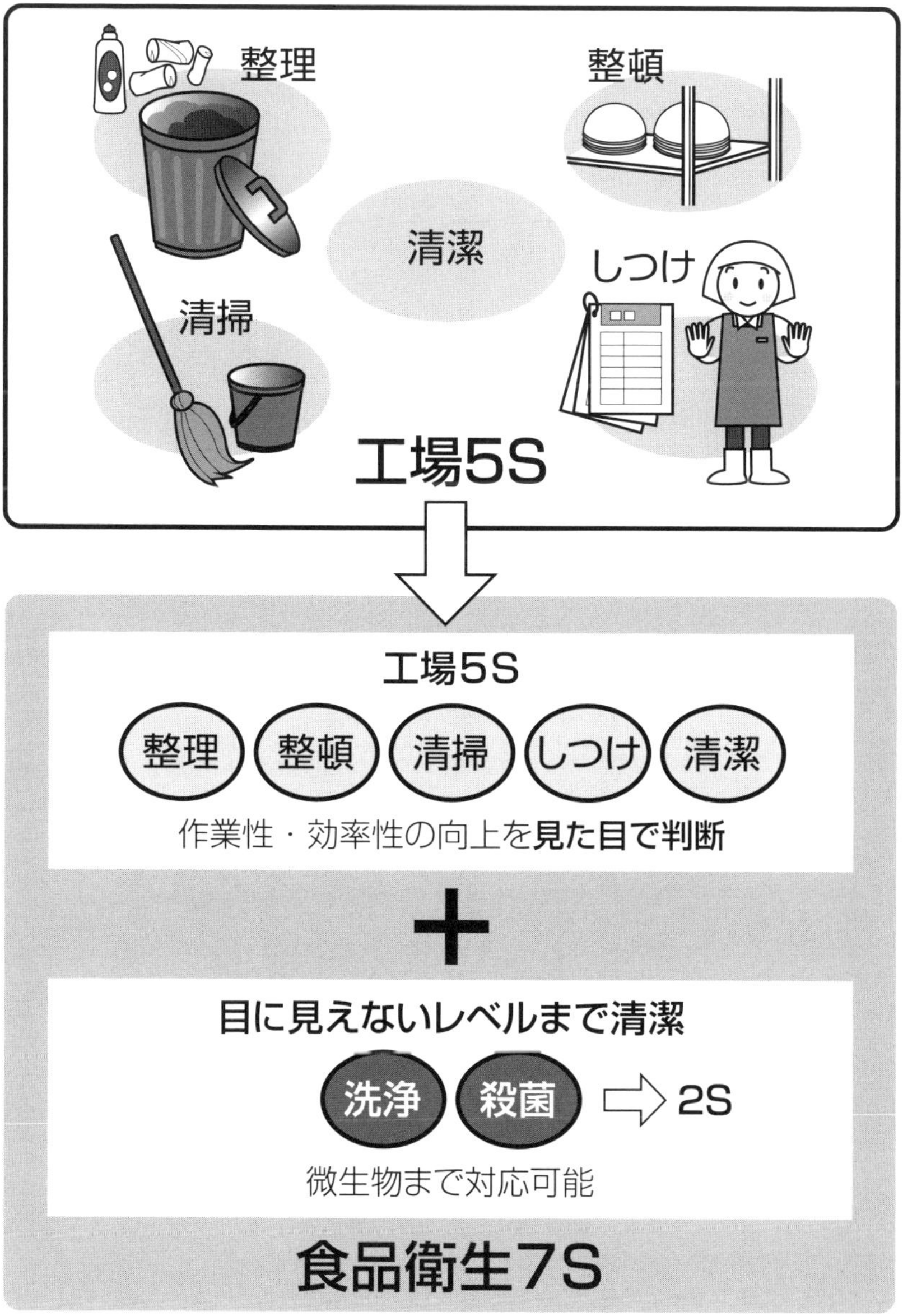
整理
整頓
清潔
しつけ
清掃
工場5S
工場5S
整理
整頓
清掃
しつけ
清潔
作業性・効率性の向上を**見た目で判断**
目に見えないレベルまで清潔
洗浄
殺菌
2S
微生物まで対応可能
食品衛生7S

⑬洗浄不足は殺菌の邪魔をする！

▼洗浄することの意味

殺菌を行なうときに、「殺菌剤を使えば大丈夫」と思う人がいるかもしれませんが、実は洗浄も殺菌効果に大きく関わっています。

洗浄が微生物に与える影響と殺菌剤に与える影響は以下のようにまとめられます。

①微生物の数を減少させる
②微生物の栄養源を除去する
③洗浄後に施す殺菌剤の効果をより強くする

これだけではわかりにくいので、食材を切り終わったまな板を洗浄・殺菌する場合を考えてみましょう。

まず、まな板を洗浄するときには、洗浄剤を使ってスポンジなどでこすり洗いをしますが、この作業によって、まな板についている汚れが取り除かれるだけでなく、目に見えない微生物についても、殺菌はされていませんが一緒に取り除くことができ（物理的除去）、その数を減少させることができます。

また、細菌は生き物なので、栄養があれば増えていきます。食品汚れは細菌の栄養源となるので、まな板の食品汚れを洗浄により取り除くことで、細菌の増殖を抑えることができます。

▼洗浄と殺菌はペアの作業

さらに殺菌剤は、微生物に効果があるように作られていますが、汚れなどが残っていると効果が下がってしまう殺菌剤もあります。とくに次亜塩素酸ナトリウムのように、油やタンパク質などの食品由来の汚れと接触すると著しく殺菌力を失う殺菌剤を使用する場合、洗浄が不足していると、期待した効果が得られない可能性があります。洗浄して余分な汚れを取り除くことで、殺菌剤の本来の効果を発揮させることができます。作業者は、「殺菌剤を使って殺菌した」ことで安心感を持つかもしれませんが、洗浄あっての話なのです。

このように、洗浄しなければ効率的かつ効果的に殺菌を行なうことはできません。十分に洗浄を行なってから殺菌をすることが基本です。洗浄・殺菌を別のものと考えず、「ペアの作業」として考えるといいでしょう。

洗浄の効果

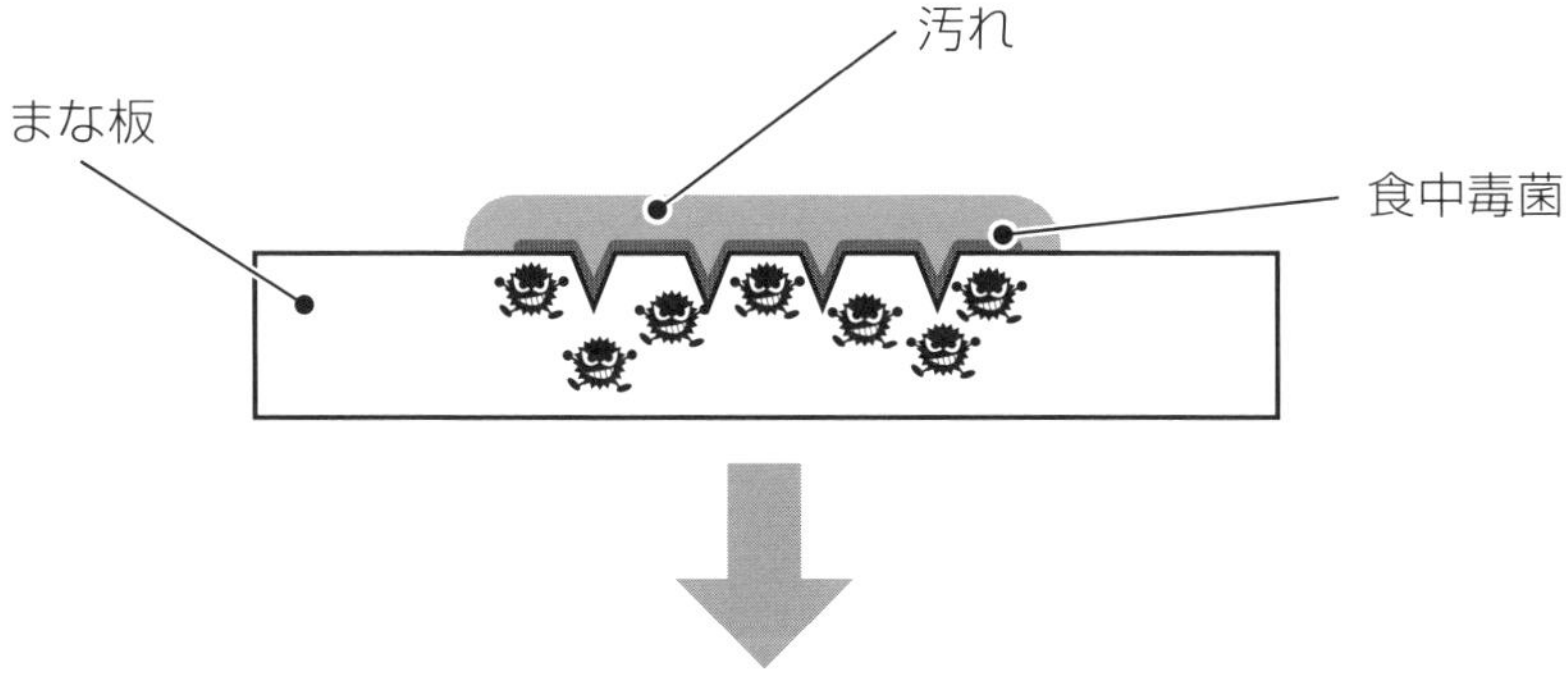

①微生物の数を減少させる（物理的除去）

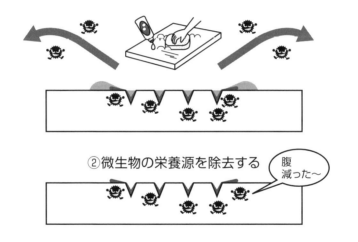

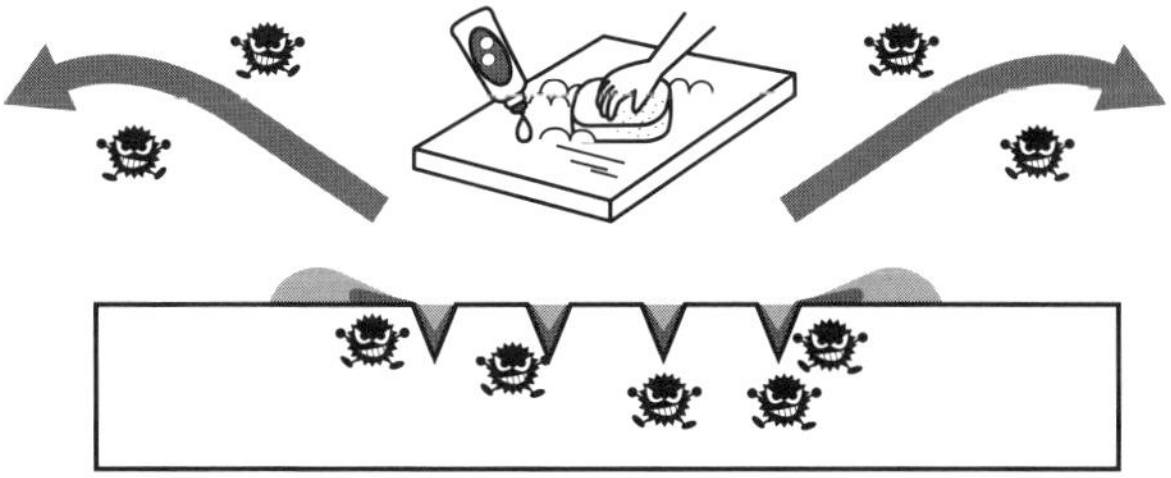

②微生物の栄養源を除去する

③洗浄後に施す殺菌剤の効果をより強くする

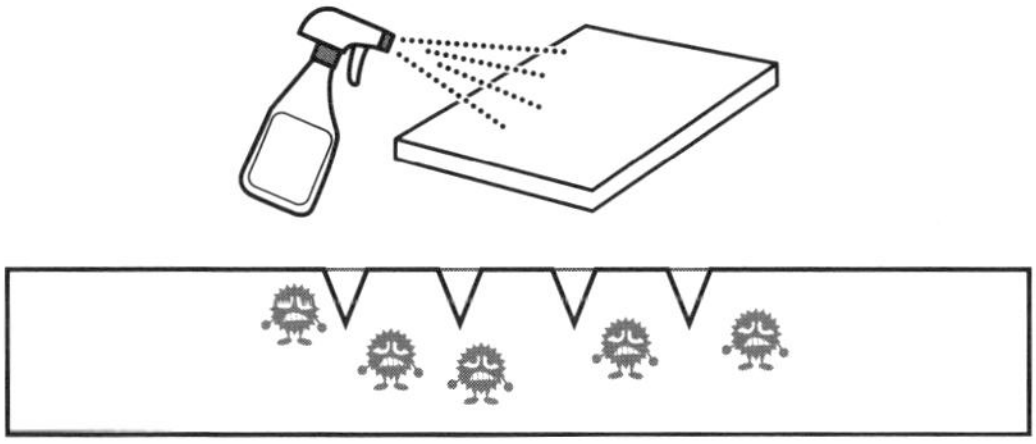

⑭熱湯消毒をすれば大丈夫か？

▼正しく行なわないと逆効果

昔から、熱湯で消毒（殺菌）するという考え方があります。これは正しい方法なのでしょうか。

熱湯で消毒するのは、実にオーソドックスで正しい方法です。食中毒や感染症の原因となるほとんどの細菌やウイルスは、85℃以上で1分間以上加熱すると、死滅（もしくは不活化）します。

ただし、熱湯を使う場合には、その使い方が大きな問題となります。現実的には次の3つの理由から、基本的には熱湯消毒はおすすめできません。

①火傷の危険性がある

②熱湯と言っても、かけた段階ですでに急激に温度が下がってしまっている

③内部まで十分に温度が上がっていないと効果がない

熱湯そのものは沸騰していますが、対象物と接すると当然、熱が奪われます。それが50℃を下回るような温度になってしまった場合、殺菌どころか、むしろ微生物にとっては好ましい環境になってしまいます。

また、熱湯をかけるということは非常に危険な作業です。食品関連の企業ではパートやアルバイトなど熟練していない人たちが多く働いています。できるだけ安全な方法で作業を行なうことも大切なことです。

▼煮沸消毒は効果的

では、内部まで十分に温度が上がっているかどうかはどうやって調べればいいのでしょうか。食品であれば中心温度計を用いて測ることができますし、実際にそれで定期的にモニタリングすることがあります。

しかし、温度計を刺すことができない器具や器材の中心温度は測れません。また内部に空気を抱え込んでいるような、ふきんやタワシは思ったほど中心温度が上がりません。タワシをかなり長い時間、グツグツ煮込んで、その後、ギューっとしぼった煮汁を顕微鏡で観察したことがありますが、細菌がうようよ動いていました。

ただし、釜などにやかんや器具などの対象物を入れて煮沸する消毒方法は効果的です。ポイントは熱湯の中にしっかり浸けて煮沸することです。

熱湯消毒は正しいか?

熱湯消毒には以下のような問題がある！

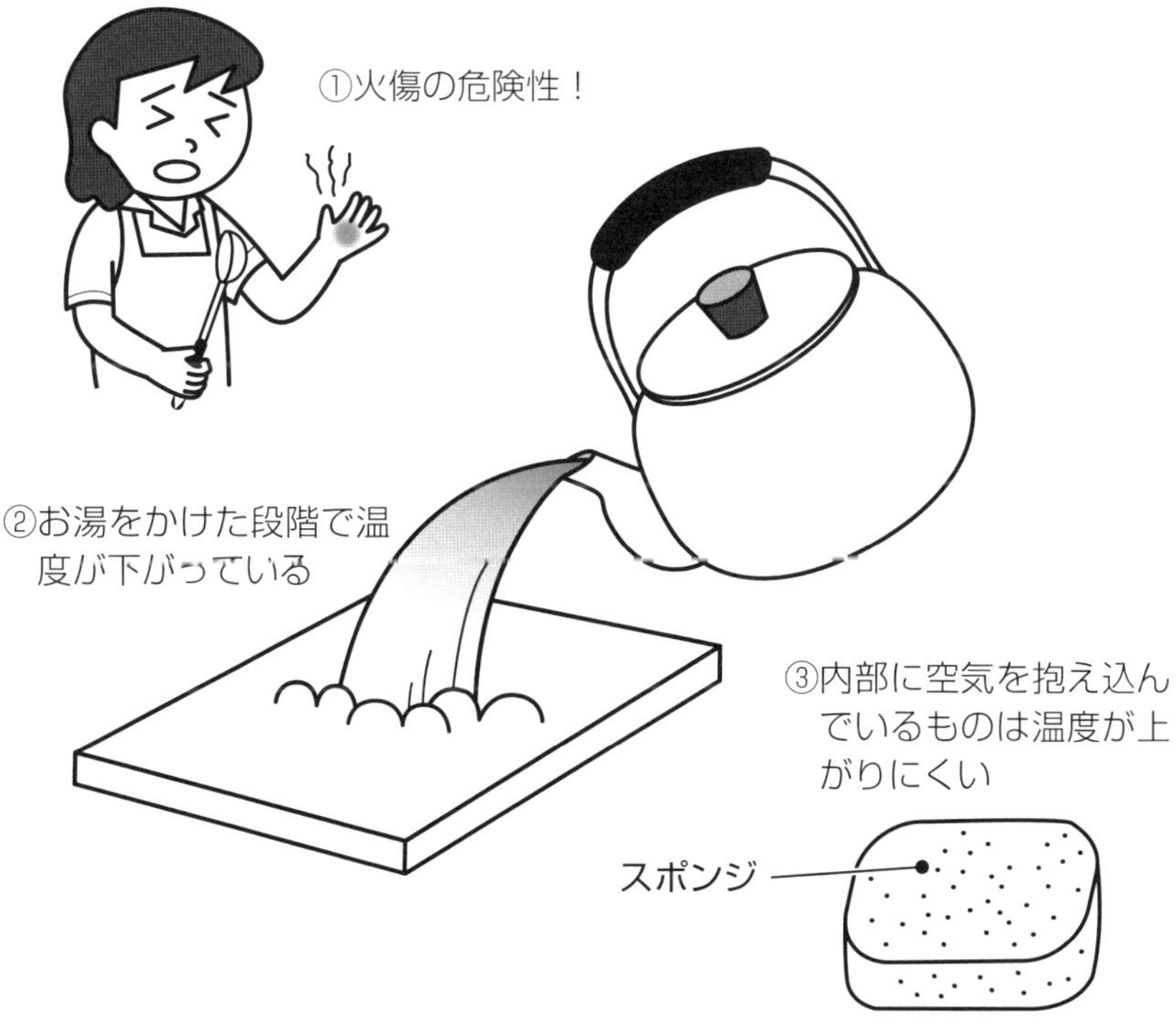

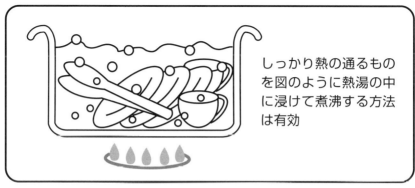

しっかり熱の通るものを図のように熱湯の中に浸けて煮沸する方法は有効

⑮ 殺菌・消毒・滅菌の違いは？

▼菌を「殺す」「消す」「死滅させる」

「殺菌」「消毒」「滅菌」という言葉があります。私たちの生活の中でも「殺菌」「消毒」という言葉はよく使われており、多くの人は、「殺菌」「消毒」を同じ意味合いで用いているのではないでしょうか。しかし、「殺菌」と「消毒」は少しニュアンスが異なります。

「殺菌」は読んで字のごとく、「菌を殺す」ことを意味します。正確には「菌を殺す行為」のことを「殺菌」と言います。ですから極端に言えば、地球上に存在するあらゆる菌の中の1種類の菌を1個殺すだけでも「殺菌した」ということになります。

「消毒」は「毒を消す」こと、つまり広義にはヒトに有害な物質を除去または無害化することを指します。一般的には、ヒトに有害な病気の原因となる微生物を殺菌するか能力を低下させ、病原性をなくすことを言います。

「滅菌」は「菌を死滅させる」ことです。ヒトに有害か無害かは関係なく、対象物に存在しているすべての微生物を殺滅あるいは除去することを意味します。

▼「殺菌」「消毒」「滅菌」は法律用語

このように、「殺菌」という行為の種類として、ヒトに害のある微生物を殺菌する「消毒」と、すべての微生物を殺菌する「滅菌」があるということになります。

「消毒」は私たちの生活の中で日常的に行なわれています。消毒をする対象は手指《しゅし》のほか、物品や器具、環境表面など様々であり、煮沸処理、あるいはアルコールやグルコン酸クロルヘキシジンなどの殺菌剤を配合した消毒剤が用いられます。

「滅菌」は日常生活で必要なことはありませんが、医療現場などでは手術器具や内視鏡などに対して必要です。滅菌方法としては、高圧蒸気や酸化エチレンガス、あるいは過酢酸製剤などが用いられます。

なお、この「殺菌」「消毒」「滅菌」という言葉は、基本的に薬機法（「医薬品、医療機器等の品質、有効性及び安全性の確保等に関する法律」の略称）で定められた用語であり、医薬品や医薬部外品で認められたもののみでしか使用できません。

「滅菌」はすべての微生物を除去すること

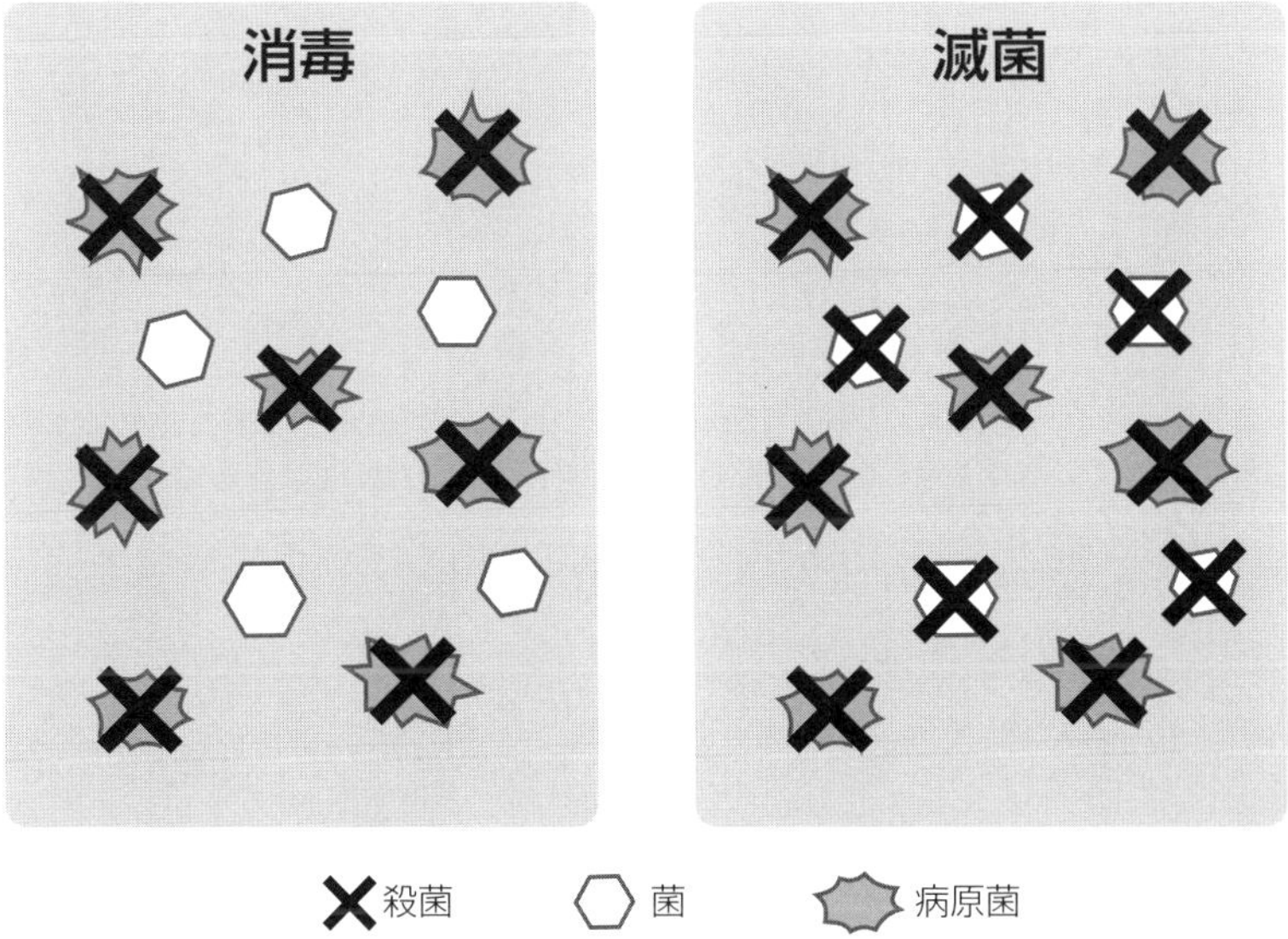

消毒……ヒトに有害な微生物を殺菌する
滅菌……対象物に存在しているすべての微生物を殺菌する

●主な消毒・滅菌方法

レベル	物理的方法	化学的方法
消毒	煮沸、ろ過、紫外線	アルコール、次亜塩素酸ナトリウム、ポビドンヨード、グルコン酸クロルヘキシジン、塩化ベンザルコニウム　など
滅菌	高圧蒸気滅菌（オートクレーブ）	エチレンオキサイド、過酢酸、グルタルアルデヒド　など

※薬機法上では、「グルコン酸クロルヘキシジン」は「クロルヘキシジングルコン酸塩」、「塩化ベンザルコニウム」は「ベンザルコニウム塩化物」と表記される

⑯ 除菌・抗菌・静菌という言葉の意味は？

▼増え続ける「除菌効果」商品

「殺菌」「消毒」「滅菌」と類似する言葉として、「除菌」「抗菌」「静菌」があります。

「除菌」は学術的には、フィルターなどで「菌を除く」ことを意味します。しかし一般的には、対象物から菌を取り除く意味で「除菌」という言葉が用いられます。

したがって、洗剤で対象物に付着した菌を取り除くことができれば「除菌」であり、「殺菌」することも「除菌」に含まれます。

「除菌」の表記に関しては薬機法による規制がないため、実際に殺菌・消毒効果があるにもかかわらず、医薬品や医薬部外品として認められていない製剤では、「殺菌」「消毒」ではなく、「除菌」という言葉がよく用いられています。

また、台所用洗剤や洗濯用洗剤でも、除菌効果を訴求した製品が増えてきています。そのため除菌効果に関する基準のルール化が検討されており、実際に、台所用洗剤のスポンジ除菌、および住宅用洗剤の除菌についてはルール化されています。

▼身の回りに活かされている抗菌・静菌作用

「抗菌」とは菌を殺す、あるいは菌が増えるのを阻止するといった意味です。「抗菌」も「除菌」と同様に幅広く用いられています。たとえば、便座、冷蔵庫、肌着やキッチン用品など、身の回りのあらゆるものが抗菌加工され、「抗菌」と表記されています。

抗菌仕様製品に関しては、日本工業規格（ＪＩＳ規格）で評価方法や基準が定められており、とくにプラスチック製品などに対する評価方法については、このＪＩＳ規格が国際標準規格（ＩＳＯ）としても承認されています。

「静菌」は、菌をそれ以上増えないように静かに眠らせておくといったイメージです。食材を冷蔵庫で保管するのはまさに「静菌」です。一般的に細菌は、人の体温くらいでもっとも活発、かつ大量に増えます。そこで低温にすることで菌が増えるのを抑えて、食品の長期的な保存を可能にします。「静菌」という言葉はあまり聞きなれませんが、日常的に静菌作用は利用されています。

除菌·抗菌が謳われている製品

除菌が謳われている製品

・洗剤（台所用、洗濯用、業務用）
・除菌スプレー（環境用）
・清拭《せいしき》用クロス

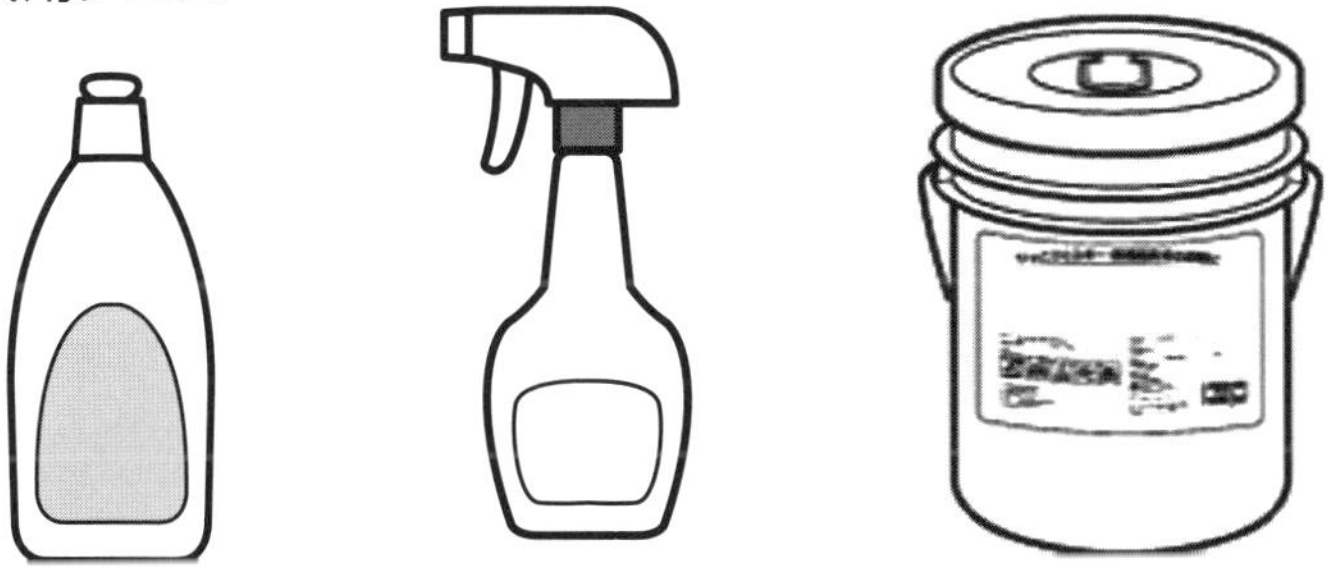

除菌：対象物に付着した菌を取り除く（殺菌も含まれる）

抗菌が謳われている製品

・まな板、便座など硬質表面用のもの
・シャツなどの繊維製品
・洗剤（台所用、洗濯用、業務用）

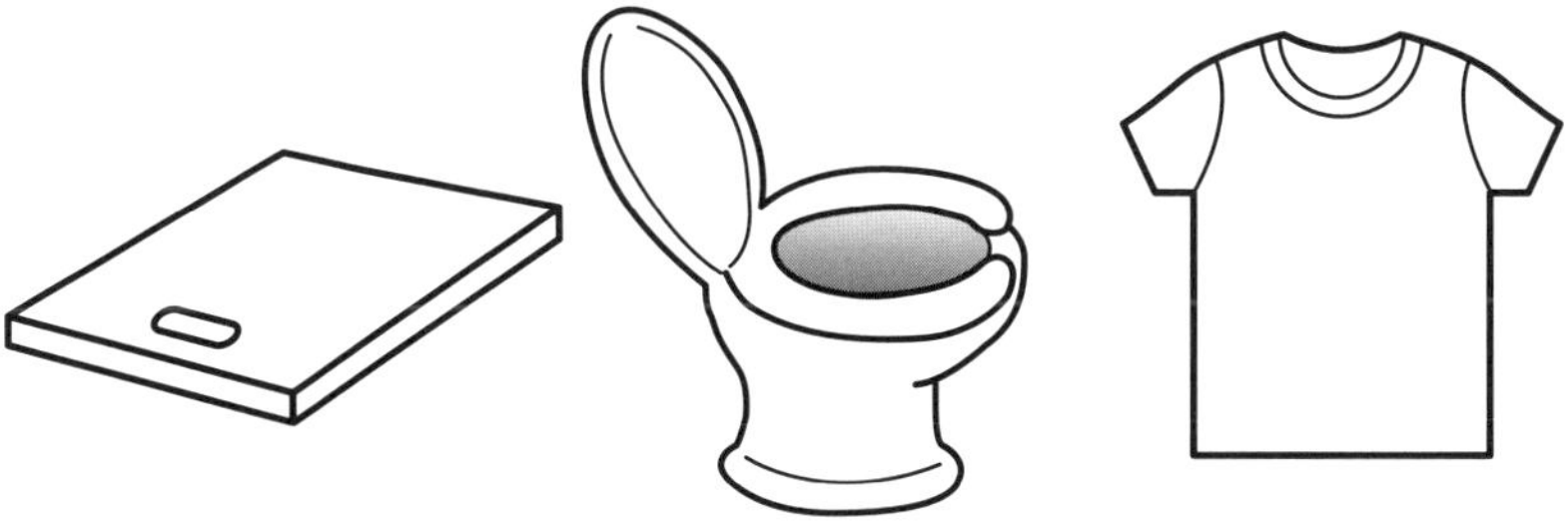

抗菌：主に細菌の発生、増殖を阻止する
（カビに対しては抗カビ、ウイルスに対しては抗ウイルス）

⑰ 洗浄・殺菌の方法を決めるポイント

▼洗浄と殺菌の方法の決め方

洗浄・殺菌方法を決める場合には、まず「どんな汚れ（あるいは菌）がついているのか？」、そして「どんなものを洗うのか？」を見きわめることが重要です。

その上で洗浄・殺菌に用いる薬剤と洗浄・殺菌方法を決めます。たとえば食器に残った食品残渣《ざんさ》を除去するためには「界面活性剤が配合された中性洗剤」が用いられますが、フライヤーなどに蓄積した頑固な油汚れの除去には「アルカリ洗剤」などが用いられます。

洗う方法では、対象物が食器や小さな物品であれば手でこすり洗いを行ないますし、洗浄剤に浸ける「浸漬《しんせき》洗浄」を行なう場合もあります。大きな機械を洗う場合には「発泡洗浄」を行なったり、タンクや配管などの洗浄・殺菌には、洗浄剤を自動的に循環させる「定置洗浄（ＣＩＰ）」という方法もあります。

さらに、洗浄対象物の材質によっては、洗浄剤・殺菌剤が悪影響をおよぼすこともあり、洗浄剤・殺菌剤を選定する際には考慮する必要があります。

このように、「汚れ」「洗浄対象物」と「洗浄剤・殺菌剤」「洗浄・殺菌方法」の選定は密接に関わっています。

▼作業のマニュアル化の必要性

これに加えて、大きな施設における洗浄・殺菌方法の選定には、「作業を安全に行なうことができるのか？」「使用する洗浄剤は環境に悪影響をおよぼさないか？」「コストに見合っているか？」などの要因も大切で、これらを考慮した上で最終的に決定します。

同じ施設であっても、汚れの種類や対象物が異なれば、洗浄剤・殺菌剤や方法を使い分けることも重要です。

食品の製造施設では、洗浄・殺菌が不十分であれば食中毒のような問題を引き起こしてしまう可能性がありま す。そこで、洗浄・殺菌方法の検証を、拭き取り検査やＡＴＰ測定法（19項参照）などで行なうことが大切です。

また、このような施設では多くの人が働いており、たったひとりが誤りを犯すだけで問題が起こる怖れがありま す。全員が同じレベルで作業に従事できるようマニュアルを作成し、運用していくことが非常に大切です。

洗浄·殺菌方法の決定要因

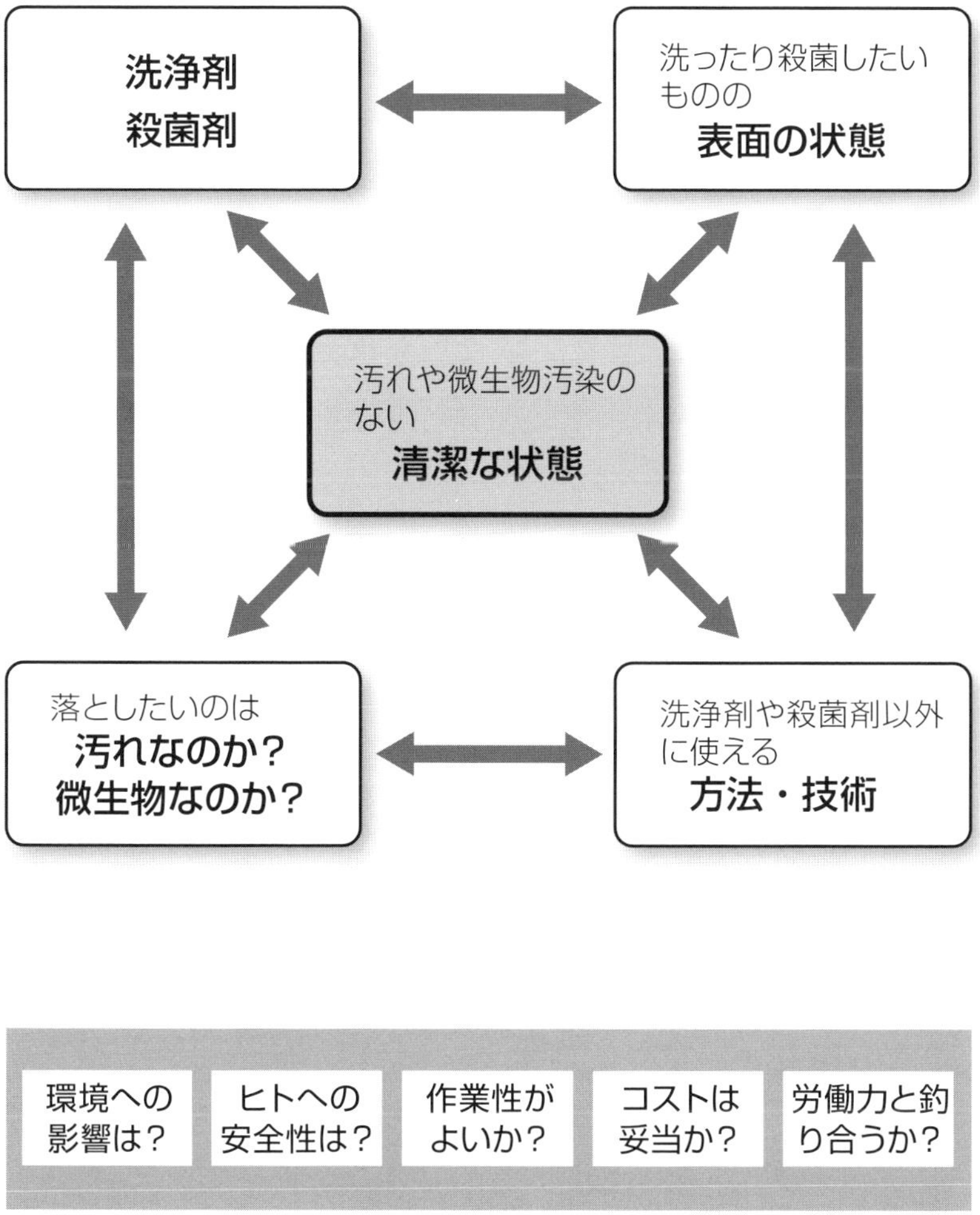

参考文献：調理場における洗浄·消毒マニュアル Part1（文部科学省）

⑱「洗浄」「殺菌」の表示を取り締まる法律

▼製品についての正しい情報を知る手段

私たちの回りには様々な洗浄剤・殺菌剤があります。その中からよりよい製品を選ぶときに参考になるのが、広告、チラシなどの販促資料や製品についているラベルです。

しかし、事実と異なる性能が書かれていたり、製剤の中身がラベルとまったく異なるようでは、その製品が信頼できるものなのか、判断することができません。そこで、私たちが製品についての正しい情報が得られるように、法律によって様々なルールが定められています。

まず、広告、チラシなどの販促資料については、洗浄・殺菌成分に関して実際と異なる表記をしたり、試験データについて実際よりも良好な表記をするなどの行為（優良誤認）は、「景品表示法」により禁止されています。

また、「殺菌」「消毒」「滅菌」などの、医薬品や医薬部外品として認められた製品しか使用できない言葉を、それら以外の製品で使用することは、「薬機法」によって禁止されています。

またラベルについては、家庭用品の場合、「家庭用品品質表示法」によって、記載しなければならない表示が定められています。

▼ラベルの表示事項の実際

左ページに台所用合成洗剤のラベルの例を載せました。家庭用品品質表示法では、合成洗剤には「品名」「成分」「液性」「用途」「正味量」「使用量の目安」「使用上の注意」などの表示が定められています。

また食品の洗浄・殺菌に使用可能な製品は、「食品衛生法」により、使用方法および表示方法が定められています。

一方、工場など業務用製品のラベルについては、家庭用品品質表示法の対象外であり、用途や成分については販売するメーカーが表示内容を決めることとなるため、自由に表記することができます。しかし近年は、業務用であっても使用者に正しい情報を提供するため、家庭用品と同じように家庭用品品質表示法に合わせた表記を行なうメーカーが増えています。

洗浄·殺菌の表示に関する法律

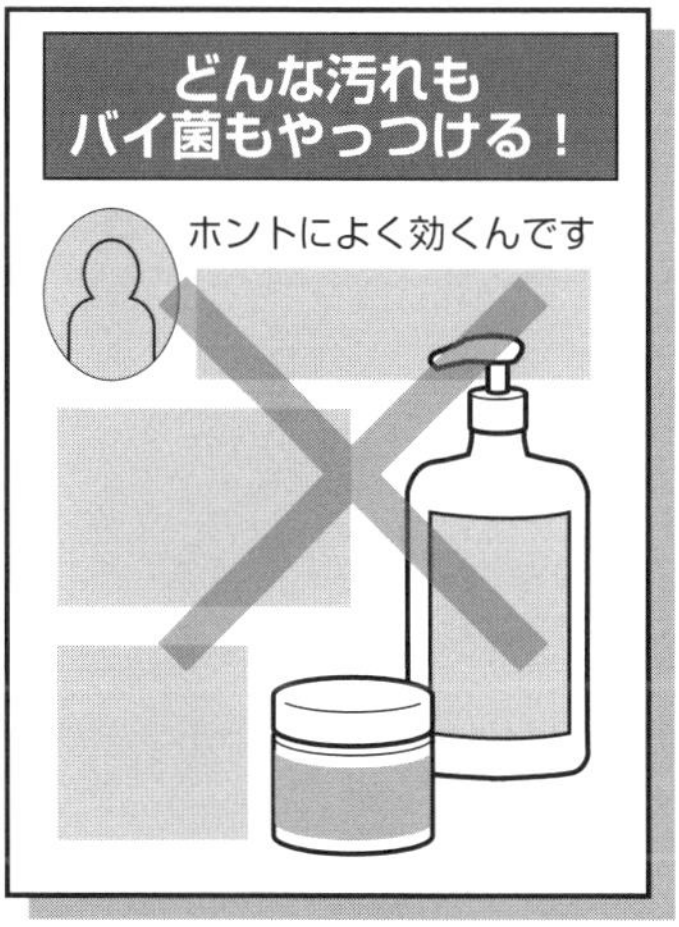
どんな汚れも
バイ菌もやっつける！
ホントによく効くんです

・実際には効果のないこと、嘘を記載
・薬ではないのに効能を記載

↓

景品表示法※違反

※正式には「不当景品類及び不当表示防止法」

●台所用合成洗剤のラベルの例

各項目：家庭用品品質表示法により定められている
太線部分：食品衛生法に準じていれば表記可能

〔ポンプの使い方〕キャップをおさえながらノズルを矢印の方向に回して上げてからお使いください。

〔品名〕台所用合成洗剤 〔用途〕野菜·果物·食器·調理用具用 〔液性〕中性 〔成分〕界面活性剤（16%、アルキルエーテル硫酸エステルナトリウム、脂肪酸アルカノールアミド）〔正味量〕500mL 〔使用量の目安〕水1Lに対して2.5mL（料理用小さじ一杯は約5mL）

〔使用上の注意〕●用途以外に使わない。●子どもの手の届くところに置かない。●野菜·果物を洗う時は、5分以上つけたままにしない。●流水の場合、食器および調理器具は5秒以上、野菜·果物は30秒以上、ため水の場合は水を替えて2回以上すすぐ。●荒れ性の方や長時間使用する時、また原液をスポンジに含ませて使用する時は、炊事用手袋を使用する。●使用後は手を水でよく洗い、クリームなどでのお手入れを。〔応急処置〕●万一飲み込んだ場合は水を飲ませるなどの処置をする。●液が目に入った場合は速やかに流水でよく洗眼する。●いずれも、異常が残る場合は商品を持参して、専門医に相談する。

サラヤ株式会社 大阪市東住吉区湯里2-2-8
0120-40-3636

⑲ 洗浄や殺菌の効果をどう測る？

▼いろいろな効果測定法

清潔な環境を維持するためには、洗浄・殺菌を行なった後に、本当に洗浄・殺菌ができているのかどうかを確認することが重要です。たとえ見た目がきれいであっても、菌は目で見ることができません。

洗浄効果の確認方法として、汚れと反応して色がつく検出液を使う方法があります。洗浄が不足している場合はその部分に色がつくため、目に見えない汚れでも簡単に確認することができます。

成分がすべて食品添加物でできている検出液も販売されており、このような検出液であれば、食品を取り扱う場所でも安心して使用できます。

殺菌効果の確認方法としては、微生物を培養して確認する、ふき取り検査があります。ふき取り検査は、食品やそれらを取り扱う器具や機材だけでなく、従事者の手指なども検査対象となります。ふき取り検査は綿棒で検体をふき取って行なう方法が一般的ですが、より簡単な培地を直接検体にスタンプして行なう方法もあります。

ふき取り検査は、実際にその場所にいる菌の数がわかりますが、培養に時間がかかることが欠点です。

▼現場に合った測定法を選ぶ

また、試験の結果がすぐにわかり、数値で表わすことができる方法にＡＴＰ測定法があります。ＡＴＰ測定法は、すべての生物がエネルギー源とするＡＴＰ（アデノシン三リン酸）の量を測定する方法で、汚れが残っている場合でも菌がいる場合でも数値は上昇します。この方法だけでは、洗浄・殺菌のどちらが不足しているかはわかりませんが、どの部分がどの程度汚染されているかがすぐに調べることができるため非常に便利です。

このように様々な方法で洗浄・殺菌の効果を確認することができます。方法により時間、労力、コストなどが変わるため、使用する現場にもっとも合った方法を選択するといいでしょう。

すべてに共通する重要なことは、日常の結果を集めて、「いつもと違う」ことがあった場合、その原因をしっかりと調べることです。

洗浄･殺菌の効果測定法

各種汚れに対する検出液

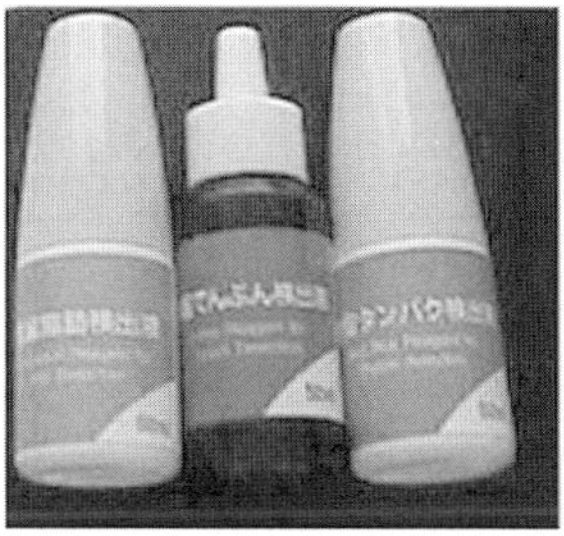

●利点
簡単に使用でき、価格も安い
●欠点
微生物は測定できない
(目に見えないレベルで清潔か
どうかは別に確認が必要)

ふき取り検査 (微生物検査)

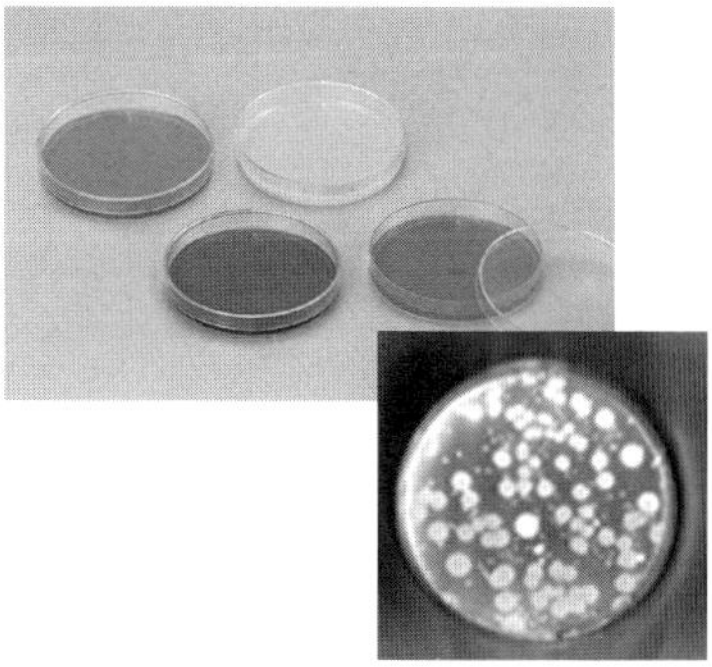

●利点
目に見えない微生物が測定できる
●欠点
微生物の培養に時間がかかる
専用設備や専門業者への委託が必要

ATP 測定法

●利点
微生物検査に比べて結果が早くわかる
結果が数値で表示されるため、わかりやすい
●欠点
ATP は汚れにも微生物にも反応するため
どちらが原因であるか確認する必要がある
検出液と比較するとコストが高い

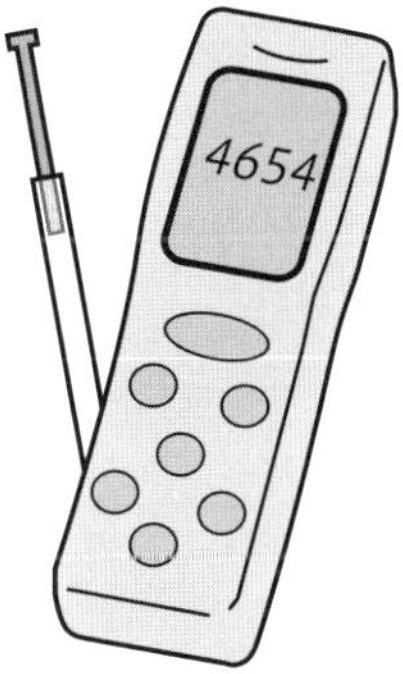

ATP 測定器

COLUMN

「きれい」を測る

■「汚れ」を測定する

「どれくらいきれいになっているか？」

これはどうやって測るのでしょうか。これが意外にむずかしいのです。19項でも述べましたが、もう少しくわしく記してみましょう。

「細菌を殺すことができたかどうか」というときには生き残った細菌を測定します。ウイルスはちょっとやり方は違いますが、やはり測定方法はあります。

しかし、生きてもいない「汚れ」を測定するのは、実は意外とむずかしいのです。

もちろん、仰々しい方法を使えば大抵のものは測れます。微量分析という方法であれば、残っている成分を測定することができます。しかし、現場でやる仕事としては現実的ではありません。現場で簡単に測れる方法が必要です。

そんな中でできる方法として、まずは染色する方法があります。これは汚れの成分を特定して測ります。

たとえば、デンプン汚れがあります。小学校や中学校の理科で習った「ヨウ素デンプン反応」を覚えていますか？　ヨウ素液をじゃがいもの切断面などに垂らすと、青紫に変化するあれです。同様にタンパク質だけを染める方法や、脂質（油汚れ）だけを染める方法もあります。

■有機物の汚れを数値化する

しかし、何の汚れかわからない、あるいは汚れているかどうかもわからない、というときに何か方法はないのでしょうか。ここで使える方法が、19項で登場したATP測定法です。この方法は有機物の汚れであれば、どんな汚れであってもそれを迅速に（数秒から十数秒）、数値にして表現してくれることに大きな価値があります。

有機物の汚れをルシフェラーゼという酵素で発光させ、発光している度合を数字にします。この酵素はホタルの発光に使われているものです。

昔はこの測定をするための機器が非常に高価だったのですが、最近では10万円を切って、かなり普及してきました。私もこれでいろいろな汚れを調べたものです。

研究室でできても現場でできなければ、意味をなさないこともあります。この分野の技術も進んでいるので常に情報をウォッチしておきたいものです。

3章

汚れが落ちるしくみ・菌が死ぬしくみ

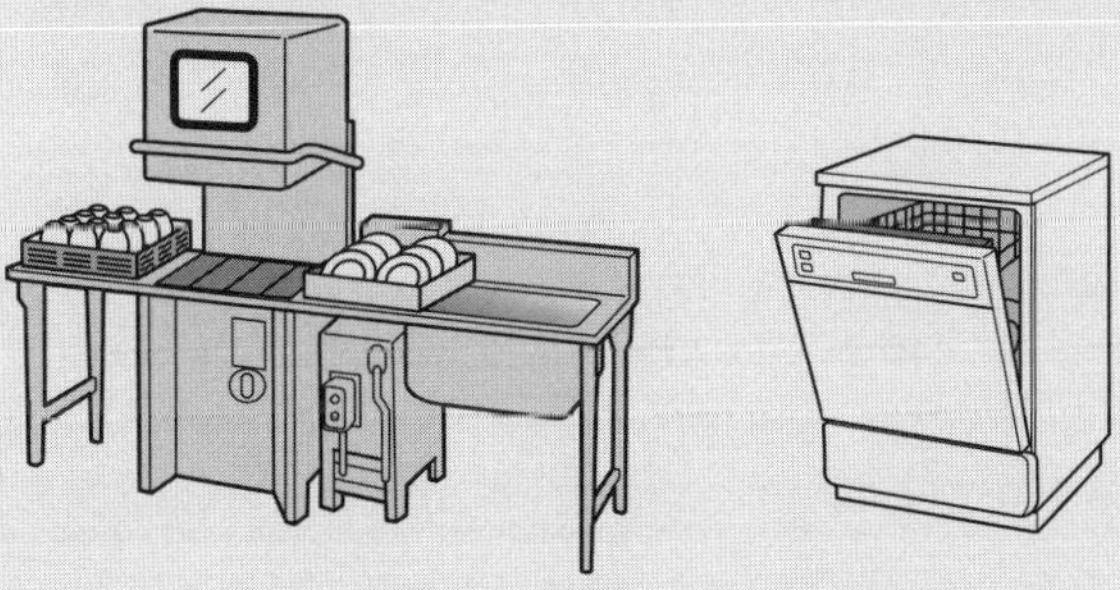

⑳界面活性剤は「ついて・包んで・引き離す」

▼界面活性剤の分子構造

油で汚れてしまった食器を水に浸けても、食器についた油は取れにくくて剝がれません。しかし、洗浄剤を入れると油汚れは簡単に取れます。

これは、洗浄剤に含まれている、「界面活性剤」の様々な作用が組み合わさって油汚れを除去しているからなのです。

界面活性剤は、界面（水と油、水と空気など）の間にかかる力（界面張力）を下げることができます。

また界面活性剤を水に入れると、界面活性剤の水になじみやすい「親水基」の部分は水の中で安定ですが、水になじみにくい「疎水基（親油基）」の部分は不安定になるため、水面に集まります。

さらに界面活性剤を入れ、もう水面が埋まってしまっている場合、疎水基どうしが集まり合って、集団をつくります。これをミセルと言います。ミセルは内側に疎水基を、外側に親水基を向けているため、水の中でもある程度安定で、内側部分に油を取り込むことができます。

▼汚れを取り除くしくみ

では、油汚れがついた食器が入っている場合はどうなるかと言うと、疎水基は油になじみやすいため、油汚れにつきます（吸着作用）。

たくさんの界面活性剤が汚れにつくと、界面活性剤は界面張力を下げるため、汚れの奥にまで入り込むことができます（湿潤・浸透作用）。

これにより、油汚れが食器に付着する力よりも水に引っ張られる力のほうが強くなり、界面活性剤がついたまま水中に浮かび上がります。

水中に浮かんだ汚れは、小さな汚れに分割されて、その小さな汚れは界面活性剤が作るミセルの内部に包まれるため、もう食器につかず、水の中に残ったままになります（乳化・分散・可溶化作用）。

界面活性剤を使った洗浄剤は、このような作用で汚れを取り除きますが、私たちの身の回りには、「中性洗剤」「アルカリ洗浄剤」などいろいろな洗浄剤があり、界面活性剤以外の作用で汚れを落とすものもあります。

界面活性剤の働き

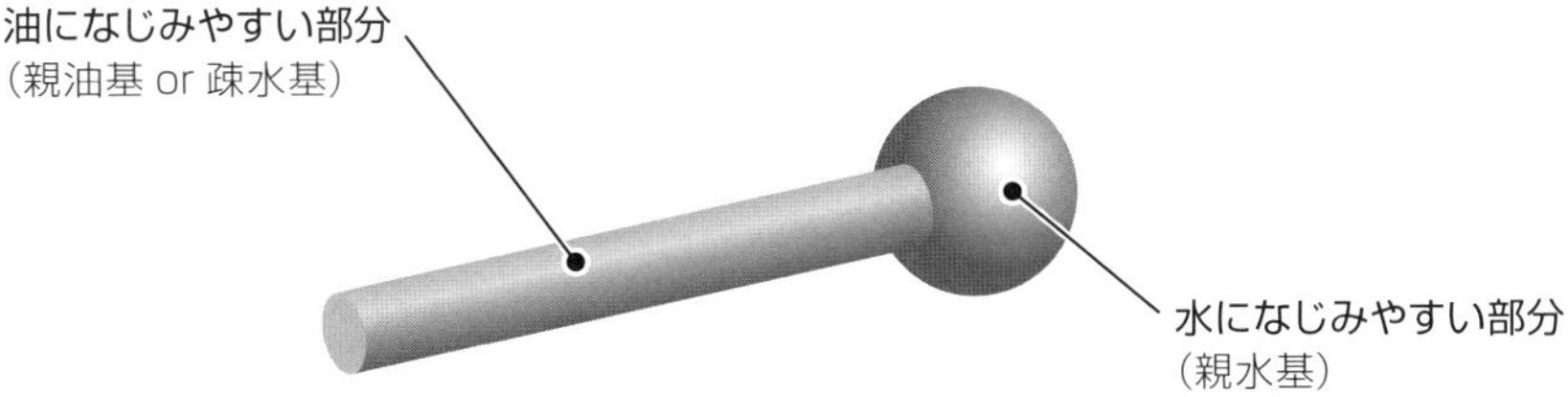

界面活性剤の分子構造

①界面活性剤が汚れの表面に到達する過程

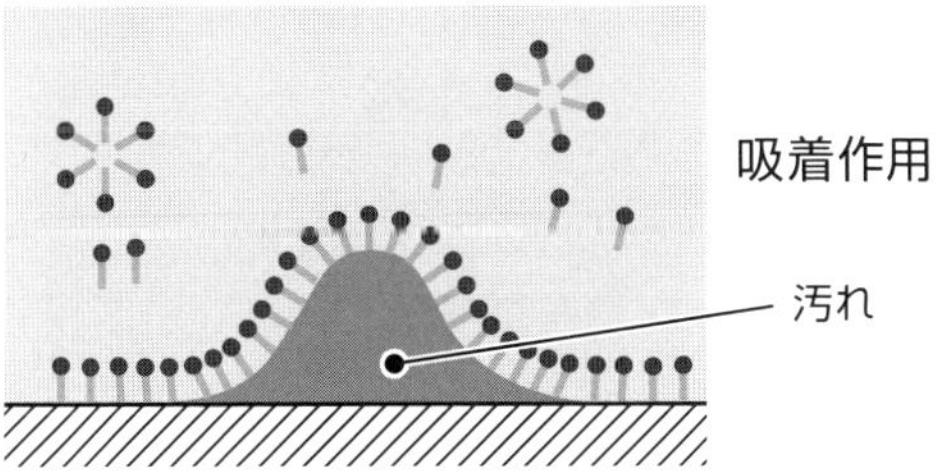

②汚れが表面から脱離する過程

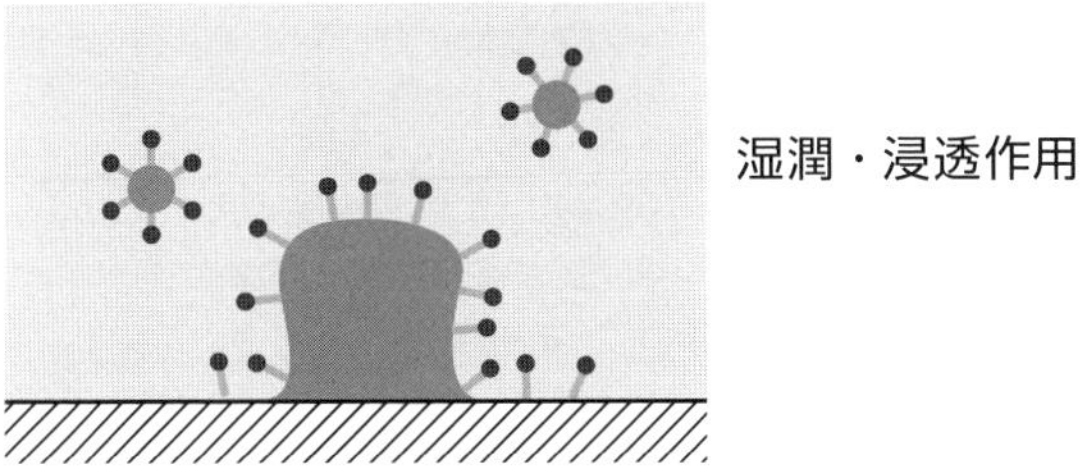

③脱離した汚れを洗浄液中に安定にとどめる過程

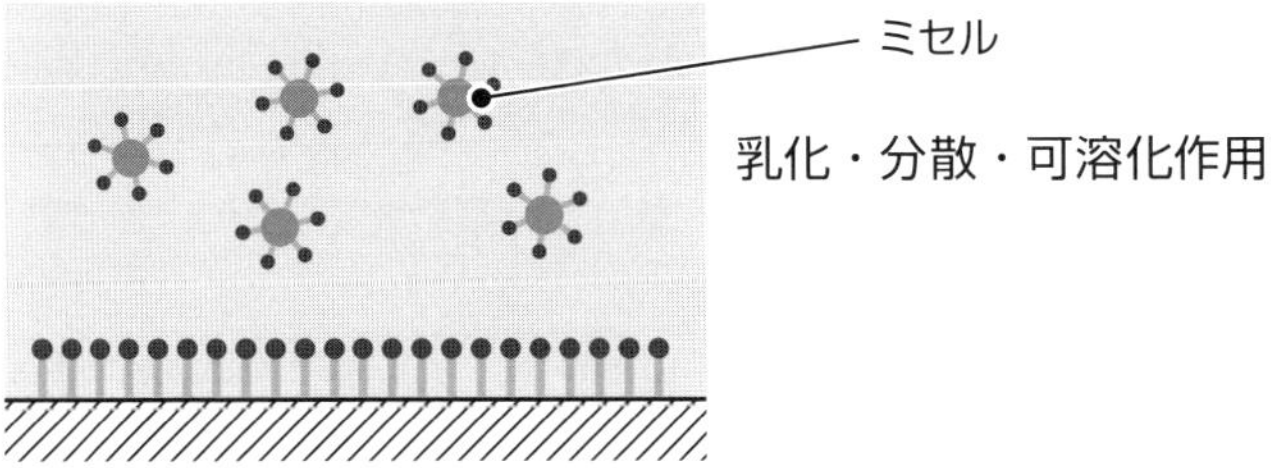

21 汚れを落とす3つの要素

▼水がもっとも一般的な溶剤

ものの汚れを落とそうとするときには、「水ですすぐ」「スポンジに洗剤をつけて、食器をこすり洗う」「洗濯機に洗剤を入れて洗濯する」「クリーニングに出す」など、いろいろな方法があります。

ここでは汚れを落とす要素について説明しましょう。

まずひとつ目の要素は「溶剤」です。溶剤と言うとわかりにくいですが、普通の洗浄では「水」が溶剤となります。汚れが水に溶けやすいものであれば、水で洗浄するだけで汚れを落とすことができます。

水以外の溶剤を利用する例としては、ドライクリーニングで使用する有機溶剤、爪に塗ったマニキュアを落とす除光液などがあります。

2つ目の要素は「物理的作用」です。お皿をスポンジでこすったり、手洗いで洗濯をするときに衣類と衣類をこすったりすると、「摩擦力」が働きます。洗濯機では、洗濯槽が揺れ動くことによって「攪拌力」が働きます。食器洗浄機は、洗浄ノズルから高圧の水が吹き出して「圧力」が働きます。これら以外にも「超音波」「静電気」など、様々な物理的作用があります。

3つ目の要素は「洗浄剤」です。界面活性剤を利用した洗浄剤が一般的ですが、その他にも、アルカリ、酸、塩素系漂白剤、酸素系漂白剤などがあります。これらについての説明は後の章でくわしくしますが、水と組み合わせることで、水では落とせない汚れを落とすことができるようになります。

▼使用方法・マニュアルを理解する

この3つの要素をうまく組み合わせることで、よりよい洗浄を行なうことができます。

洗浄剤を製造するメーカーは、発売前に様々な試験を行ない、その結果をもとに「使用方法」を定めているので、これを参考にすれば、洗浄剤を効果的に使用できるでしょう。

また全自動洗濯機や自動食器洗浄機などは、3つの要素がうまく組み合わさるように設計されているので、使用マニュアルをよく理解することが大切です。

汚れを落とす要素

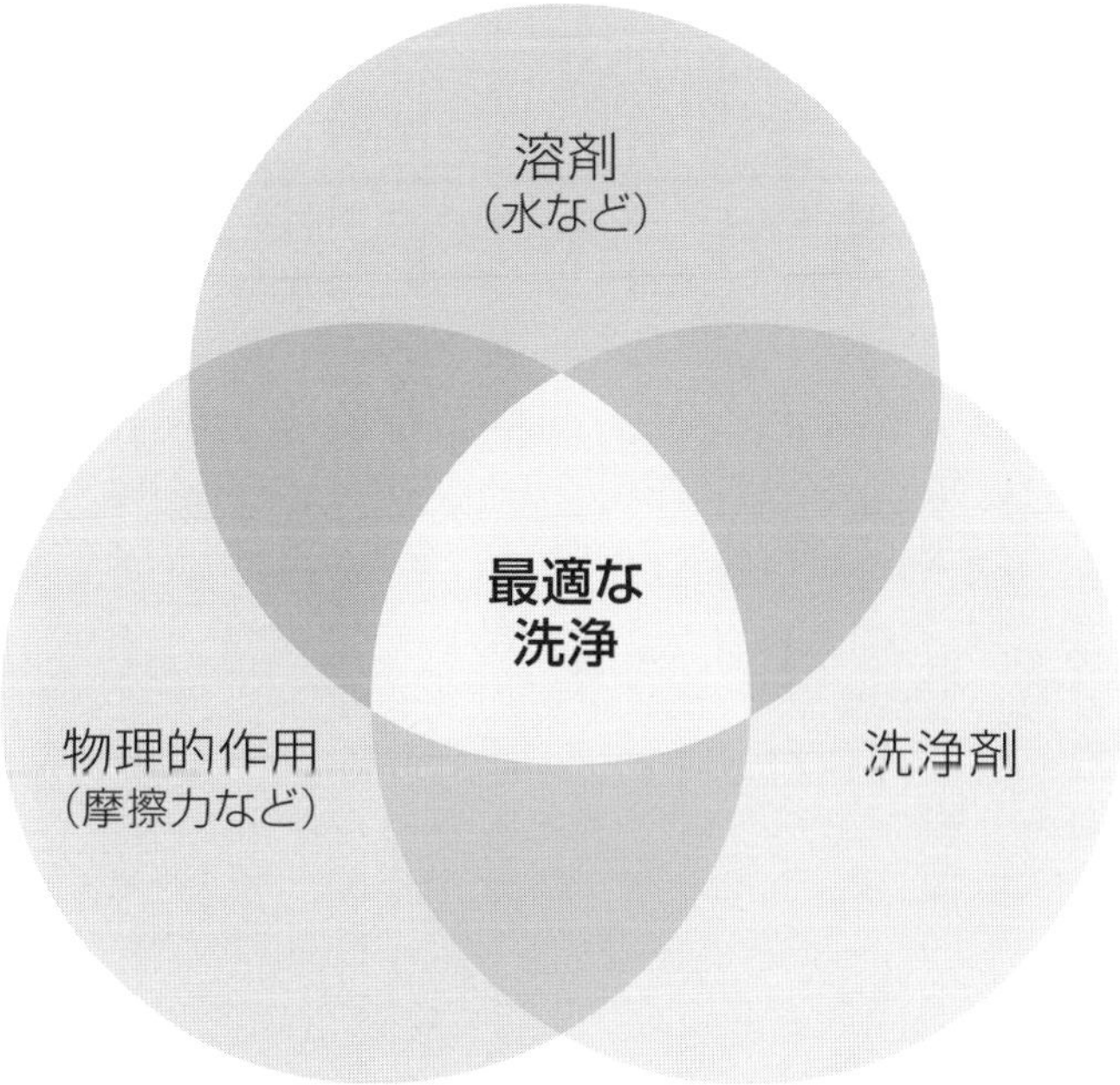

3つの要素をうまく組み合わせることが大切！

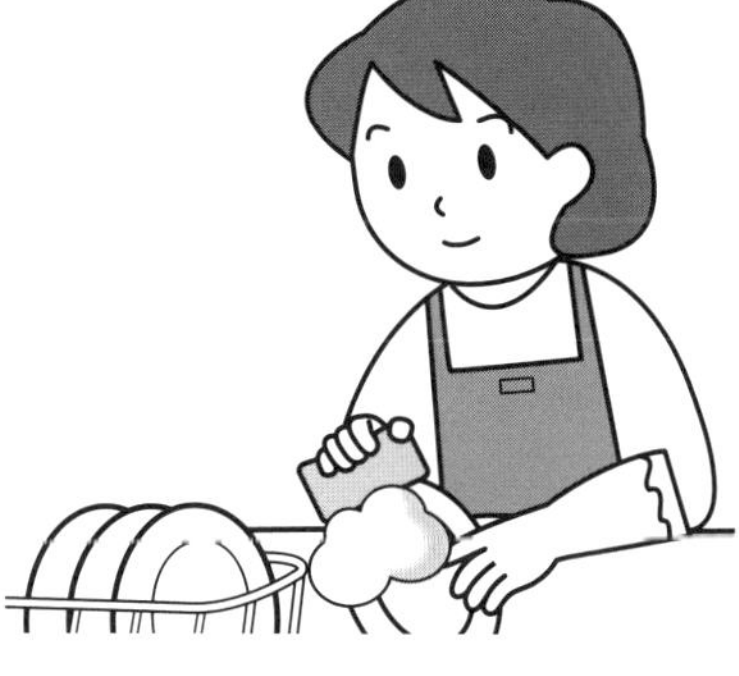

㉒界面活性剤の4つの種類

汚れを落とす3つの要素の中のひとつに、「界面活性剤」を利用した洗浄剤がありましたが、界面活性剤にも様々な種類のものがあり、その特徴によって4つの種類に分けることができます。

①陰イオン界面活性剤

陰イオン界面活性剤は、水に溶かすと親水基のついている部分がマイナスの電荷を持った陰イオンとなって界面活性作用を示します。石鹼の成分である脂肪酸ナトリウム、脂肪酸カリウムも陰イオン界面活性剤です。泡立ちがよく泡の持続性が高いことから、中性洗剤、シャンプーなどの主原料として使用されています。

②陽イオン界面活性剤

陽イオン界面活性剤は、水に溶かすと親水基のついている部分がプラスの電荷を持った陽イオンとなって界面活性作用を示します。陰イオン界面活性剤と比較すると洗浄力は弱いのですが、プラスの電荷を持つため、繊維の柔軟仕上げ剤や帯電防止剤、頭髪用のリンス剤に使用されます。

また殺菌効果があり、微生物に有効なことから殺菌・消毒用にも使用されています。

③非イオン界面活性剤

非イオン界面活性剤は、水に溶かしてもイオンになりませんが、界面活性作用を示します。イオンにならないため、水の硬度や電解質の影響を受けにくく、使いやすいという特徴があります。

最近は性能面も向上して、陰イオン界面活性剤と並ぶ主力の界面活性剤になっており、中性洗剤、シャンプーなどの主原料として使用されています。

④両性界面活性剤

両性界面活性剤は、水に溶かすと親水基のついている部分がプラスとマイナスの両方の電荷を持っており、その特徴は水素イオンの濃度によって変化します。液性がアルカリ性のときは、陰イオン界面活性剤の特徴が強く出ますが、酸性のときは、陽イオン界面活性剤の特徴が強く出ます。そのため帯電防止剤、殺菌剤として配合されたり、洗浄原料としても配合されます。

界面活性剤の種類

- 界面活性剤
  - イオン型界面活性剤
    - ①陰イオン界面活性剤
    - ②陽イオン界面活性剤
    - ④両性界面活性剤
  - ③非イオン界面活性剤

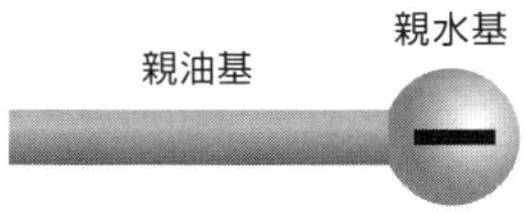

①陰イオン界面活性剤
洗浄力強、泡立ち良好

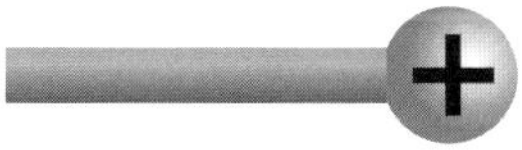

②陽イオン界面活性剤
洗浄力弱、殺菌力あり

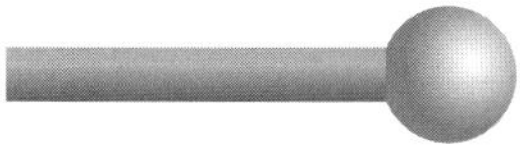

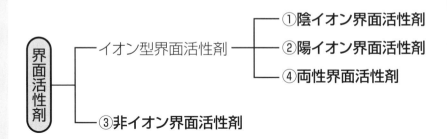

③非イオン界面活性剤
水の硬度や他活性剤の影響が少ない

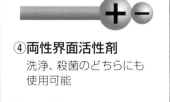

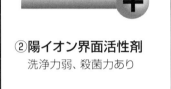

④両性界面活性剤
洗浄、殺菌のどちらにも使用可能

㉓主成分が界面活性剤以外の洗浄剤

洗浄剤・殺菌剤には、界面活性剤が主成分ではないものもあります。ここでは、界面活性剤以外の代表的な成分を説明しましょう。

▼アルカリ類

アルカリ類は、主に油脂汚れなど有機系の汚れの除去を目的とした洗浄剤の成分として使用されています。界面活性作用はありませんが、汚れと化学的に反応するため、加熱によって洗浄力が大きく向上します。

その特徴から、短時間で効果的な洗浄が求められる業務用食器洗浄機では、アルカリ類を主成分とした洗浄剤が主に使用されます。

アルカリ類は刺激性や腐食性が強いものもあり、そのようなアルカリ類を一定量以上配合した洗浄剤は、法律によって取扱いが制限されます（医薬用外劇物）。

▼酸類

塩酸や硝酸などの無機酸は、乳製品類を取り扱う工場のラインで発生しやすい乳石の除去、水道水の硬度が高い地域で発生しやすい水道水由来のスケール（カルシウムやマグネシウムなどの堆積物）の除去に使用されています。また酢酸、乳酸、フマル酸などの有機酸類で食品添加物として認められているものは、野菜などの食品の殺菌にも使用されています。

アルカリ類と同様に酸類も刺激性や腐食性が強いものもあり、そのような酸類を一定量以上配合した洗浄剤は、法律によって取扱いが制限されます（医薬用外劇物）。

▼塩素系

塩素系の製剤としては、次亜塩素酸ナトリウムが食品添加物として認可されています（食品添加物殺菌料）。

次亜塩素酸ナトリウムは殺菌効果が高く、低濃度で使用できます。さらにコストも安いことから、食品取扱い現場では非常によく使用されます。また漂白効果もあるため、衣類などの漂白剤として一般家庭でも使用されています。注意点としては、次亜塩素酸ナトリウムを酸類と混合すると、有害な塩素ガスが発生することです。そのため塩素系の製剤や酸類の製剤には、「まぜるな危険」という表記がされています。

界面活性剤以外の代表的な洗浄剤成分

アルカリ類	
強塩基	水酸化ナトリウム、水酸化カリウムなど
弱塩基	アンモニア、炭酸ナトリウムなど

酸類	
強酸	塩酸、硝酸、硫酸など
弱酸	クエン酸、リンゴ酸、酢酸、フマル酸など

塩素系
次亜塩素酸ナトリウムなど

酵素系
アミラーゼ、プロテアーゼ、リパーゼなど

キレート剤
金属イオン封鎖剤

㉔洗剤の力を活かす洗い方

▼洗剤には適正な使用量がある

洗濯をするときに、「今日は洗い物が多いから多めに洗剤を入れよう！」と思うことはありませんか？　いわゆるサジ加減というやつです。これは正解とも言えるし、不正解とも言えるのです。それはなぜでしょうか。

洗濯洗剤がどうやって汚れを落とすのか、ということを簡単に見てみましょう。洗剤の主成分は界面活性剤です。界面活性剤は汚れを取り囲むようにして、汚れをくるみます。そして洗い物から取り除きやすいようにしてくれます。ごく簡単に説明すればそういうことなのですが、この汚れを取り囲むときに、洗剤の濃度、つまり投入する洗剤の量が大きく関係してきます。洗剤をたくさん入れれば入れるほど、汚れを取り囲んでくれればよいのですが、そうではないのです。

洗剤の濃度が薄いうちは、洗剤の濃さと洗浄力は比例します。つまり洗剤が多いほうが汚れを取り除きやすくなります。そしてもっとも効果的に汚れを取り除くことができる濃度に達します。これが最適な濃度です。しかし、この最適な濃度を超えてしまうと、界面活性剤が無駄に集まってしまって汚れをうまく取り除くことができません。最適な濃度と同じ程度には汚れを取り除いてくれますが、多ければ多いほど効果的だとは言えないのです。むしろ無駄に入れてしまっているのでもったいない、ということになってしまいます。

▼商品説明を活用する

洗剤メーカーは様々な試験を行なって、この「最適な濃度」を確認しています。商品の説明に書かれている洗剤の量はこの試験結果に基づいており、有益な情報なのです。これらの情報を活用して、もっともコストパフォーマンスの高い洗剤の使い方をしてもらえればと思います。

これは洗濯洗剤でも台所洗剤でも基本的に同じです。洗剤を使いすぎると、すすぎが不十分になって、洗剤が残留したり、すすぎに必要な水が多く必要になってしまうといった問題もあります。こうしたことにも注意が必要です。

適正な濃度が洗剤の能力を活かす

①界面活性剤不足

②最適な濃度

③使いすぎ
（洗浄力は上がらない）

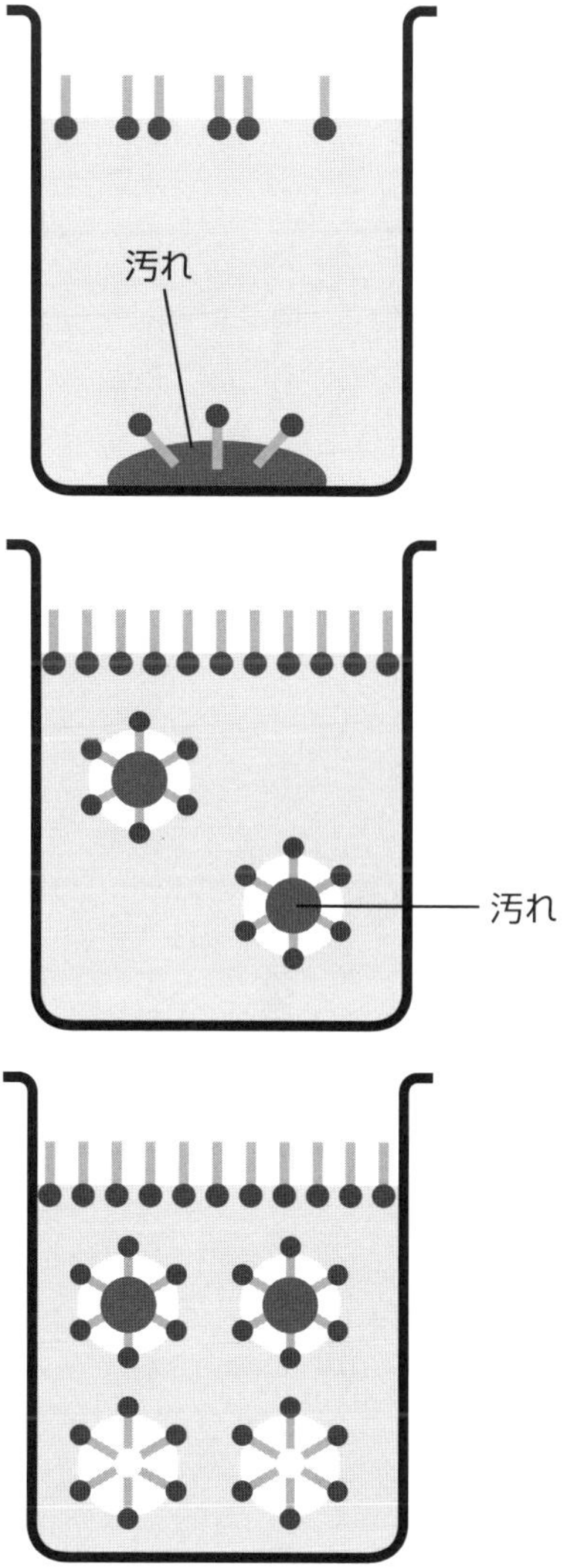

界面活性剤（洗剤）が少なすぎてもダメだが、多すぎても洗浄効果は上がらない。最適な濃度で使うことが大切！

㉕食器洗浄機の汚れを落とすしくみ

▼水圧・温水・洗浄剤

近年、家庭でも自動食器洗浄機がかなり普及してきました。非常に便利ですし、どんどん改良されて、とても使いやすくなってきています。またあまり知られていませんが、外食産業やホテル業界などの業務用の世界では、食器洗浄機なしにはオペレーションが回らないところもたくさんあります。

ではこの食器洗浄機は、どのようなしくみで汚れを落とすのでしょうか。

家庭で使うタイプと、業務用で使うタイプは少ししくみが違います。ただ共通していることは、

①水圧で汚れを取り除いている
②温水で汚れを取り除いている
③洗浄剤の力で汚れを取り除いている

という3つの力を使っていることです。

実はこれらは、手で洗うときも同じなのです。手で食器を洗うときでも、流水で汚れを落とします。また、お湯で洗うとカレーなどの油汚れがよく落ちます。そして台所洗剤を使って汚れを落としています。

ただ、これらの3つの力をより効果的に、より強く使うことができるのが食器洗浄機のよいところなのです。

▼複合的な汚れを最適に落とす

左ページに食器洗浄機のしくみを示しました。メーカーによって多少の違いはありますが、基本原理は同じです。とくに手洗いと違うのは、とても手では扱えないような高温水を使えること、そして強い水圧をかけられることです。

また業務用ではかなり強力な洗浄剤を使うことがあります。食品由来の汚れには油・タンパク・デンプンなどが複合的にまざり合っています。それらを最適に落とす条件を食器洗浄機が作り出しているのです。

家庭用と業務用の洗浄機の大きな違いは、洗浄にかける時間です。家庭用では数十分かけて洗いますが、業務用では1分程度で洗います。そうした条件も加味して、各メーカーでは、できるだけ効果的に洗浄できるように開発しています。

食器洗浄機のしくみ

	家庭用食器洗浄機	業務用食器洗浄機
	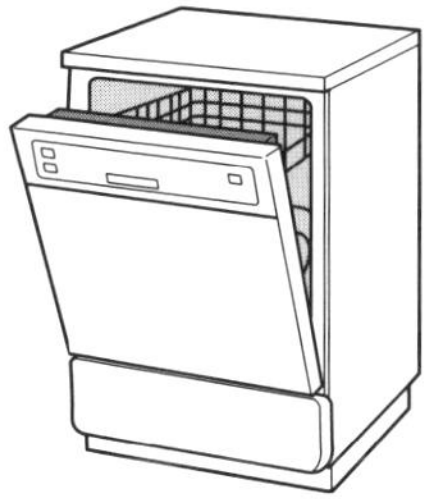	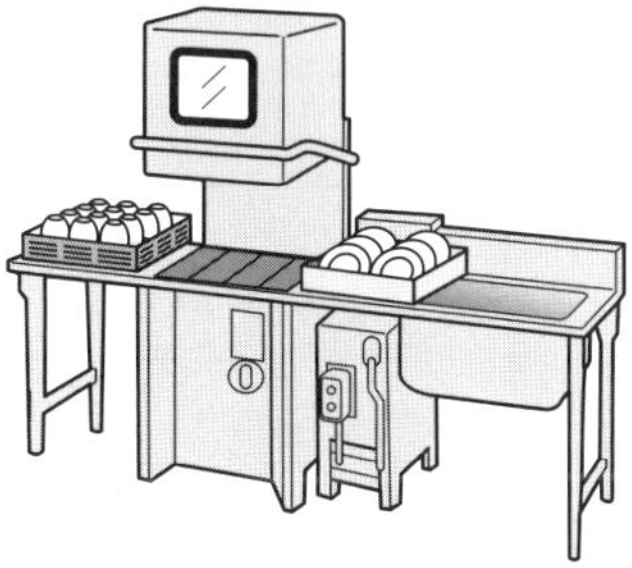
洗浄時間	長い(数十分)	短い(1分程度)
洗浄剤	弱アルカリ性、中性	アルカリ性

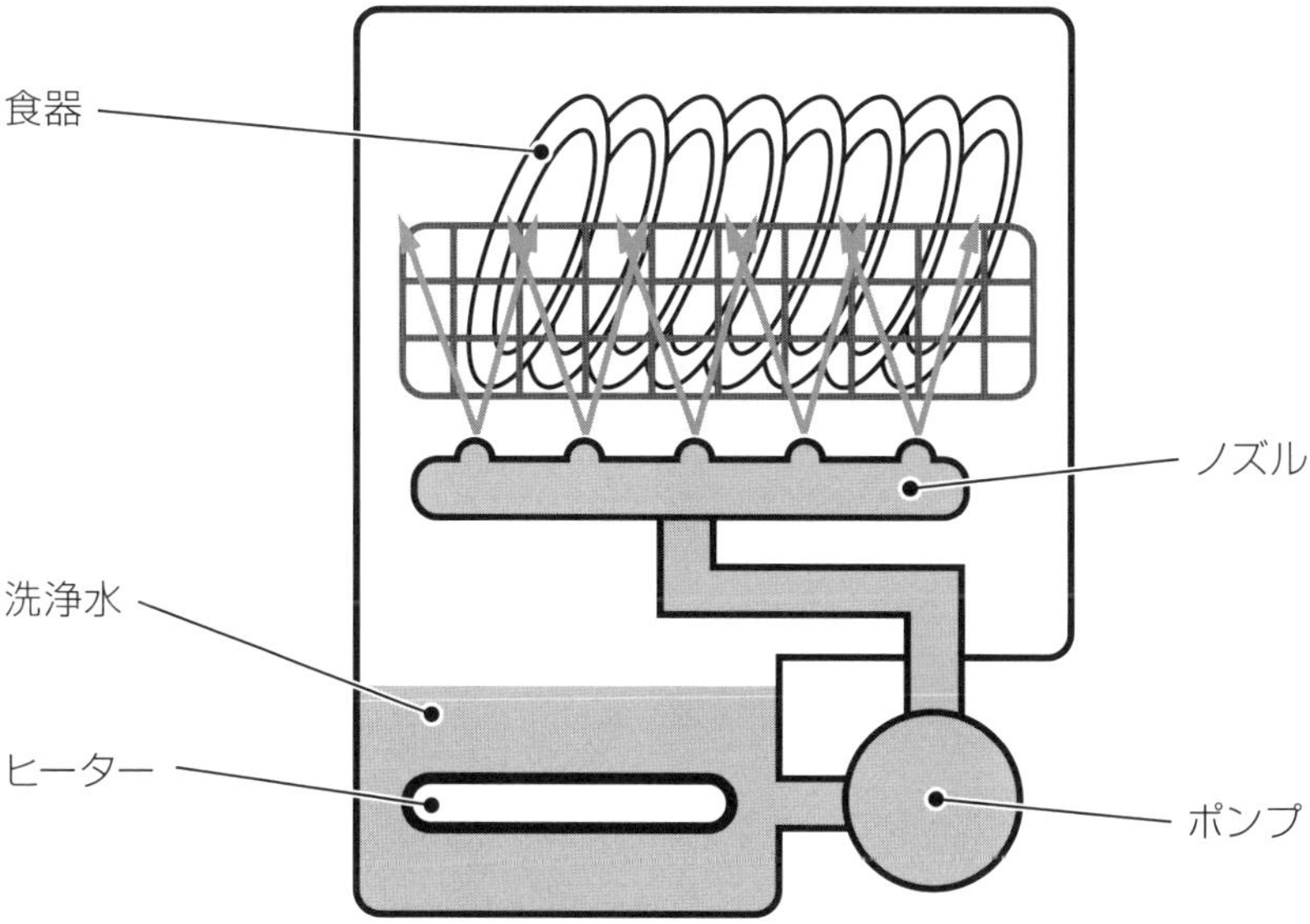

水圧・温水・洗浄剤の3つの力で洗浄している

㉖界面活性剤を組み合わせる

▼界面活性剤の特徴を活かす

界面活性剤には4つの種類があることを22項で説明しました。これら4つの界面活性剤はそれぞれ特徴を持っており、一般的に用いられている洗浄剤は、この4つを絶妙のバランスで組み合わせて作られています。ここでは、界面活性剤の効果的な組み合わせと、逆に効果が失われてしまう組み合わせについて紹介しましょう。

たとえば、食器を洗う台所用洗剤を作るとします。この場合、洗浄力が強く、泡立ちが良好な「陰イオン界面活性剤」が主成分となります。そこに、陰イオン界面活性剤と併用すると泡立ちを増強させる働きのある「非イオン界面活性剤」を加えます。さらに、陰イオン界面活性剤と複合体を形成し、陰イオン界面活性剤の皮膚への吸着を抑制する「両性界面活性剤」を加えます。

こうした組み合わせをすることで、泡立ちがよく、汚れ落ちがよく、皮膚への刺激が少ない洗剤が生まれます。

▼組み合わせをまちがえると……

また、界面活性剤を組み合わせることで、洗浄作用と殺菌作用の両方を持ち合わせた洗剤を作ることも可能です。このとき単純に考えると、洗浄力のすぐれた「陰イオン界面活性剤」と、殺菌力にすぐれた「陽イオン界面活性剤」を組み合わせればいいのではないかと思われるかもしれません。しかし、陰イオン界面活性剤と陽イオン界面活性剤は、マイナスとプラスの関係です。そのため、これらを組み合わせると、それぞれの特徴を打ち消し合うことになってしまうので、組み合わせることができないのです。このような洗剤を作る場合には、殺菌力を持った「陽イオン界面活性剤」に、洗浄力の強い「非イオン界面活性剤」や泡立ちにすぐれた「両性界面活性剤」を組み合わせます。

このように、界面活性剤はうまく組み合わせれば、性能の高い洗剤を作ることができる反面、組み合わせをまちがえると、それぞれの効果を打ち消し合ってしまうことがあります。ですから、「殺菌効果を持たせたいから」「より洗浄効果や泡立ちをよくしたいから」といって洗剤どうしをまぜて使用しないようにしてください。

界面活性剤の組み合わせ(洗浄除菌剤の場合)

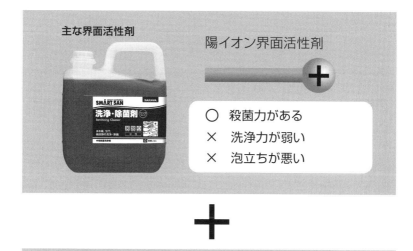

主な界面活性剤

陽イオン界面活性剤

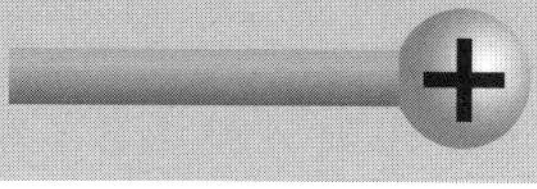

○　殺菌力がある
×　洗浄力が弱い
×　泡立ちが悪い

＋

非イオン界面活性剤

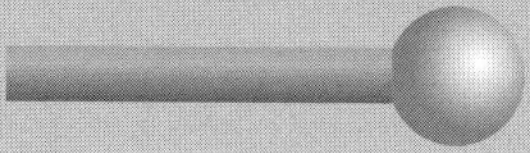

両性界面活性剤

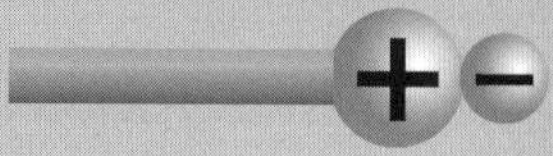

○　陽イオン界面活性剤と併用可能
○　弱い洗浄力をカバーでき、泡立ちも改善
○　殺菌力を向上させる(両性界面活性剤)

界面活性剤を組み合わせることによって
より性能の高い洗浄剤・殺菌剤を作ることができる

㉗殺菌剤は細菌にどう作用するのか

▼殺菌のいろいろな方法

細菌を殺すには様々な方法があります。具体的には、「熱をかける」「紫外線を当てる」「殺菌剤で処理する」などの方法があり、実際にこれらの方法を用いて殺菌処理を行なっています。

では、これらの処理によって細菌はどのようにダメージを受けるのでしょうか。

殺菌剤には様々な種類（8章参照）があり、細菌に対する作用はそれぞれ異なります。

ここでは、一般的な殺菌剤であるアルコール、次亜塩素酸ナトリウムなどについて説明します。

▼殺菌剤が細菌を殺すしくみ

細菌に対して殺菌剤は、主に細胞壁、細胞膜、細胞内のタンパク質や代謝に必要な酵素などにアタックして殺すと言われています（細菌の構造は4章参照）。

たとえば、私たちがよく手指の消毒に用いるアルコールは、一般的には細菌の細胞壁や細胞膜を変性（性質が変わってしまうこと）させたり、細胞内のタンパク質を変性させる作用が主であると考えられています。

また、器具や野菜などの殺菌に用いられる次亜塩素酸ナトリウムは、「細胞壁や細胞膜を傷つける」「代謝に必要な酵素を失活させる」「ＤＮＡにダメージを与える」といった作用により菌を殺すと考えられています。

その他、一般的に逆性石鹼と呼ばれるような陽イオン界面活性剤（第四級アンモニウム塩）は細菌の細胞内に侵入し、細胞内のタンパク質にダメージを与えることで殺菌作用を示します。また、医療機関で用いられる手指消毒剤の主成分であるクロルヘキシジングルコン酸塩は細胞膜を損傷させて、細胞内の物質を漏れ出させることで殺菌作用を示すと考えられています。

このように、殺菌剤によって細菌に対する作用は異なるため、殺菌効果や作用速度も異なります。

また、この作用機構が薬剤耐性菌の発生にも関わってきます（8章参照）。一般に作用機構が多いと耐性菌が発生しにくいと考えられています。

各種殺菌剤の細菌に対する作用

主な殺菌剤	作用部位				
	細胞壁	細胞膜	タンパク	核酸	代謝酵素
アルコール	○	○	○		
ハロゲン系※1	○	○	○	○	○
第四級アンモニウム塩※2		○	○		
ビグアニジン系※3		○			○
酸化剤※4	○	○	○	○	○
アルデヒド系※5	○	○	○		

○:作用部位

以下は※1～5の殺菌剤の代表例

1:次亜塩素酸ナトリウム、ポビドンヨード
2:ベンザルコニウム塩化物、DDAC(塩化ジデシルジメチルアンモニウム)
3:クロルヘキシジングルコン酸塩、PHMB(ポリヘキサメチレンビグアナイド)
4:過酢酸、過酸化水素
5:グルタルアルデヒド、オルトフタルアルデヒド

参考文献
・小林寛伊 編、消毒と滅菌のガイドライン
・福崎智司、New Food Industry 47(6)、p9-22、2005
・山下 勝、防菌防黴 36(4)、241−262、2008

㉘洗浄剤・殺菌剤が触れなければ効果がない

▼包丁・まな板に注意

洗浄は、対象物から汚れや微生物を落とし、殺菌は微生物をやっつけることができます。

しかし、洗浄・殺菌作業を行なっても、洗浄剤・殺菌剤が肝心の汚れや微生物に触れなければ効果がありません。洗うべきところを意外と見落としていることもあります。

たとえば、包丁は食材を切るため、刃の部分は念入りに洗浄されるのですが、柄の部分や柄と刃の間の部分は洗浄が不足しがちです。

とくに柄の材質が木の場合は、水分を含みやすく、また表面がザラザラであるため、汚れが挟まって落ちにくく細菌が除去しにくい場所なので、意識してしっかりと洗浄しましょう。

まな板も使用している間に、表面に包丁によるキズができます。このキズの中はスポンジ、ブラシ等が届きにくいため、汚れや微生物が除去しにくい場所となります。まな板はスポンジやブラシをキズの方向に沿って動かして洗浄しましょう。

▼設備・加工機械は洗浄頻度を高める

大きな設備のあるところでは、調理台と床の間、調理台の間のすきまなど、設備と設備の間の狭い部分が洗いにくいため、汚れが蓄積して洗浄不足、殺菌不足になりがちです。

このような場合、設備を移動させて洗浄することができればいいのですが、移動できない設備も多いため、そうした部分に汚れが蓄積しないように、意識して洗浄の頻度を高くするなど、調理する食品に影響をおよぼさないようにする必要があります。

また、食品加工機器を使用している場合では、構造が複雑で洗いにくい機械などは、細かい部分まで洗浄剤が届かないため、効果的に洗浄することがむずかしく、洗浄後も汚れや微生物が残りやすくなる傾向があります。

食品加工機器は、分解可能な機器類は分解し、細かな部分までしっかりと洗浄・殺菌しましょう。

見落としがちな場所に注意!

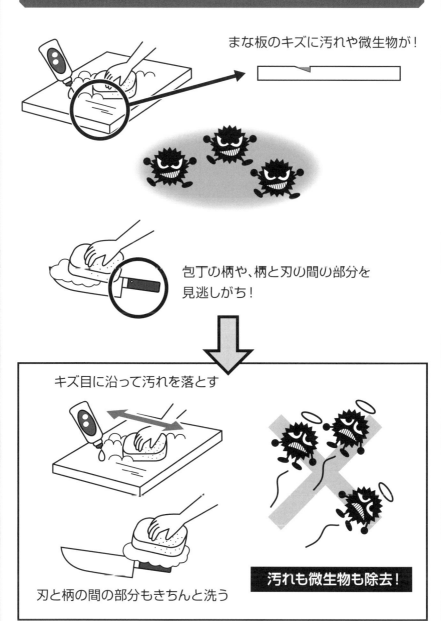

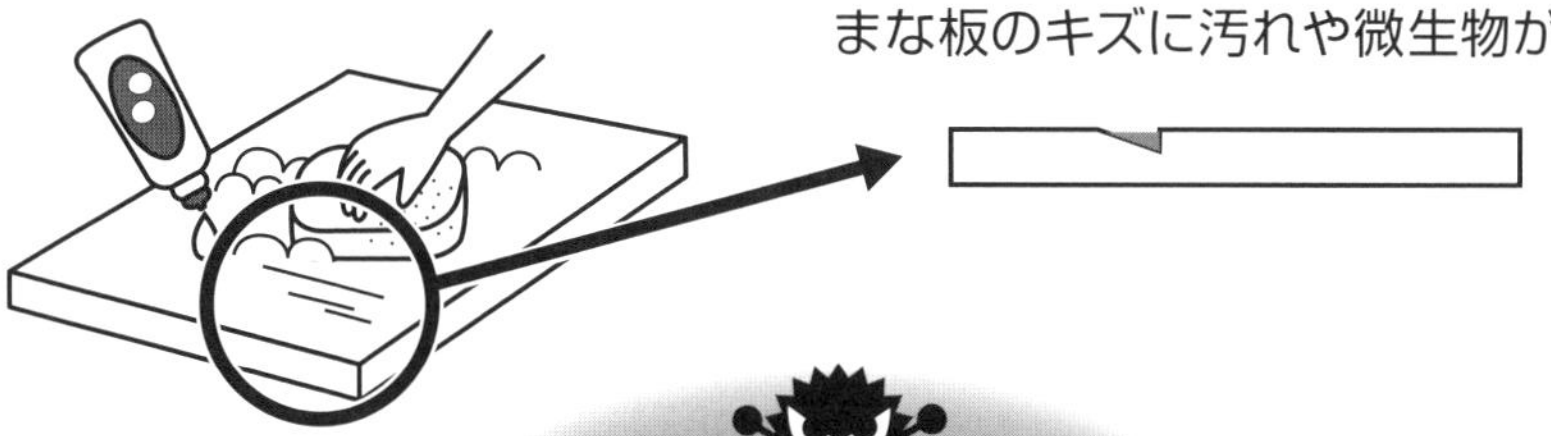

まな板のキズに汚れや微生物が！

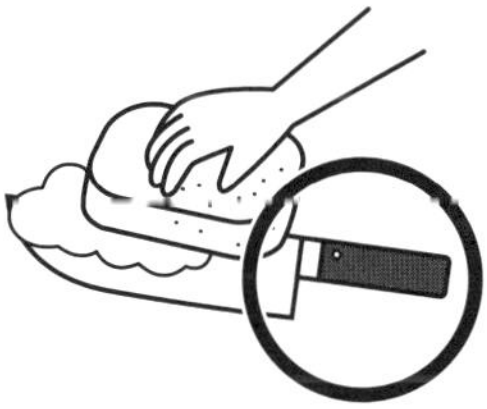

包丁の柄や、柄と刃の間の部分を
見逃しがち！

キズ目に沿って汚れを落とす

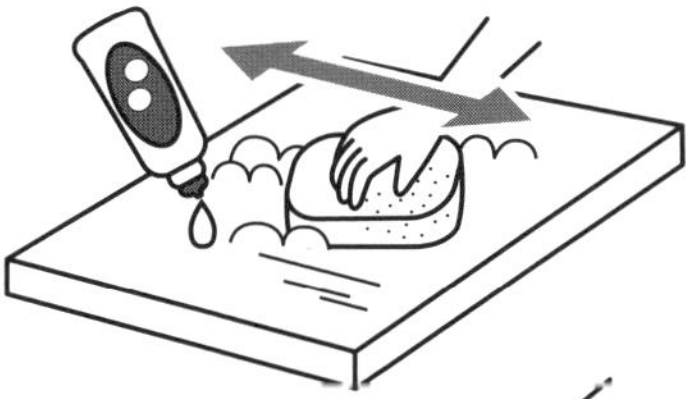

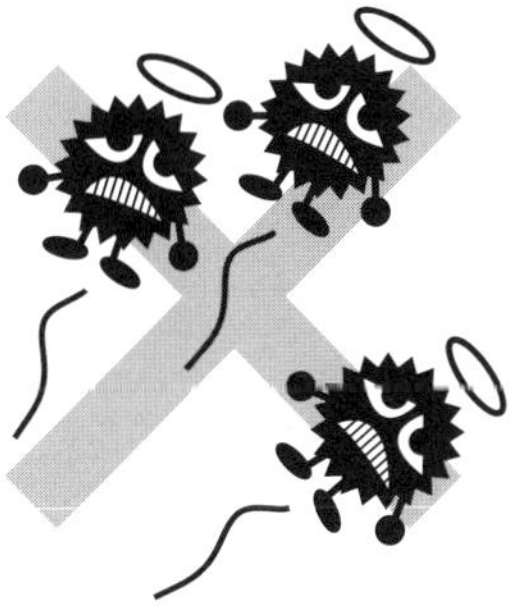

刃と柄の間の部分もきちんと洗う

汚れも微生物も除去！

29 「ドライシステム」って何？

▼「湿った」環境の問題点

食品を加工する工場や給食の施設では、「ドライシステム」を採用しているところがあります。また、ドライシステム化することが推奨されてもいます。では、このドライシステムとはどのようなものなのでしょうか。

ドライとあるように、文字どおり「乾燥」ということです。それに対して「ウエットシステム」という言葉があります。これも文字どおり「湿った」ということです。

日本は水資源が豊富であり、また上水道の普及率が非常に高いことから、食品加工の世界でも水が豊富に使われてきました。

清潔な水は衛生管理でも非常に有効なのですが、次のように注意しなくてはならない点もあります。

①水をたくさん使用していると加工場内の湿度が上がる
②水分は微生物や害虫を増やす原因になる
③床からの跳ね水は二次汚染につながる

これらはいずれも衛生管理にはマイナスの要因です。

このようなことにならないように、欧米ではドライシステムの導入が先行していました。そもそも欧米では水資源が乏しいため、ドライシステムが普及しやすいという背景もあります。

▼システムを正しく運用することが大切

日本でもその有効性から、かなり普及してきましたが、設備の改変を伴うので、なかなか進みにくいという課題もあります。

また、システムの誤解から、運用で失敗してしまうケースもあります。ドライシステムは、「水を使ってはいけない」というシステムではありません。洗浄時に水を使うことはもちろん大切です。しかし、作業時に床に食品残渣や水を落とさないようなしくみにすると、水の使用を最小限にとどめることができます。すると衛生的な環境を維持することができ、ドライシステムを運用しやすくなります。

大事なのは設備に頼るのではなく、それを使う人が正しく運用することであり、それは衛生管理全般に通じる大切なことです。

ドライシステムの厨房

●ドライシステム（例：給食センター）

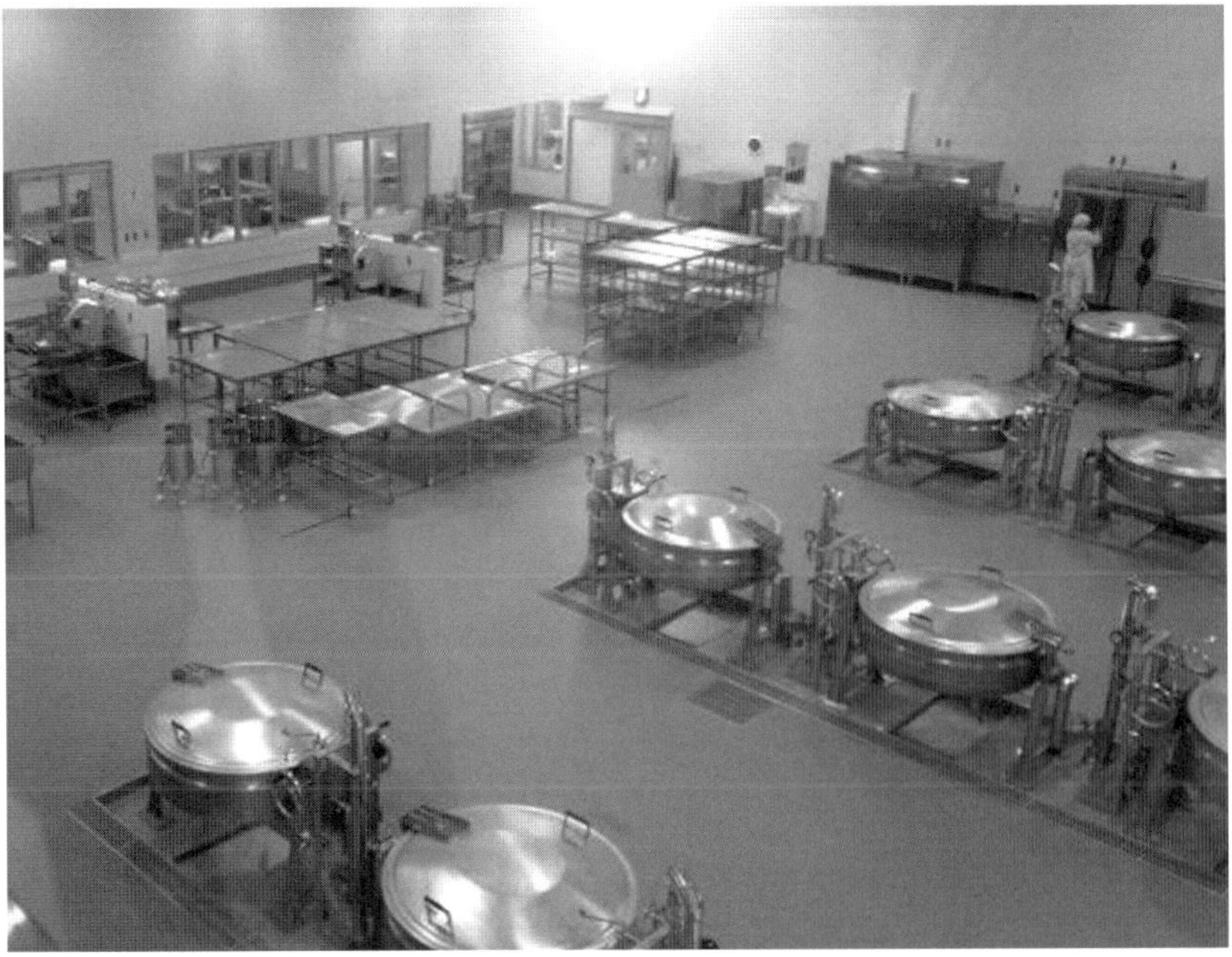

ドライシステムの特長

●高温多湿でないため、細菌やカビの増殖を抑制できる
●害虫の発生防止にも効果的である
●床からの跳ね水による、微生物の二次汚染を防げる
●高温多湿の環境でないため、調理員にとって快適
　→作業に集中できる、より衛生的に調理できる
●ウエットシステムより水の使用量を減らすことができる
●水による錆の発生などを抑制することができる
　→施設を長持ちさせることができる

COLUMN

自動食器洗浄機はなぜ生まれた？

■食洗機が普及した理由

今や家庭にも普及が進んでいる自動食器洗浄機。使っている方も多いのではないでしょうか。では、どのような理由で使っているのでしょうか。

おそらく、「便利」「楽だから」という理由が多いと思います。たしかに、自動食器洗浄機（以下、食洗機）のメリットとして「便利」「楽である」ということが挙げられます。しかし、この機械が普及した歴史には、それ以上に大きな理由が2つあるのです。

ひとつは「節水」という問題です。食洗機のしくみは本体内に貯められた温水で繰り返し洗うというものです。ですから、手で洗うときと比べて、数分の一程度の水しか使いません。食品衛生に関わる仕事をしているとつくづく感じますが、日本は水に恵まれた国です。ですから流水で洗うというのは当たり前です。床を洗うのも、器具を洗うのも、食器を洗うのもすべて流水。「水に流す」という言葉があるくらい、水を流せばキレイになるという文化が日本にはあるのです。

しかし、水資源に乏しいヨーロッパやアメリカではそうはいきません。大陸ですから水は貴重な資源です。そこで考えられたのが食洗機です。タンク内の水を繰り返し使い、洗浄剤や高温という別の力も使って汚れを落とす機械です。最初に食洗機が使われたのは豪華客船だったという話もあります。海の上なので、なおさら水は貴重な資源だったのです。

■食洗機は衛生的

もうひとつの理由は、衛生的な洗浄方法であるということです。食洗機は単に人の代わりに洗ってくれる機械ではありません。人の手ではできない高温水や洗浄力の強い洗浄剤で洗ってくれます。汚れは65℃近辺の温度がもっとも洗浄に適しています（それ以上の温度になるとタンパク質が変性して洗浄しにくくなります）。その温度で、しかも洗浄力の強いアルカリ洗浄剤の力を使うことができるので、非常に高い洗浄効果を発揮します。そして洗浄後には、80～85℃の熱水ですすぎます。この熱水すすぎによって、殺菌レベルの衛生管理を達成できるとともに、乾燥が早くなるというメリットもあります。乾燥は衛生管理でも非常に重要なことです。

このように便利なだけでなく、エコで衛生的なことが、食洗機が普及した理由でもあるのです。

4 章

菌とウイルスはどう違うのか？

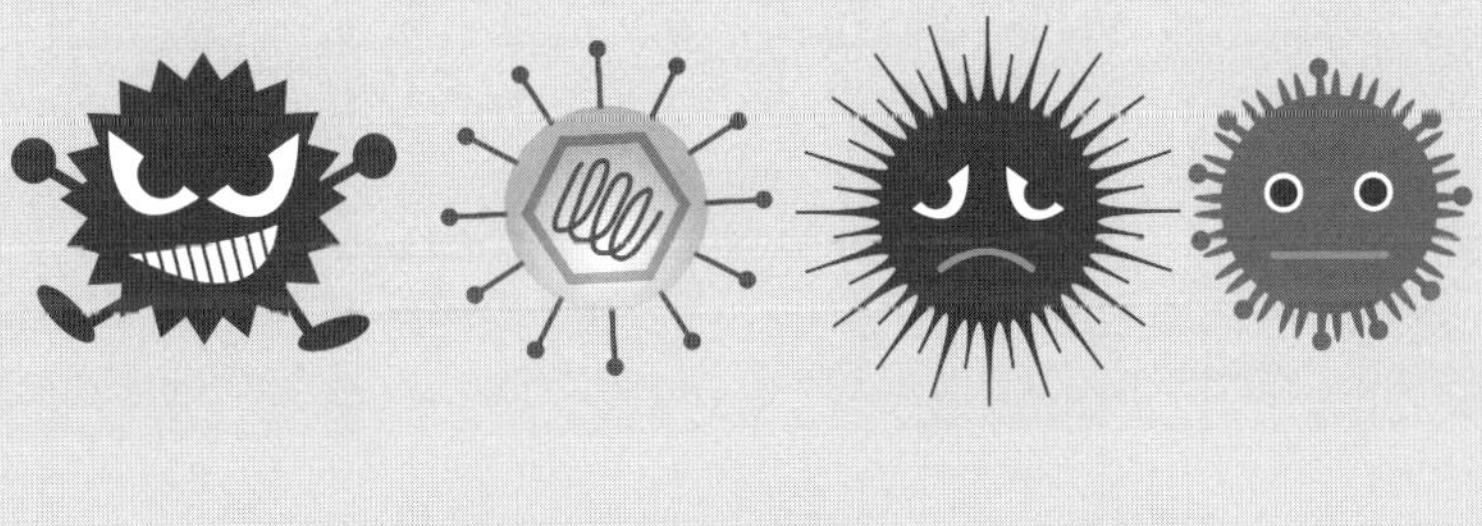

30 微生物とはこういうもの

▼あらゆる環境にいる微生物

「微生物」とは何なのか、辞書を引くと次のように書かれています。

「肉眼では観察できない微小な生物の総称」

つまり、顕微鏡などを用いないと見えない生物を指し、とても幅広い分類の生物を含みます。たとえば大腸菌や黄色ブドウ球菌のような細菌、酵母やカビに代表される真菌などの菌類、藍藻《らんそう》などの藻類、ゾウリムシなどの微小な原生動物、さらにはウイルスに対してもこの微生物という言葉が用いられます。

微生物は土の中、水の中、空気中などに存在します。また動物や植物が生息できないようなマグマの中などにも生息しています。

目に見えないので、遠い存在のように思えるかもしれませんが、あらゆる環境中に存在し、私たちの生活に密接に関わっているのです。

▼役に立つ微生物・害をおよぼす微生物

では、微生物はいったいどのような活動を行なっているのでしょうか。まずは私たちが生活する上で必要、あるいは役立っている微生物を紹介しましょう。

藻類は光合成をすることにより、二酸化炭素から酸素を生み出してくれます。また麹《こうじ》カビは、日本人の生活になくてはならない、味噌や醤油を作るために重要な役割をはたします。

一方、インフルエンザウイルスは、冬になると毎年のように多くの人が感染して、発熱などの症状を引き起こします。ボツリヌス菌という食中毒菌は強烈な神経毒を生成し、この毒素を体内に取り込んでしまうと神経麻痺を起こし、場合によっては死に至ります。

このように、ヒトが生きていく上で必要なものを生み出す微生物がいる一方で、病気や死に至らしめる微生物も存在します。

そのため私たちは、この環境中のいたるところに存在している微生物について、その特徴を理解し、ときには微生物を有効利用し、ときにはヒトに害をおよぼす微生物と闘っていく努力をする必要があります。

微生物の大きさ(約10000倍拡大イメージ図)

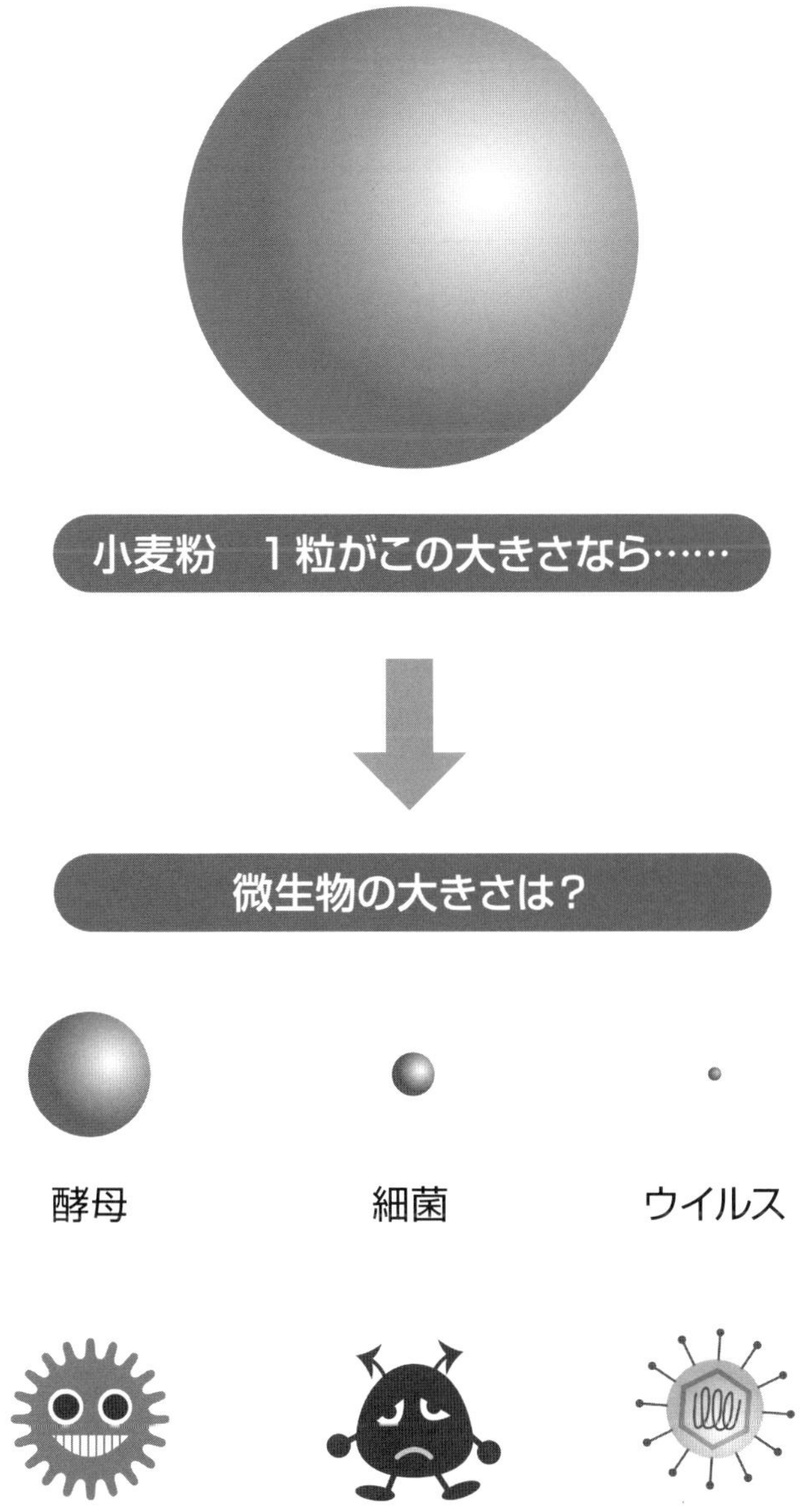

㉛ 菌ってどんなもの？

▼「真菌」と「細菌」

「菌」とは、そもそも「きのこ」を表わす言葉で、「菌」は訓読みで「きのこ」と読みます。しかし現在では、より幅広い意味で用いられています。

きのこに加え、カビ、酵母などのことを「真菌《しんきん》」と呼びます。また、これらよりももっと微小な生物を「細菌」と呼びます。さらに１９９０年代には、「細菌」から切り離された「古細菌」という分類の菌の存在も明らかになってきました。本項では、「細菌」と「真菌」にスポットを当ててみましょう。

「細菌」は、英語にすると「バクテリア」です。一般的に「大腸菌」「黄色ブドウ球菌」「結核菌」など、「○○菌」と呼ばれるものはほとんど細菌に属します。

では細菌とは、どのような生物を指すのでしょうか。細菌はたったひとつの細胞でできた、いわゆる「単細胞生物」です。大きさは一般的な細菌で幅が約０・５～５μm（マイクロメートル＝１０００分の１㎜）です。これは小麦粉1粒の50分の1～１００分の1の大きさです。これより大きいものや小さいものも存在しますが、細菌は自然界においてもっとも小さい生物です。

細菌にはたくさんの種類がありますが、細菌の細胞の外側を覆う「細胞壁」の構造の違いから、「グラム陽性菌」と「グラム陰性菌」の2種類に分類されて、専門家の間ではこの分類がよく用いられます。

▼真菌は動物と同じ器官を持っている

「真菌」にも数多くの種類が存在し、通常、単細胞の状態で存在する「酵母」、菌糸により成長する「カビ」、肉眼で観察できる、大型の子実体《しじつたい》をつくる「きのこ」があります。真菌は動物などと同様に、細菌には存在しない遺伝情報の保管と伝達を行なう細胞核を持っており、ミトコンドリアや小胞体と言われる器官も有しています。真菌は細菌よりも大きく、酵母では約10倍、カビでは状態によって１００倍以上大きいものもあります。きのこに関してはさらに大きいことは言うまでもありません。

このように同じ「菌」でも、細菌と真菌では形状や性質などが大きく異なります。

細菌の構造

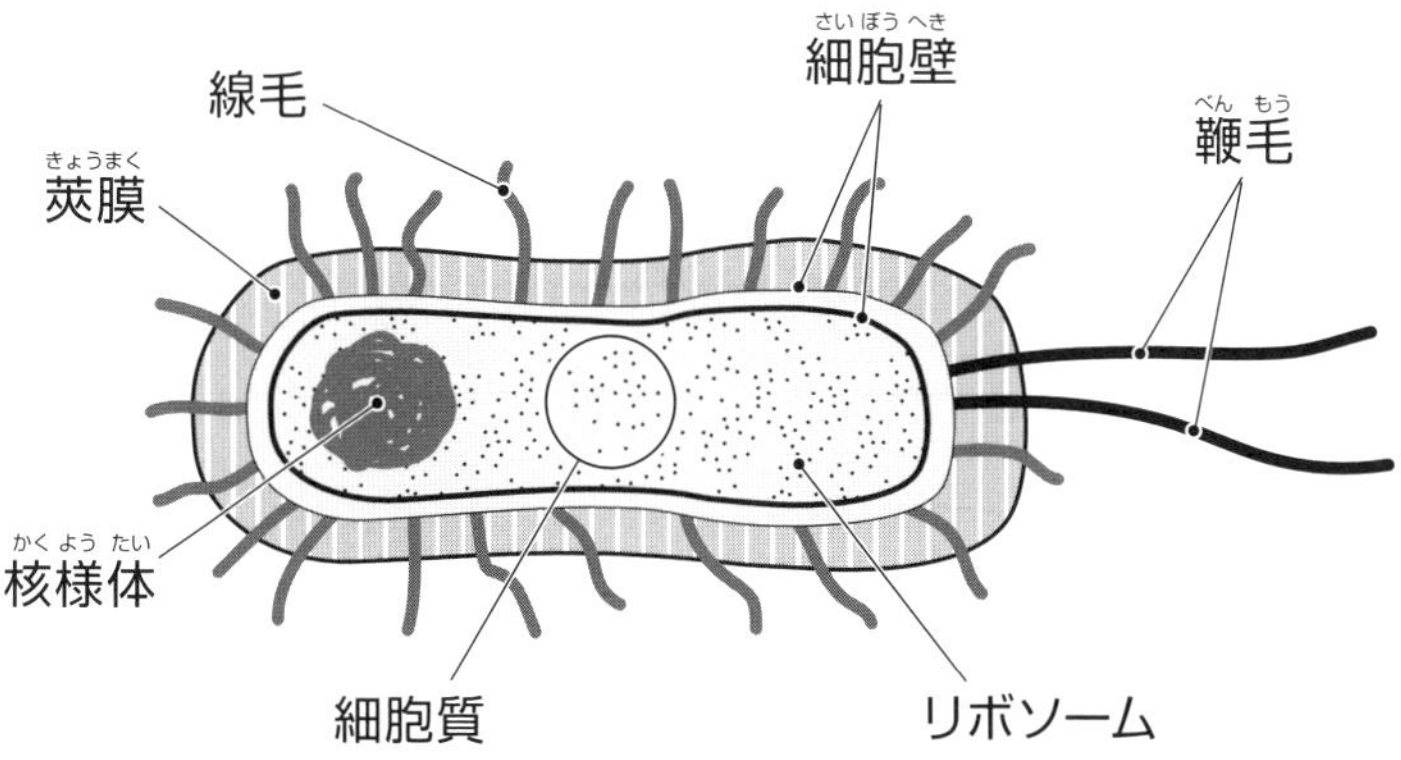

細菌は……細胞内に核を持たない

真菌の構造

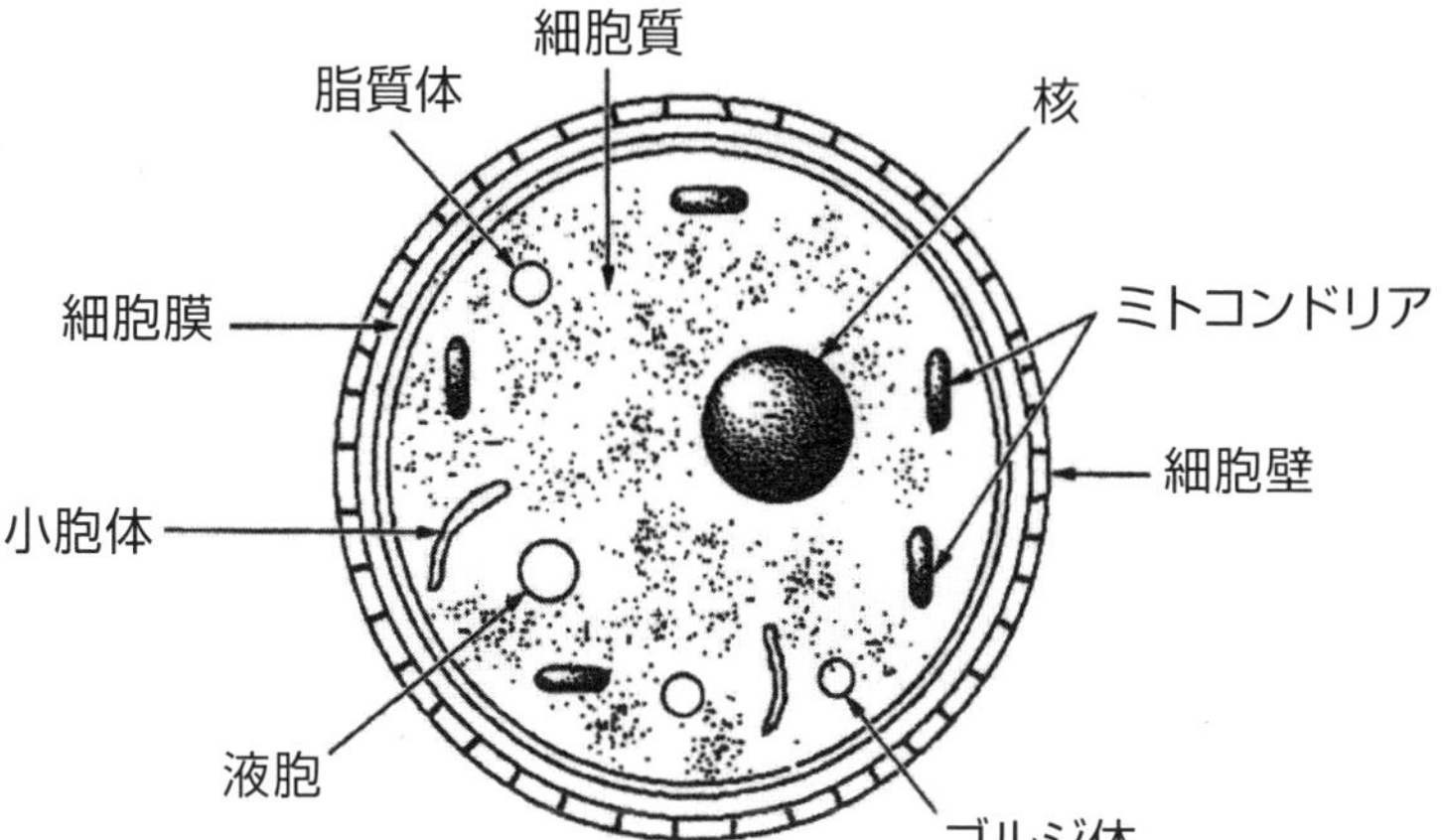

真菌は……細胞内に核を持ち、その中に染色体が存在する。ミトコンドリア、小胞体、ゴルジ体、液胞など細菌の持っていない構造を持っている

細菌に比べて真菌は複雑な構造を持っている

㉜ 菌が増えるしくみ

▼菌が生育する条件

菌が増殖するためには栄養素が必要です。必要な栄養素としては、「水」「無機化合物（ナトリウム、カリウム、鉄やマグネシウムなどの金属イオン）」「炭素源（糖、有機酸）」「窒素源（アミノ酸など）」があります。また菌によっては、増殖するためにその他の有機化合物（たとえば塩など）が必要な場合もあります。

これらの栄養素は、エネルギー源になったり、代謝に必要な酵素として利用されたり、新たな菌体を作り出すために利用されます。

菌が生育するためには温度、pHおよび酸素などの環境条件も密接に関わってきます。たとえば大腸菌であれば、ヒトの体温くらいの温度でpHが中性付近がもっとも生育に適しており、酸素があってもなくても生育することができます。しかしボツリヌス菌のように、酸素があると生育できない菌もあり、乳酸菌のようにpH3くらいでもっともよく増殖する菌もあります。このように菌が生育する環境条件は種類によって異なります。

▼細菌・酵母・カビの増え方

菌の増え方は細菌、酵母、カビでそれぞれ異なります。細菌は一般的に体細胞分裂で増えます。1個の細胞が2個に、2個の細胞が4個に、そして8、16、32といったように倍々ゲームで増えていきます。細菌によっては栄養素がなくなると胞子を形成し、栄養条件が改善されると発芽して再び増殖するといったものもあります。

酵母は出芽して増殖するのが一般的です。細胞の一部から芽のようなものが出て生長し、もとの細胞と同じ大きさになった後、分離して2個体になります。

カビは形成した胞子が適した環境条件で発芽し、糸状の菌糸というものを形成し、分岐しながらどんどん伸張します。そして数日後、胞子を形成し、同様の方式で増えていきます。

このほかに、酵母やカビは有性生殖によって増えることもできます。多少性質の異なった2つの細胞が合体して、両者の遺伝子を持った新しい個体を作る、つまりヒトと同様の方式で増えることもできるのです。

一般的な微生物の増殖曲線

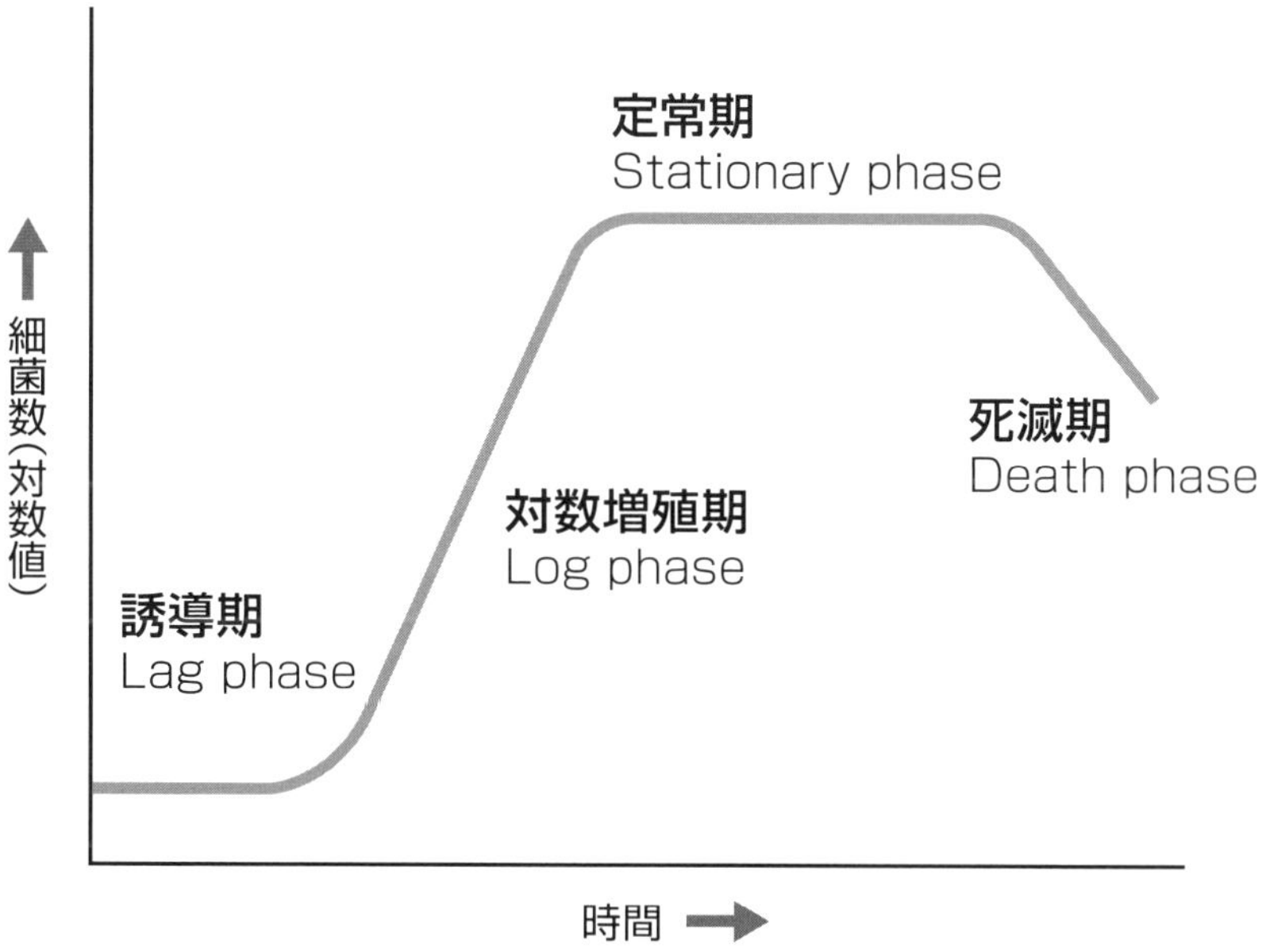

誘導期 Lag phase……最初はあまり増えない

対数増殖期 Log phase……分裂がどんどん起こって増える!

定常期 Stationary phase……増えてくると栄養が不足して増えなくなる

死滅期 Death phase……栄養がなくなって減る

33 ウイルスは生き物か？

▼ウイルスの構造

新型コロナウイルスやインフルエンザウイルスの大規模感染、ノロウイルスによる集団食中毒事件などのニュースを見ると、「ウイルスを殺すためには○○の消毒剤が有効です」といった表現をよく耳にします。そう聞くと、ウイルスは生き物のように感じます。

では、ウイルスは生き物なのでしょうか、そうではないのでしょうか。実は微妙なところなのです。

ウイルスは通常の顕微鏡では観察することができません。その大きさは細菌の10分の1～100分の1で、直径にすると18～300nm（ナノメートル＝100万分の1㎜）という大きさです。

ウイルスは大きく分けて、「核酸」「カプシド」「エンベロープ」と呼ばれる3つの要素で構成されています。「核酸」とは、DNAあるいはRNAで構成されたウイルスの遺伝情報です。通常、生物の遺伝子は2本鎖DNAで二重らせん構造になっていますが、ウイルスは種類によって、1本鎖DNA、2本鎖DNA、1本鎖RNA、2本鎖RNAといったように多様です。この核酸を覆うようにタンパク質の殻（カプシド）が囲んでいます。多くのウイルスは正二十面体の構造になっていますが、一部、らせん構造のものもあります。そして、ウイルスによっては、カプシドの回りを脂質性の膜である、「エンベロープ」が取り囲んでいます。

▼ウイルス自身では子孫を残せない

このように核酸の構造も含め、ウイルスの形状は生物の最小単位と言われる「細胞」とは明らかに異なります。

さらに、ウイルスが他の微生物と決定的に違う点があります。それは、自分自身だけの活動では子孫を残すことができないのです。

これらのことを総合すると、ウイルスは「非生物」、つまり、生き物ではないと考えるのが一般的です。しかし、ウイルスが次項で説明する「ある方法」で子孫を残すことができるため、実は現在においても、ウイルスが生き物か生き物でないかという議論に決着がついていないのです。

ウイルスの構造

核酸……ウイルスの遺伝情報(DNA or RNA)

カプシド……核酸を包むタンパク質の殻(正二十面体 or らせん状)

エンベロープ……カプシドの外側の脂質性の膜(種類によって保有)

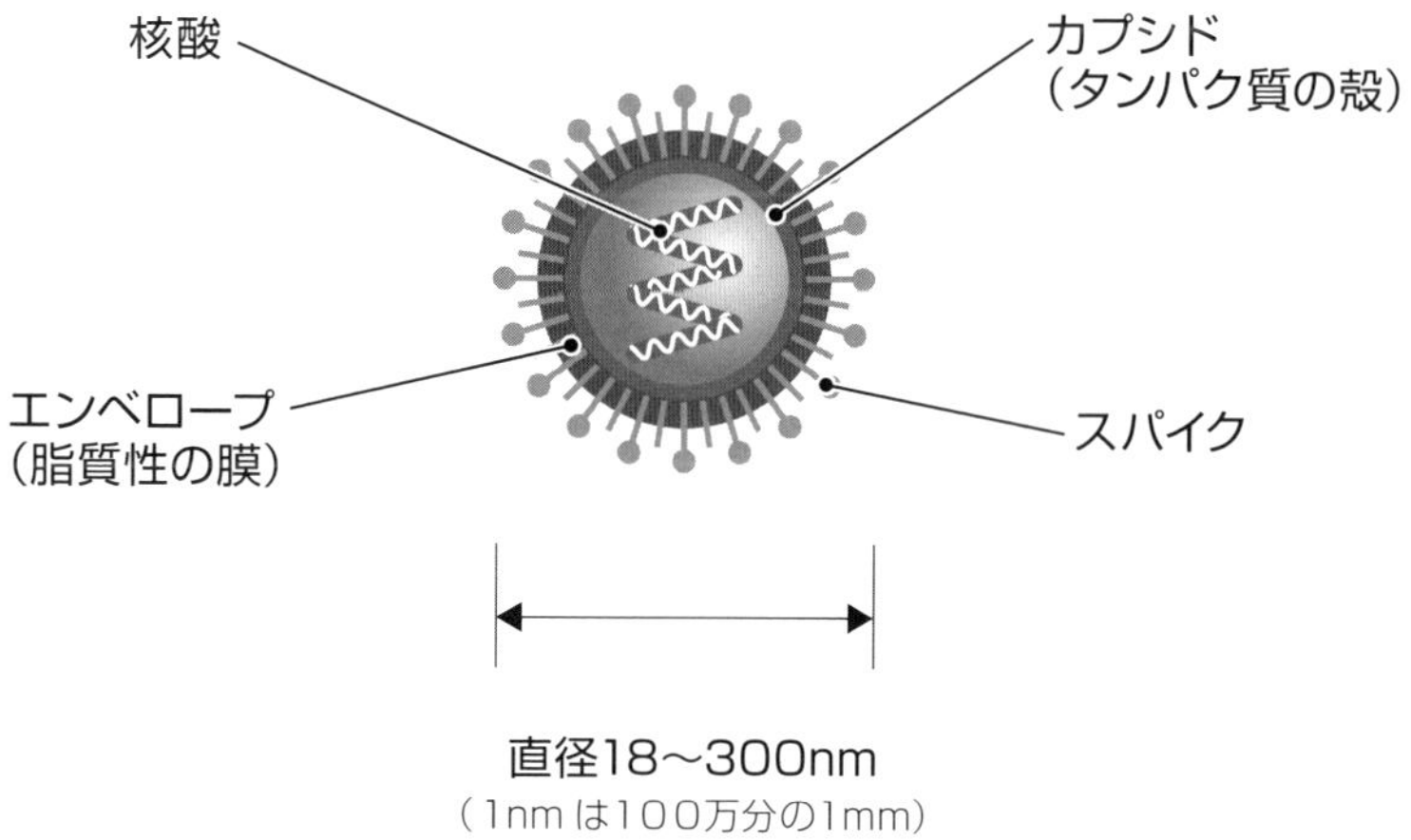

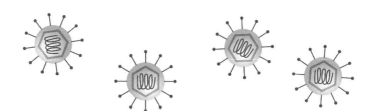

㉞ 寄生して増えるウイルス

▼ウイルスは特定の細胞しか利用できない

ではウイルスは、いったいどのようにして子孫を残すのでしょうか。実は、他の動物や植物などの細胞を利用して、子孫を残すのです。一種の「寄生」です。具体的に説明しましょう。

まず重要なのは、ウイルスが特定の細胞しか利用できないということです。どういうことかと言うと、たとえば私たちが家に入るとき、ドアの鍵を開けますが、その鍵では当然、自分の家のドアしか開けることができません。まさにこれと同じことなのです。

ウイルスの表面にはタンパク質でできた突起物（スパイクタンパク）があり、これが鍵になります。一方、細胞側には受容体（レセプター）と呼ばれる鍵穴があります。この鍵と鍵穴が一致すれば、ウイルスは細胞の中に入り込むことができるのです。そしてウイルスが細胞の中に入り込むことを、一般的に「感染」と呼びます。

▼細胞のエネルギーが使われてしまう

細胞に入ったウイルスはどのように増えるのでしょうか。細胞に入ったウイルスはカプシドの殻を脱ぎ（脱殻《だっかく》）、核酸が裸の状態になります。核酸は子孫を残すためにどんどんコピーが作られていきます。さらにこの核酸情報により、カプシドを形成するタンパク質も大量に合成されます。これらは、それぞれのパーツごとに大量生産され、最終的に組み合わされます。

こうして、新たにできあがった大量のウイルスは細胞から出て行きます。その際に、ウイルスによっては細胞の膜の一部をまとって出てきます。この細胞膜の一部がエンベロープとなるわけです。

では、感染された細胞はどうなるのでしょうか。細胞内において新たなウイルスができていく過程で、細胞が本来、自分自身のために蓄えていたエネルギーやアミノ酸を利用されてしまうのです。さらに、ウイルスがカプシドを形成するタンパク質を作る過程では、細胞の持つタンパク質合成システムをそのまま使われてしまうのです。そのためウイルス感染を受けた細胞は死んでしまったり、がん化してしまうなどの影響を受けてしまいます。

ウイルスの増殖のしくみ

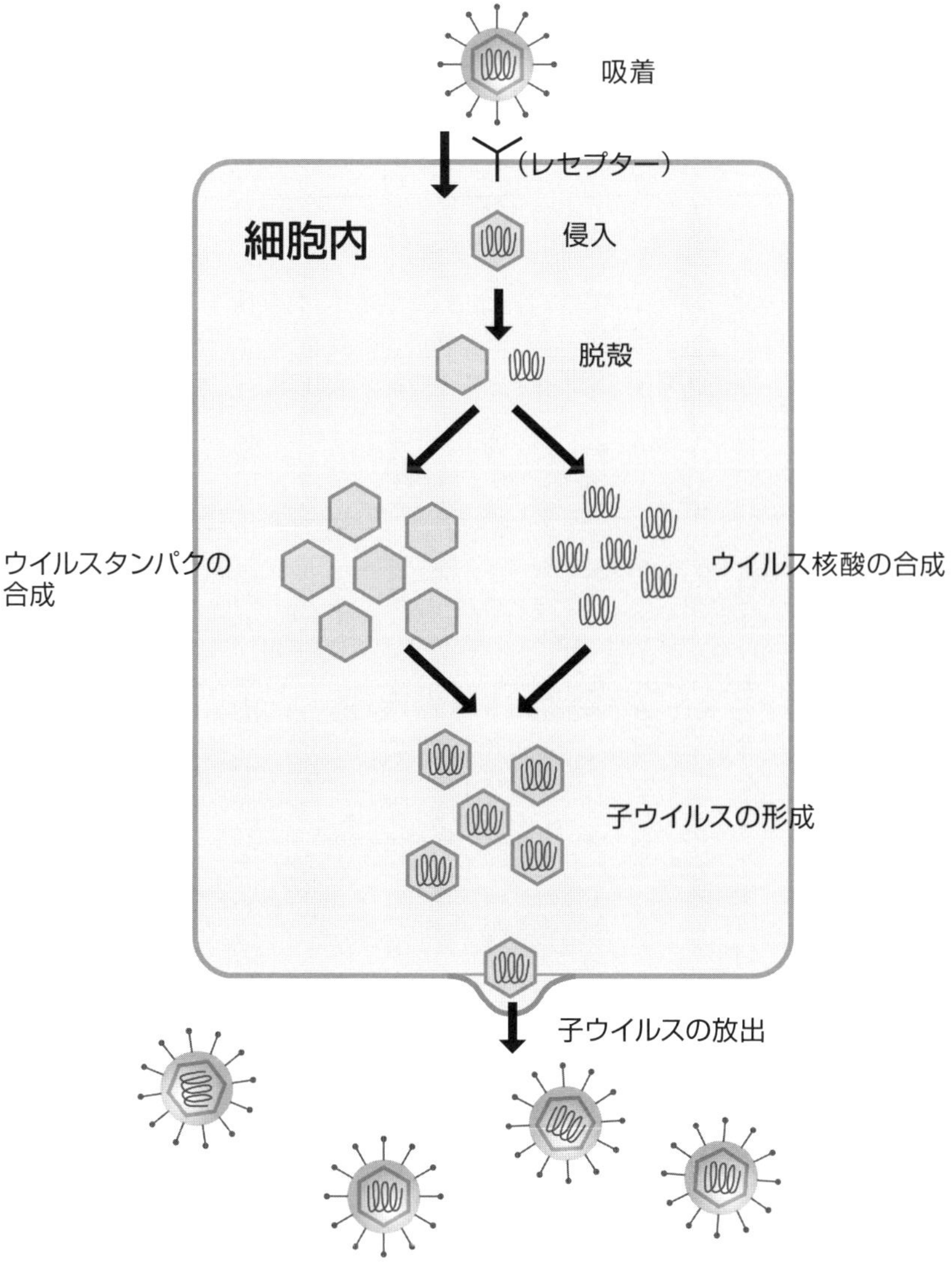

35 夏場に食中毒が多い理由

▼夏場は細菌が繁殖する絶好の環境

「梅雨の時期から夏にかけては食中毒に注意してください」と、ニュースなどで聞いたことはないでしょうか。実際に食中毒の事件数は6～9月ごろの夏場に多い傾向にあります。では、なぜ夏場に食中毒が起こりやすいのでしょうか。

食中毒を起こす原因物質はいくつかありますが、夏場によく起こる食中毒は細菌によるものです。細菌が増えるためには水や栄養素、温度などの環境条件が整っていることが重要であることは前述しました。食中毒の原因となる菌にとって、夏場の暑くて湿度が高い気候は最高の条件であり、菌の増殖が活発になります。

たとえば、台所に菌が1個ついた食品を1日置いておいたとしましょう。冬場であれば、気温は10℃以下と低いので菌はほとんど増えることができません。しかし、夏場の温度は35℃もあり、湿度も高い状態です。これは菌の増殖にとっては絶好の条件であり、次の日には1個の菌が何千にも何万にも増えてしまいます。

食品を冷蔵庫で保管したり、加熱するなどの処理をしていればよいのですが、そうでないと、おのずと夏場に食中毒が起こるリスクは高くなるわけです。

▼肉の取扱いには要注意

夏場の食中毒でもっとも多くの事件の要因となっている菌のひとつは、「カンピロバクター」と言われる属です。このカンピロバクターは鶏や牛などの腸にいる細菌で、肉に付着していたり、レバーの内部に存在していますそのため、肉がしっかり加熱されていないことで感染することもありますし、肉を調理している際に他の食材などに付着して感染するケースもあります。夏場に肉の調理をする際は気をつけてください。

しかし食中毒は、夏場だけ気をつければいいわけではありません。冬場、11月ごろから3月ごろにかけて多く発生するノロウイルスによる食中毒や、2018年4～5月ごろ、多くの患者を出して話題になった、アニサキスのような寄生虫が原因の食中毒についても注意が必要です。

2017〜2019年の食中毒事件数(月別)

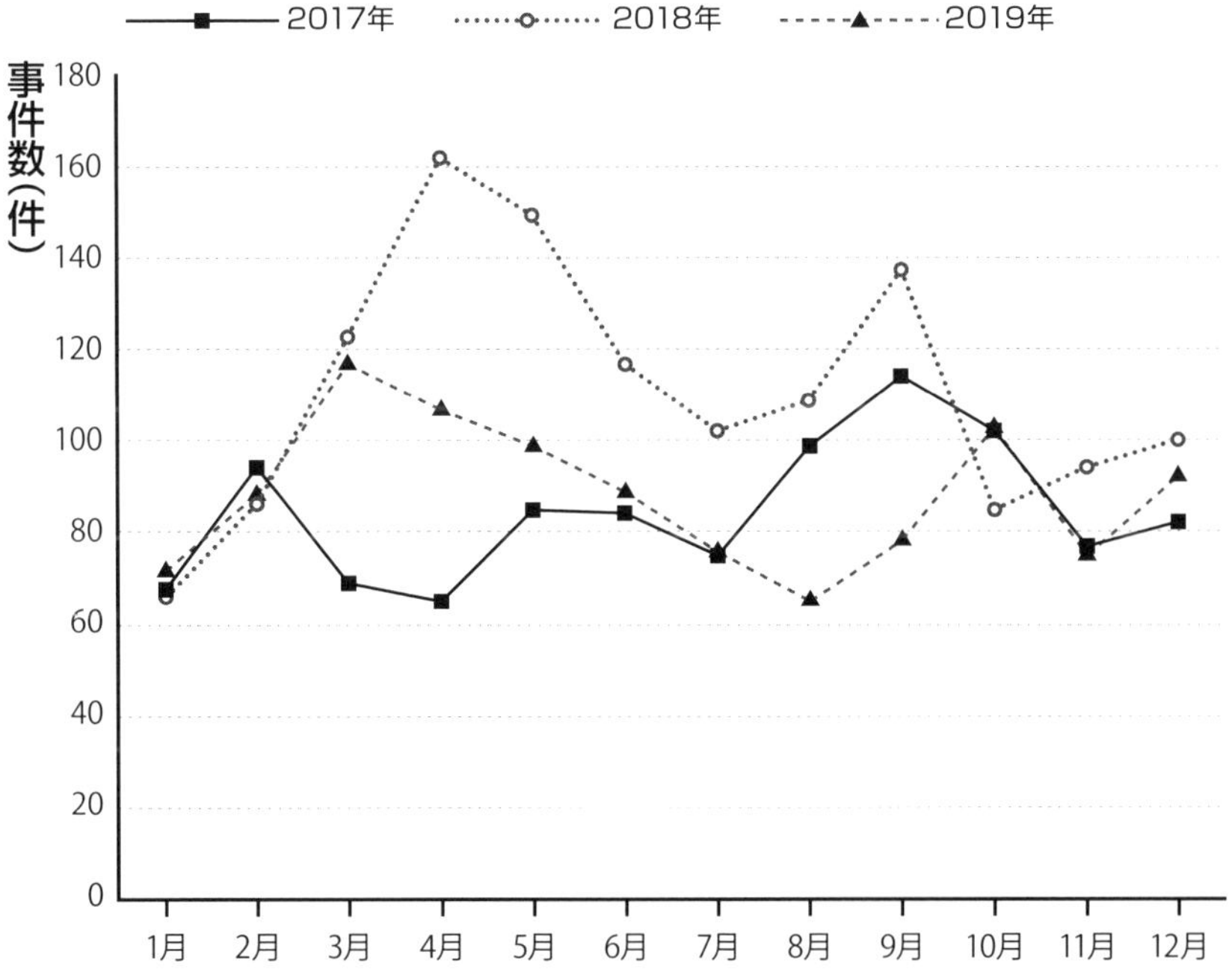

参考文献:食中毒統計(厚生労働省)

●主な食中毒菌

食中毒菌	分布	感染源	症状
カンピロバクター	鶏や牛などの腸管	鶏肉	腹痛・下痢・嘔吐
サルモネラ属菌	鶏や牛などの腸管	食肉・卵・牛乳	腹痛・下痢・嘔吐
腸炎ビブリオ	海水中	近海産の魚介類	腹痛・下痢・嘔吐
病原大腸菌	動物の腸管	生肉(牛肉)	腹痛・下痢・嘔吐 病原性が強いO157などは毒素により、敗血症を発症

36 菌とウイルスを防ぐ方法は？

▼菌やウイルスの感染経路

ヒトに害を与える菌やウイルスはたくさん存在します。

しかし、菌やウイルスは目に見えません。見えるものであれば、私たちは気をつけて身を守ることができますが、目に見えない菌やウイルスから身を守るためには、どんな対策をとればいいのでしょうか。

まずは菌やウイルスが、どういう経路をたどってヒトに悪さをするのかを考えてみましょう。

たとえば、新型コロナウイルスやインフルエンザウイルスは、咳やくしゃみをしたときに飛散し、それを近くにいた別の人が吸い込んでしまうと感染します。また食品が有害な菌に汚染されていたとすると、その食品を食べることによって食中毒を起こします。さらに、手に傷のある人が、肝炎ウイルスに感染した人の傷の手当てをしたら、血液を介してウイルスに感染してしまいます。

このように、菌やウイルスがヒトに悪さをするためにたどる経路は様々です。菌やウイルスの感染を防ぐためには、感染経路を断つことが必要です。そのためにどういう手段があるでしょうか。同じ例で紹介しましょう。

▼見えない菌から身を守るには

新型コロナウイルスやインフルエンザウイルスによる感染を防ぐためには、マスクをするのが最善の策です。さらに、手洗いやうがいを励行するのもリスクを下げるためには効果的です。食中毒を防ぐためには、まず食品に菌をつけないことが重要です。そのためには、しっかりと手指消毒をした上で調理することが大切です。また、調理時には手袋をする、食品をしっかり加熱して菌を殺してしまうという策もあります。肝炎ウイルスの例では、ウイルスに感染しているかどうかはわからないことのほうが多いので、他人の傷口の手当てをする場合には、ゴム手袋をして処置をするべきです。

目に見えなくても、菌やウイルスは身の回りのいたるところに潜んでいます。そういうことを意識して、家庭や職場を一度、見回してみてください。菌やウイルスから身を守るために何をすればいいのか、おのずと見えてくるかもしれません。

感染経路を断てば菌やウイルス感染は防げる!

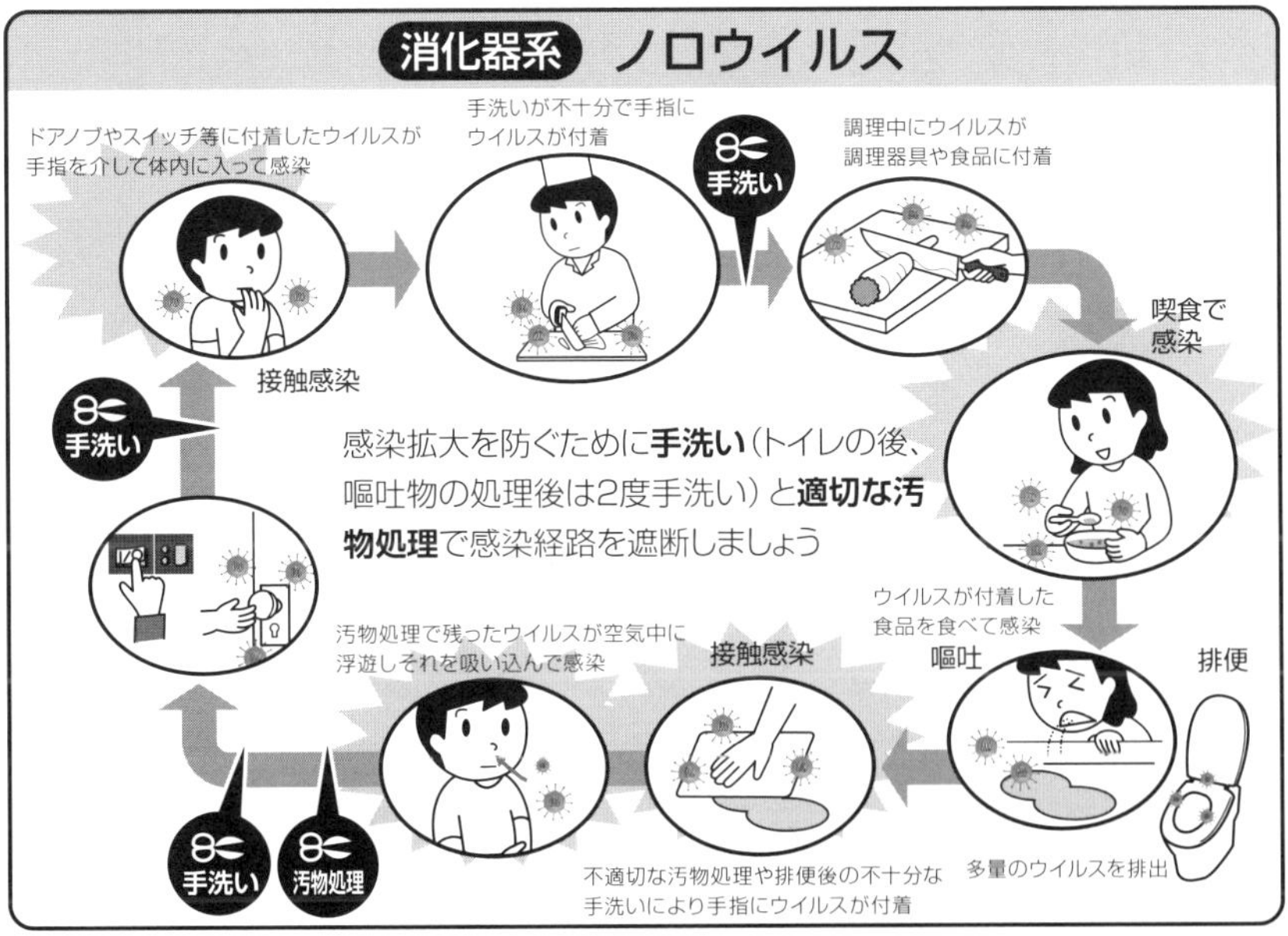
消化器系 ノロウイルス
ドアノブやスイッチ等に付着したウイルスが手指を介して体内に入って感染
手洗いが不十分で手指にウイルスが付着
手洗い
調理中にウイルスが調理器具や食品に付着
喫食で感染
接触感染
手洗い
感染拡大を防ぐために手洗い(トイレの後、嘔吐物の処理後は2度手洗い)と適切な汚物処理で感染経路を遮断しましょう
ウイルスが付着した食品を食べて感染
嘔吐
排便
汚物処理で残ったウイルスが空気中に浮遊しそれを吸い込んで感染
接触感染
手洗い
汚物処理
不適切な汚物処理や排便後の不十分な手洗いにより手指にウイルスが付着
多量のウイルスを排出

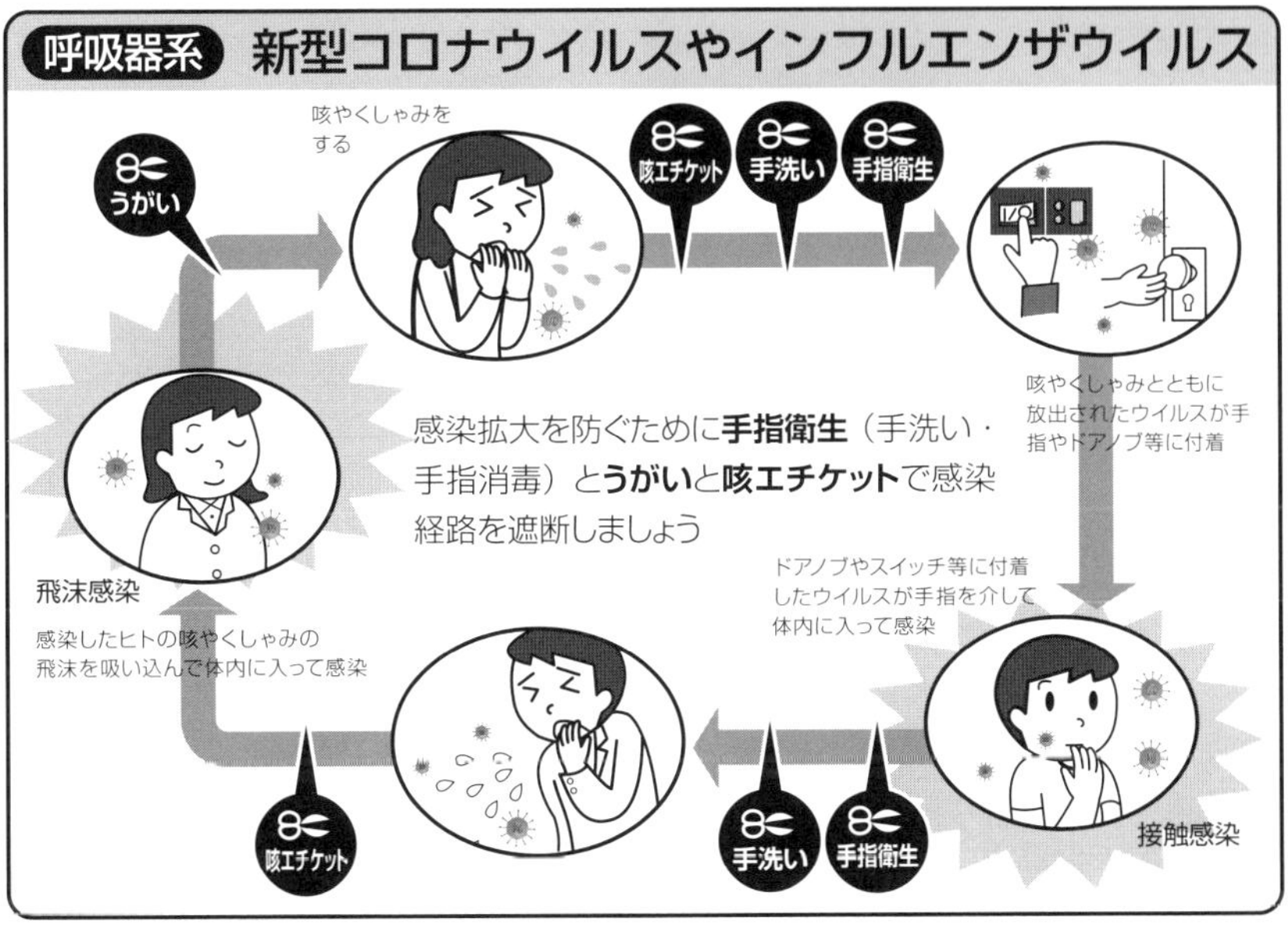
呼吸器系 新型コロナウイルスやインフルエンザウイルス
咳やくしゃみをする
うがい
咳エチケット
手洗い
手指衛生
咳やくしゃみとともに放出されたウイルスが手指やドアノブ等に付着
感染拡大を防ぐために手指衛生(手洗い・手指消毒)とうがいと咳エチケットで感染経路を遮断しましょう
飛沫感染
感染したヒトの咳やくしゃみの飛沫を吸い込んで体内に入って感染
ドアノブやスイッチ等に付着したウイルスが手指を介して体内に入って感染
咳エチケット
手洗い
手指衛生
接触感染

37 殺菌剤に負けない強い菌やウイルス

▼殺菌剤に強いボツリヌス菌

ひと口に菌と言っても、本当にいろいろなタイプがあります。ウイルスも同様です。ここでは、殺菌剤に負けない強い菌やウイルスを紹介しましょう。

細菌の中で芽胞《がほう》（胞子）と呼ばれるヨロイのようなものを形成する菌があります。芽胞を形成するのは、「バチルス属」「クロストリジウム属」という種類に属する菌で、「セレウス菌」や「ボツリヌス菌」などが代表として挙げられます。通常、一般的な細菌は、栄養素がなくなると死んでしまいます。しかし、これらの菌は栄養素がなくなると、芽胞を形成します。芽胞の状態では菌が増えることはなく、休眠状態なのですが、新たに栄養素を与えるともとの状態に戻り、再び増えはじめます。

この芽胞の状態は殺菌剤や熱に対して非常に抵抗力が強く、消毒用エタノールなどではまったく効果がありません。芽胞を殺すためには、過酢酸やグルタルアルデヒドといった強力な殺菌剤のみが有効です。したがって、一般的に「滅菌」というのは、もっとも殺菌剤に強いこの芽胞を殺すことを言います。

その他にも、抗酸菌（マイコバクテリウム属）という種類の細菌がいます。抗酸菌の代表でよく知られているのが「結核菌」です。これらの菌は細胞の回りにロウのような脂質を持っていて、殺菌剤に対する抵抗力がありあます。消毒用エタノールなどは効果がありますが、塩化ベンザルコニウムやクロルヘキシジンといった一部の殺菌剤はほとんど効果がありません。

▼膜のあるウイルスは殺菌剤に弱い

ウイルスの殺菌剤への抵抗性は、ウイルスの構造に大きく関わっています。ウイルスは「カプシド」というタンパク質の殻の回りに、「エンベロープ」という脂質性の膜のあるものとないものがあることは前述しました。

このエンベロープは殺菌剤によって簡単に壊されてしまうため、エンベロープをまとっているウイルスは殺菌剤に対する抵抗力が弱いのです。一方で、エンベロープをまとっておらずカプシドが露出しているウイルスは、殺菌剤に対する抵抗力が強い傾向があります。

各微生物グループの殺菌剤・消毒剤に対する抵抗性

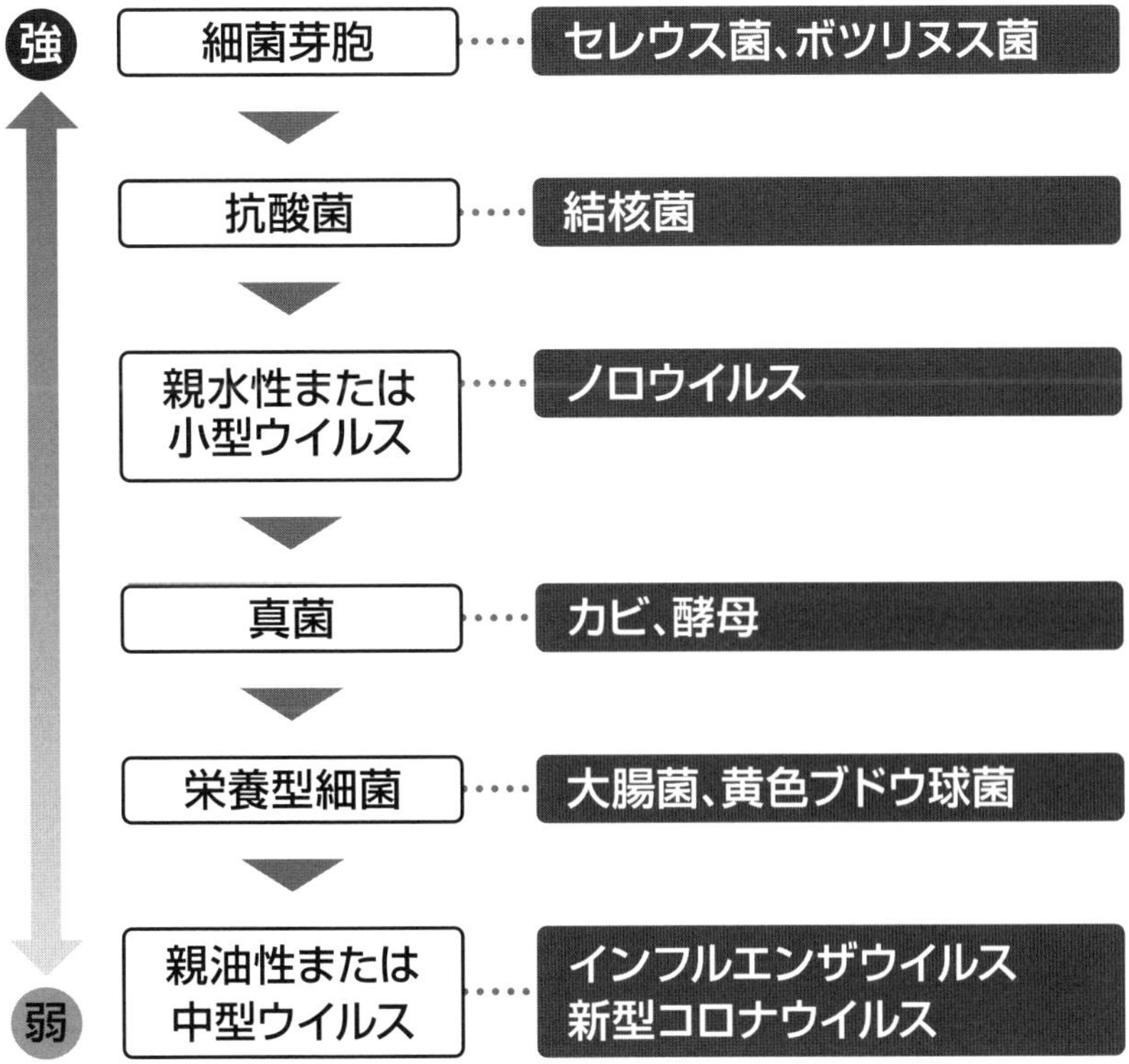

参考文献
Favero,M.S. and Bond,W.W., Disinfection, Sterilization, and Preservetion, 4th Ed.(1991)

COLUMN

ウイルスをやっつけることを何と言う?

■ウイルスをやっつけた状態は「不活化」

ウイルスは生き物と生き物でないものの微妙な境目で、どちらかと言えば生き物ではないという話を本章でしました。

すると、この生き物ではないウイルスをやっつけることを何と言えばいいのか、実に微妙です。

「殺菌」という言葉を使うのはおかしいですよね。生きていませんから「殺」と言うのはおかしい。また、「菌」ではなくウイルスですから、これまたおかしい。

そこで「不活化」という言葉を使います。ウイルスは自分では増えることができませんから、他の生物(これを宿主と呼びます)の細胞内に侵入して、その細胞を利用して増えます。この侵入することを「感染」と呼ぶわけですが、感染できる状態はウイルスにとって「活性」している状態です。つまり「不活化」とは、感染することができなくて、遺伝子を増やすことができない状態になっているということです。

ただ、「不活化」は一般的な言葉ではないので、「殺菌」や「不活化」をする場合には、ざっくりくくって「消毒」と言うこともあります。

■「不活化」はどうやって調べる?

「殺菌」できているかどうかを調べるときには、培地と呼ばれるものを使ってその細菌にとって増えやすい状況(栄養や温度、水分など)を作り出し、増えるかどうかを確認します。

では「不活化」はどう調べるのか? これは少々やっかいです。なぜならウイルスが増えるには宿主の細胞が必要です。そこでその細胞を作ることからスタートします。実験的に作られた細胞にウイルスを感染させてみて、増えるかどうかを見る。増えていなければ「不活化」された状態だと確認できるわけです。

これが常にできればいいのですが、むずかしい場合もあります。立体構造の細胞(三次元培養)を作らないと実験できないウイルスも存在し、代表例がノロウイルスです。

残念ながら立体構造の細胞を作る技術はまだ確立されておらず、ノロウイルスが「不活化」されたかどうかは確認できないのが現状です。この細胞培養技術の確立が待たれるところです。

5 章

食中毒・感染症とは何か？

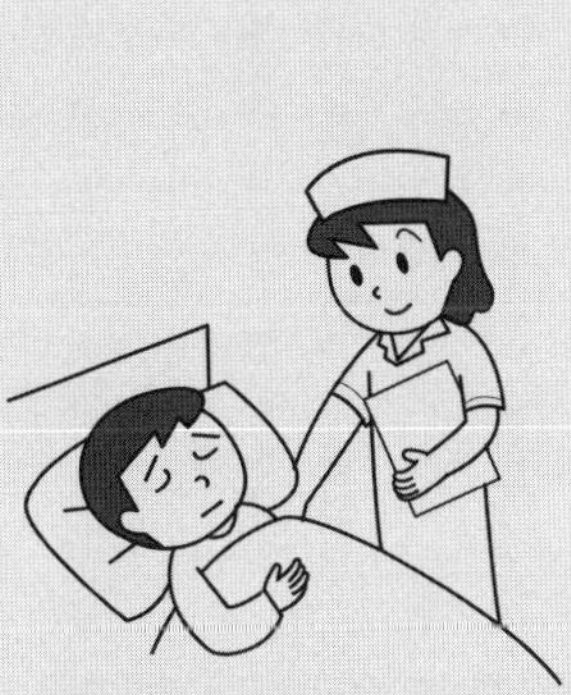

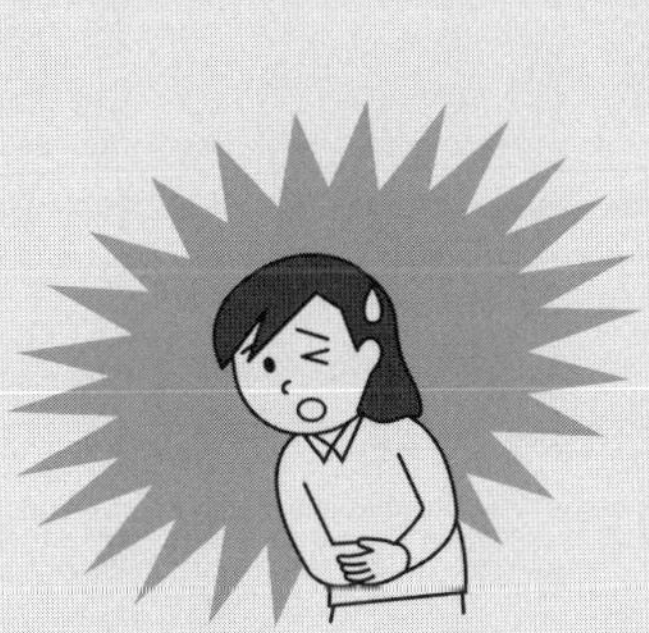

㊳食中毒・感染症とはどういうものなのか？

▼ノロウイルスは食中毒も感染症も引き起こす

細菌やウイルスについて見てきましたが、それらが引き起こす食中毒・感染症とはどういうものでしょうか。

食中毒とは、食べ物や飲み物が原因として起こる嘔吐、腹痛、下痢などの健康障害のことです。原因には、食品についている微生物（いわゆる食中毒菌やウイルスなど）もありますが、混入してしまった化学物質（たとえば農薬など）、自然毒（きのこなど）もあります。

感染症は、細菌やウイルスなどの病原体がヒトの体に入り込んで増え、咳、発熱、下痢などの症状が出ることを言います。人から人にうつるもの以外に、動物や昆虫から人にうつるもの、食べ物についた病原体が原因となるものなどがあります。

そういう意味では、食べ物についた病原体が原因の場合は感染症でもあり、食中毒でもあります。ただし感染症には、化学物質や自然毒はありません。

同じ微生物が食中毒の原因になったり、感染症の原因になることもあります。近年、問題視されているノロウイルスの場合、同じ現場で食中毒と感染症の両方を引き起こすことが知られています。

▼予防には原因を突き止めることが大切

こんなケースが実際に起こっています。ある高齢者施設で働く職員がお腹をこわしました。原因はどうも居酒屋で食べた生ガキのようです。ノロウイルスは二枚貝に蓄積していることがありますから、それを食べればノロウイルスによる食中毒になります。

この職員は、お腹をこわしながらも出勤して仕事をしていました。トイレの後の手洗いなどの対策が不十分であれば、職員の手にノロウイルスがついていても不思議ではありません。この人が、施設の高齢者を介護する際に、介護された高齢者の方の手にノロウイルスがうつれば、体内に入る可能性が高くなります。この場合、食べ物は関係なく、人から人へうつったわけですから感染症になります。

食中毒や感染症では、その原因となるものの道筋を追うことが、予防のためには大切になります。

食中毒と感染症のルート

食中毒ルート

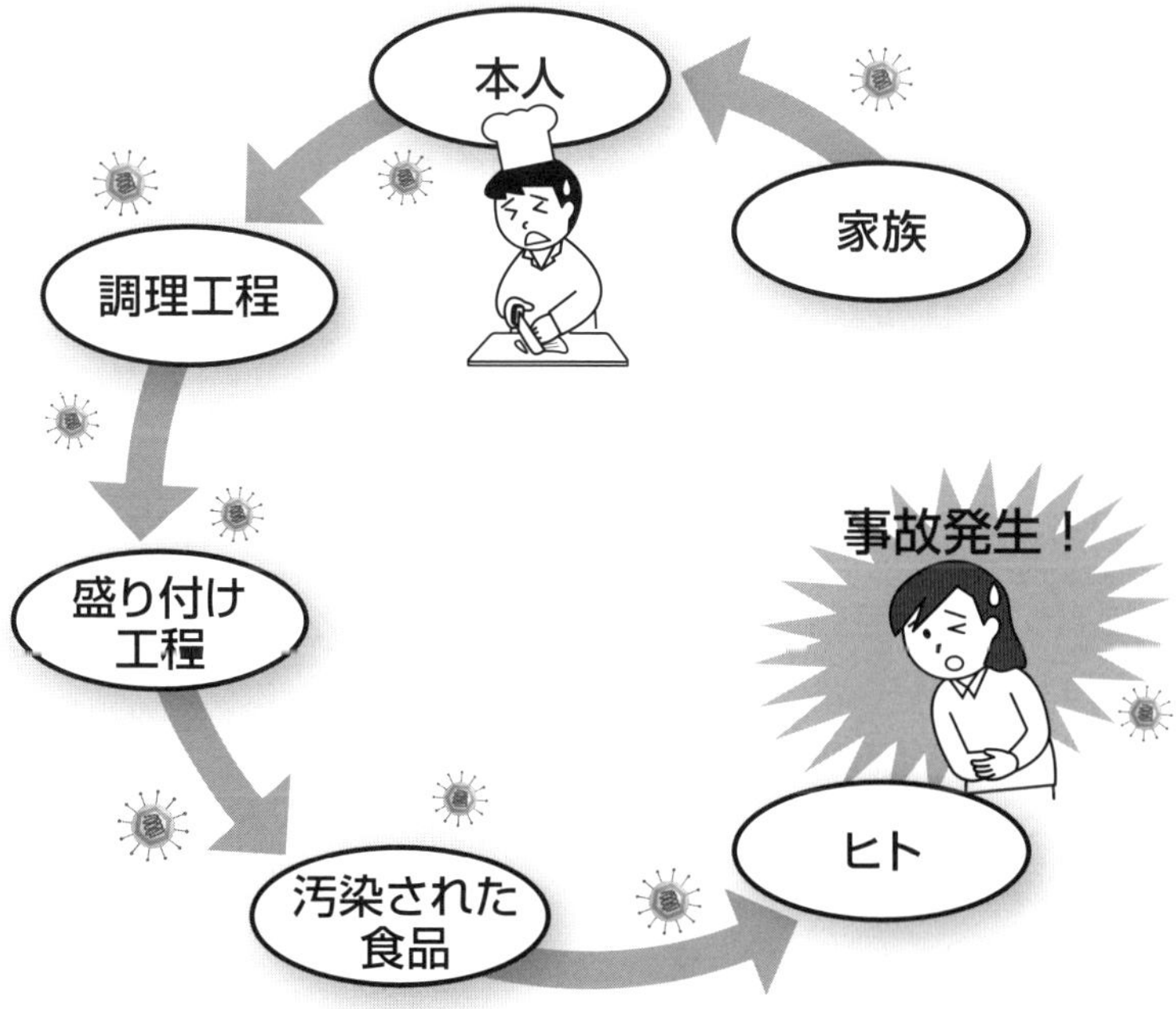

感染症ルート

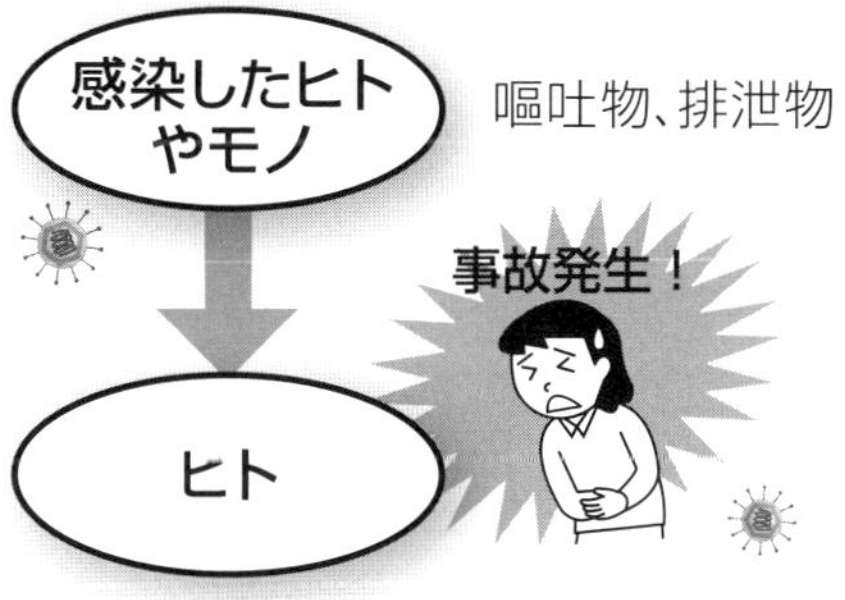

㊴加熱したのに食中毒になるのはなぜ?

食材は加熱すれば安全でしょうか。加熱することで食中毒事故は防げるのでしょうか。

たしかに加熱すれば、食中毒菌を死滅させることはできます。厳密に言えば死滅させる可能性を上げることができます。それは加熱しても死滅しにくい食中毒菌がいるからです。また食中毒菌そのものは死滅していても、産生した毒素が残っている場合もあります。その場合は、加熱してもやはり事故は起こります。

加熱することは有効な食中毒対策ですが、次のようなケースがあることを認識しておきましょう。

▼表面温度は上がっても中心温度が上がっていない場合

食材の表面が殺菌に十分な温度(85℃以上で1分間以上)条件を満たしていても、中心部分が同様の条件を満たしていないかもしれません。とくに厚みのある食材や、内部に空気を抱え込んでいるような食品は、思う以上に温度は上がっていません。

▼細菌は死滅しても毒素が残っている場合

細菌は死滅しても、産生した毒素が残っている場合があります。たとえば、2日目のカレーです。鍋の底にウェルシュ菌という食中毒菌が存在し、再加熱によって菌は死滅しても、すでに産生された毒素は残っています。

▼加熱調理後に二次汚染を受けた場合

加熱調理済みの段階では無菌になっていても、その後に菌による汚染を受けることがあります。人の手や調理器具、生の食材、飛散した水や空気などがその原因です。これを二次汚染と呼びます。加熱調理済みの食品の取扱いは、より慎重に行なう必要があるわけです。

▼加熱調理後の温度管理に不備があった場合

加熱調理によって細菌数を低く抑えたとしても、無菌になっていないことがあります。速やかに食べたり、冷蔵庫などで冷蔵されていれば問題ないのですが、常温で放置するなど、不適切な温度管理によって残った細菌が増えることがあります。

このように、加熱は完全な対策ではありません。食品を扱う作業全体で衛生管理を行なうことが大切です。

加熱調理済み食品にもリスクが!

十分に加熱する!

中心まで本当に温度が上がっていたかどうか?

再加熱しても毒素は残る!

細菌は死滅しても、産生された毒素は残る!

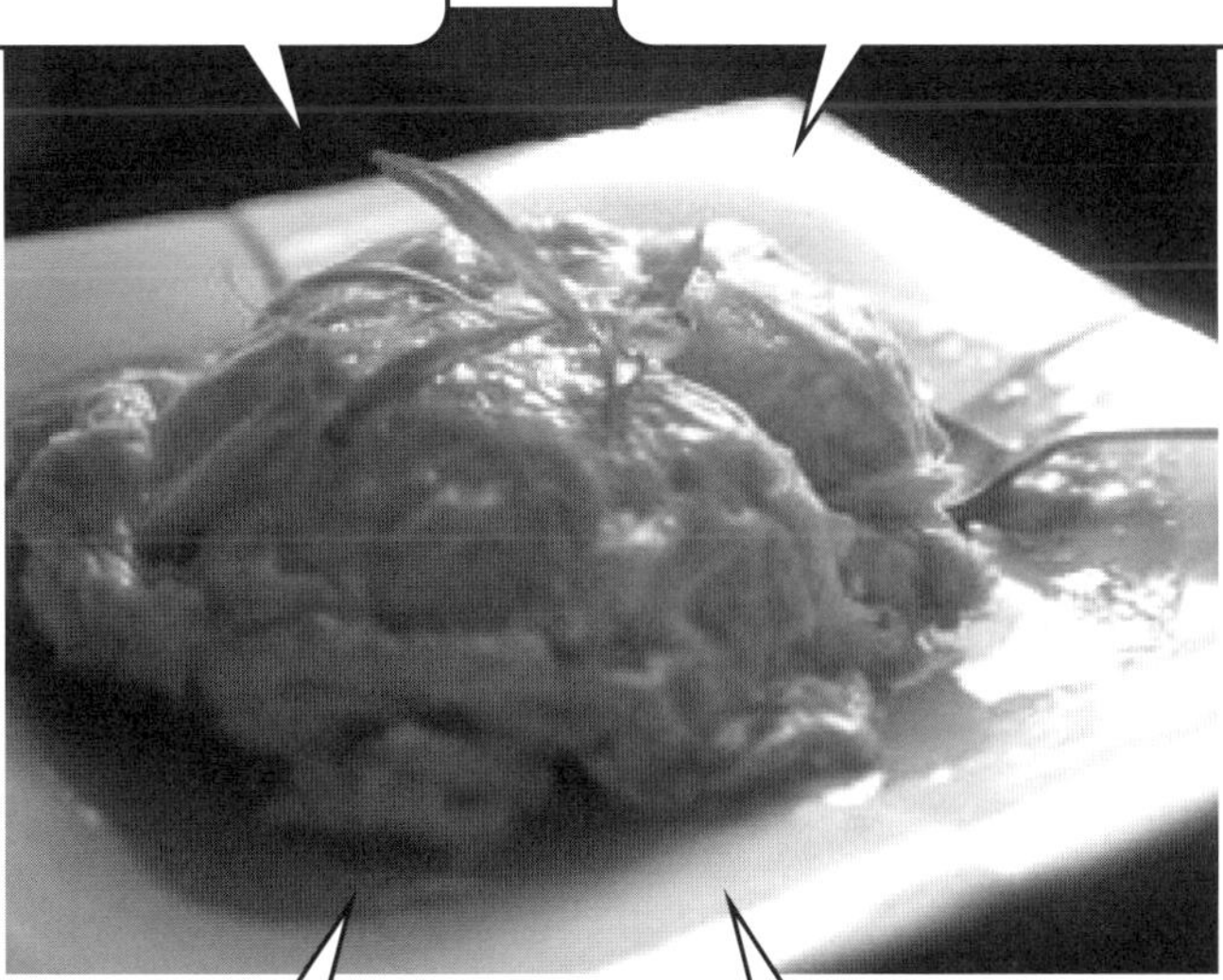

調理後に二次汚染を受けているかも?

調理後の取扱いが大切!

調理後の温度管理は適切だったか?

調理後の温度管理が大切!

㊵知っておきたい食中毒予防の対策

食中毒を予防するには、食品を扱う作業全体で衛生管理を行なうことが大切です。

では食中毒を予防するために、どのような対策をとればいいのかと言えば、いたってシンプルで、食べ物に「菌をつけない」、食べ物についた「菌を増やさない」、食べ物や手指、調理器具などについた「菌をやっつける」というつのことが原則です。

▼菌をつけない……手には食中毒菌やウイルスがついている可能性があります。そのため調理前はもちろんのこと、生の食材（肉、魚など）を触った後、トイレに行った後、食事の前にはしっかり手を洗うことが重要です。

また生の肉などを調理した包丁やまな板などの調理器具で、加熱せず生で食べる野菜などの調理をすることで食中毒を引き起こす怖れがあります。調理器具はそのつど洗浄・消毒するか、加熱しないで食べる食材を先に調理するように心がけてください。

そして、何よりも嘔吐などの症状がある人は、食中毒を起こしている可能性があるので、新たな汚染を防ぐために調理作業は避けるべきです。

▼菌を増やさない……食中毒菌の多くは30～40℃くらいで、湿度が高い環境下においてもっとも増殖が活発になります。しかし低温では増殖が遅くなり、マイナス15℃以下になると増殖しなくなります。ですから食べ物に付着した菌を増やさないためには、低温で保存することが重要です。肉や魚などの生鮮食品は購入後、できるだけ早く冷蔵庫に入れ、なるべく早く食べることです。

しかし、ウイルスは食中毒菌と異なり、食品中では増えません。そのため冷蔵庫に入れても、ノロウイルスなどによる食中毒は防げないので注意してください。

▼菌をやっつける……多くの食中毒菌やウイルスは、食材を加熱することによって死滅させることができます。食材の中心部分までしっかり加熱することが重要です。また、調理器具やふきんなどは洗剤で洗って汚れを落とした後で消毒してください。消毒方法としては、熱湯消毒に加え、塩素系やアルコールなどの消毒剤を用いるとよいでしょう。

食中毒対策の基本

菌をつけない

- 手指衛生の徹底
- 調理器具・機器、ふきんなどの洗浄・除菌
- 手袋着用、調理器具の使い分け

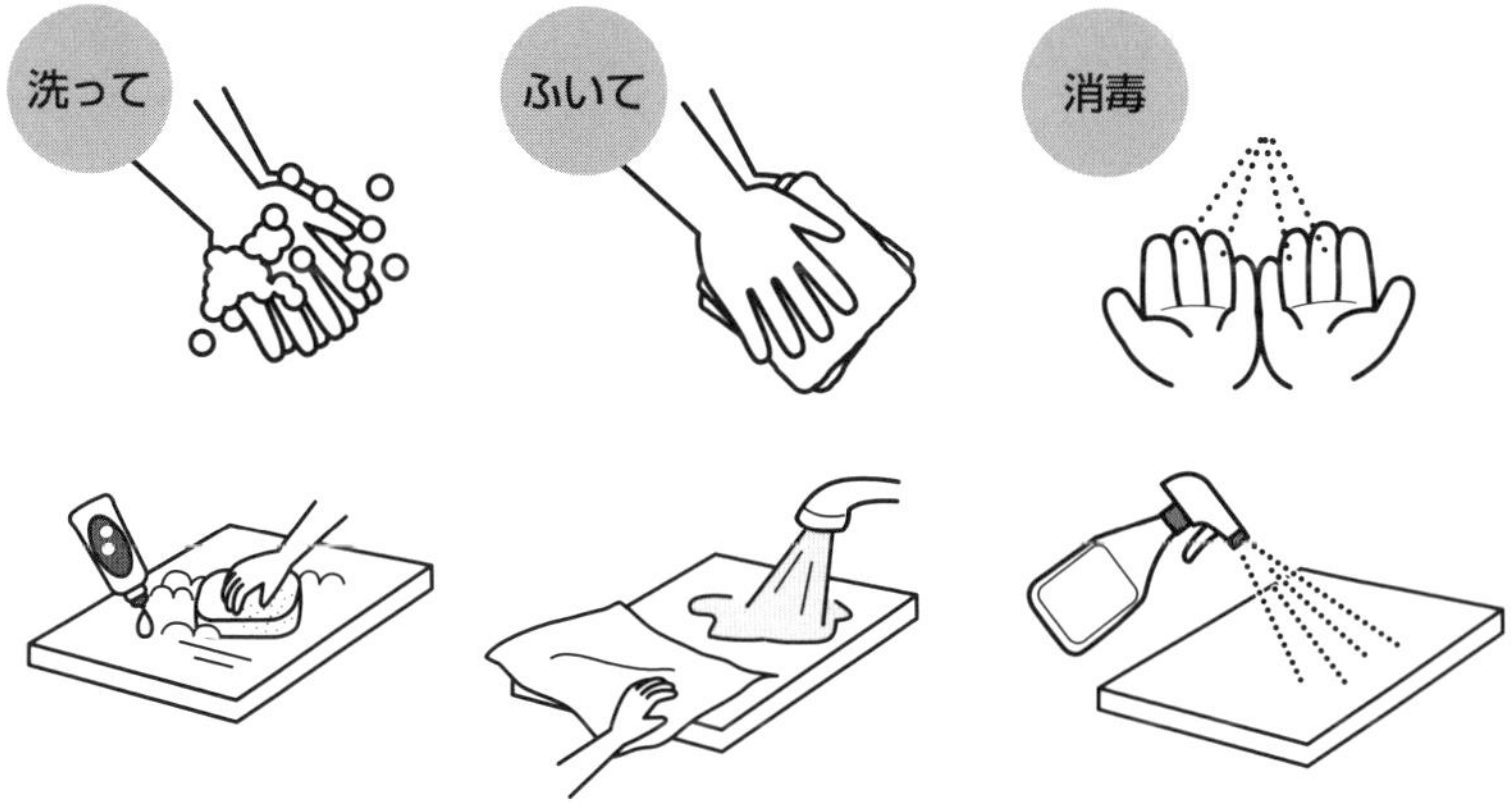

菌を増やさない

- 低温保管・冷蔵保管
- 作ったらすぐ食べる

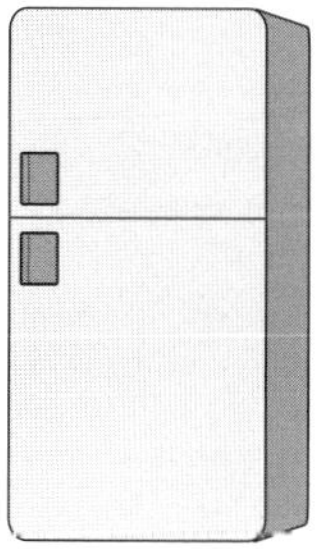

菌をやっつける

- 加熱する
- 冷凍する

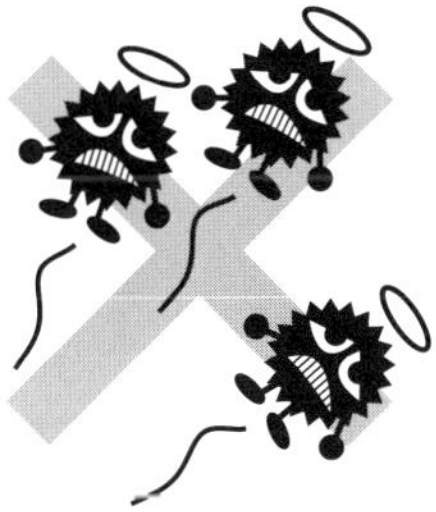

㊶テイクアウトのお弁当はここに注意！

▼テイクアウトが急激に普及した

２０２０年のコロナ禍では、飲食店の営業自粛が大きな社会問題となりました。店内で喫食ができない、もしくは敬遠されることで、多くの飲食店ではテイクアウトでお弁当や総菜を販売するようになりました。

しかし､テイクアウトには注意すべきことがあります。店内で食べるのであれば、調理してすぐに食べるのでタイムラグはほとんどありません。しかし、テイクアウトの場合は、いつ食べるのかわかりません。

本来、飲食店で提供されるものは2時間以内に喫食されることが基本です。飲食店としては、すぐに食べてもらうようにアナウンスをすることが重要です。

また、アレルギーの問題もありますから、表示できるものは必ず表示すべきです。心配なことがあれば、まずは地域の保健所に問い合わせ、表示については消費者庁のホームページなどを見ることも大事です。

▼日持ちするお弁当は何が違うのか？

お弁当と言えば、多くの人が利用しているのがコンビニですが、コンビニのお弁当は作られてから2時間以内に食べられているわけではありませんよね。

しかし、コンビニのお弁当と飲食店で提供されるテイクアウトのお弁当では、明確な違いがひとつあります。それは調理工程に「一時的に冷やす」工程があるかないかです。

食品でもっとも危険なことのひとつは、食中毒菌が増える温度帯に長く置いておくことです。食中毒菌が増えやすい温度帯は10～45℃。この温度帯に長時間お弁当を置いておくことが、とても怖いのです。

コンビニで販売されているお弁当は、この温度帯を避けるために、加熱調理して80～１００℃になっている食材を急速に冷却し、速やかに危険温度帯を通過させて、10℃以下の状態に持っていきます。

盛り付けと包装は低い温度帯で管理された部屋で行ない、さらに温度管理されたトラックで配送されます。

コンビニがこれだけ普及してきたのは、この温度管理された物流システムに支えられているからですね。

コンビニのお弁当は加熱して一度冷やしている!

コンビニのおにぎりの例

下処理 → 具材を洗浄したり、カットして下処理される

▼

加熱工程 → 具材を焼いたり、ご飯を炊いたりして加熱される（ここで概ね菌は死ぬ！）

▼

一時冷却工程 → いったん冷やすことで、加熱後に付着した菌や残った菌も増えることがない

▼

仕掛かり品の保管 → 冷蔵庫で保管される（ここでは菌は増えない）

▼

二次処理 盛り付け → 盛り付け、成型される（冷却されているので、菌がもし付着しても増えにくい）

▼

包装 出荷 → 適切に温度管理された状態で出荷され、流通される

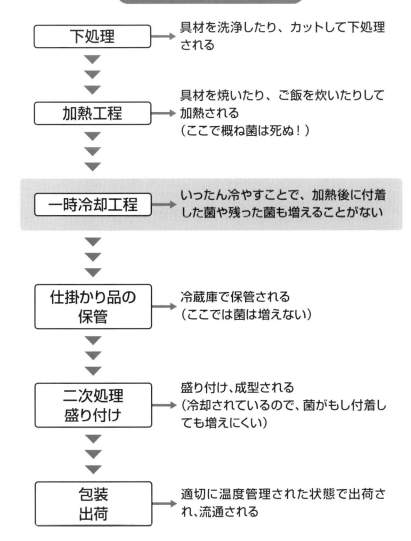

42 日和見感染とは何か？

▼免疫力の低下で発症する

日和見《ひよりみ》感染という言葉があります。これは健常者であれば問題にならないようなレベルでも、抵抗力が低下している状態など健常でない場合には、感染症になってしまうというものです。病院や高齢者施設において、この日和見感染は多く見られます。免疫を抑制する治療（ステロイド剤の投与など）や抗生物質の多用による耐性菌の出現とも関連が深いと言われています。

たとえば「セラチア菌」という細菌がいます。これは自然界に普通に存在している細菌です。手洗い場などの水回りを検査すると見つかることも珍しくありません。

この細菌自体が原因で、重篤な健康被害を引き起こすことは普通ありません。しかし、手術の後や重い疾患などが原因で感染防御能力が低下した際には問題になります。とくにセラチア菌が血液、腹水、髄液などから見つかる場合です。そのような場合には、セラチア菌が産生するエンドトキシンという毒素により血圧が急激に下がり（ショック状態）、その結果、腎臓や肝臓の機能に障害が起こり、「多臓器不全」という状態に陥ると、死亡する危険性が高くなります。病院のシーツなどを介して感染が起こったとされる事例も報告されています。

▼手指消毒が有効な対策

また、疲労が蓄積した場合に罹る病気としてヘルペスがあります。これは「ヘルペスウイルス」というウイルスが原因です。普段は身体の中に潜んでじっとしていますが、風邪をひいたり、疲れがたまって体力が衰えると、「帯状疱疹」という症状を発症します。これも日和見感染の一種です。

日和見感染に対処する方法としては、ヒト側の問題が多いため、免疫力を高めるなどの対策が必要です。しかし免疫抑制の治療中など、致し方ない場合もあります。

そういうときこそ、基本的な感染症対策が重要です。他の人とくに手指消毒は簡単にできて有効な対策です。他の人との接触時や、不特定多数の人が触るようなものを触った後などには、必ずアルコール製剤などの手指消毒剤で手指を消毒しましょう。

日和見感染とは?

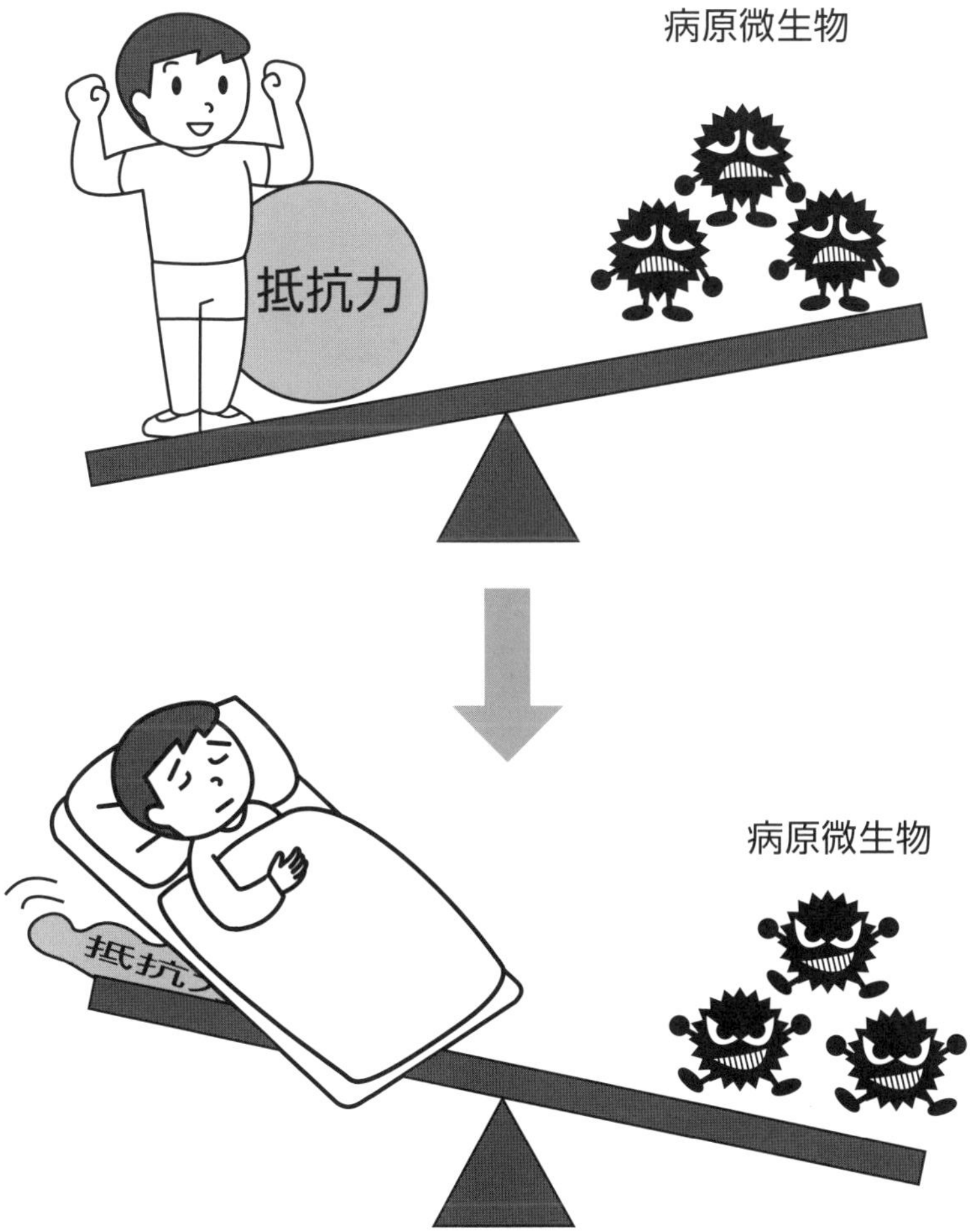

健常者では問題にならないことでも、抵抗力が低下すると問題になることがある!

43 院内感染とは?

▼病院は危険な場所?

　病気を治療するための場所である病院で感染症に罹ってしまう。そんなことがあるのでしょうか。

　病院には、普通の生活環境とは異なる点がたくさんあります。まず多くの病原体、あるいはその病原体を持った人がたくさん集まります。また抗生物質などを多用することから、薬剤に耐性を持って薬剤が効きにくくなっている、薬剤耐性菌が多く存在する環境でもあります。

　一方、治療の一環として免疫を抑制されている患者も多く、感染しやすい人が多いとも言えます。また外科手術そのものも、感染の危険性を伴った行為です。

　このように病院、医療機関は感染の危険性が高い場所であり、そこで起こる感染症を「院内感染」と呼んでいます。

▼専門職が連携する「感染制御チーム」

　院内感染は怖いものであり、院内感染による事故がたびたび起こっていますが、昨今の病院では様々な知見をもとに対策方法が研究されています。そのポイントとなるのが感染制御チーム（Infection Control Team）の設置です。病院には医師以外に多くの専門職の人たちが働いています。患者はそれらの人たちに総合的にケアされており、専門職どうしの連携が非常に重要になっています。これは院内感染対策においても同じであり、医師・看護師・薬剤師・臨床検査技師などが連携して、感染制御チームを結成することが普及してきました。

　感染予防のためには、感染ルートの特定が大切です。「どのような経路で感染が起こったのか」「拡大を防ぐためにはどこに手を打たなくてはならないのか」がわからなければ、事故はどんどん広がります。場合によっては特定の患者を隔離する必要があるかもしれません。

　院内感染は病院という環境全体で防ぐことが求められる問題なのです。そして患者だけでなく、お見舞いなどで病院を訪れる人も関係者のひとりです。外から感染源を持ち込む怖れもあります。院内感染予防の役割を担う一員として、適切な消毒や健康管理を行なうことは、社会生活を営む上での義務なのです。

感染制御チームとは?

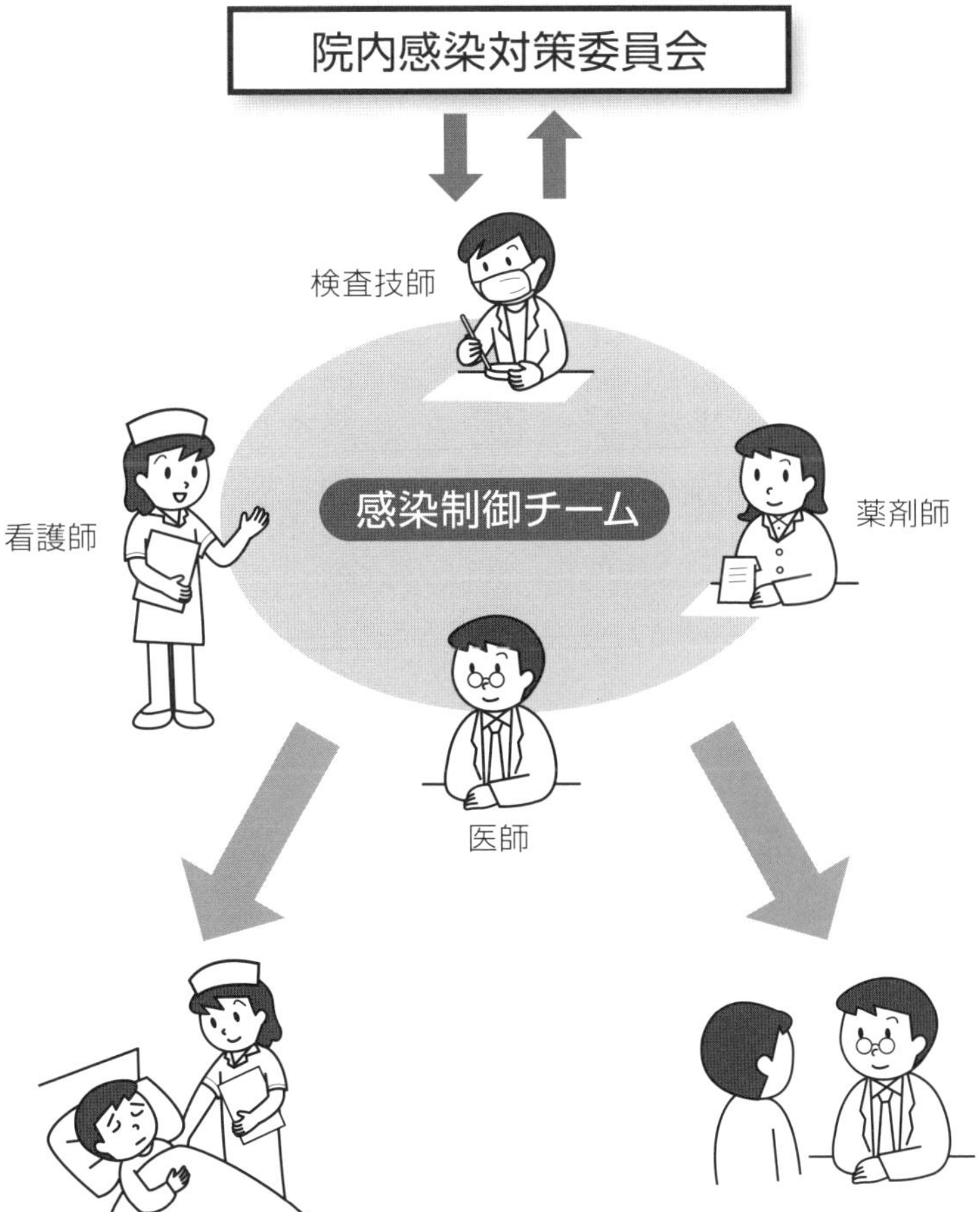

・感染症患者の発生状況などの点検
・各種の予防策の実施状況やその効果等を定期的に評価し、臨床現場に適切な支援を行なう

・抗菌薬の使用状況を把握し、必要に応じて指導を行なう

感染制御チームによる定期的な病棟ラウンド
・可能な限り1週間に1度以上の頻度
・感染制御チームのうち、少なくとも2名以上の参加が望ましい

COLUMN

人獣共通感染症はなぜ増えたのか？

■人獣共通感染症とは何か

「人獣共通感染症」とは読んで字のごとく、人間と獣（動物、鳥類、爬虫類なども含む）が感染する共通の感染症です。英語ではzoonosis（ズーノーシス）と表現します。これはギリシャ語のzoon（動物）とnosos（病気）に由来し、「動物からヒトにうつる病気」という意味で用いられています。

人獣共通感染症の病原体には、「細菌」や「真菌」「ウイルス」「原虫」、狂牛病あるいはクロイツフェルトヤコブ病の原因である「プリオンタンパク質」も含まれます。

この人獣共通感染症については、年々その感染のリスクが高まってきていると言われています。それは近年、環境破壊が進んだり、多くの種類の動物をペットとして飼うようになってきていることなどに起因しています。つまり、これまで人間があまり接触したことのない動物と触れ合う機会が増えたのです。

すると当然、動物が保有していて人間にも感染しうる病原体に触れる機会も増えることになります。さらに、その病原体がこれまで人間が感染したことのないものだった場合はどうでしょう。人間にはその病原体に対する免疫がなく、重篤な症状を起こす可能性があるほか、場合によっては人から人へ二次感染し、大流行を起こしてしまう危険性すらあるのです。

■きわめて致死率の高い感染症

記憶に新しいところでは、2009年に起こったインフルエンザの大流行は、このケースに当てはまります。人間と鳥のインフルエンザウイルスに感染しうる豚の中でウイルス遺伝子がかけ合わさり、新しいタイプのウイルスが誕生しました。これが豚から人間に感染し、さらには人間から人間に感染し、大流行が起こったのです。新型コロナウイルスも詳細はまだわかりませんが、同様のケースの可能性が高いようです。

人獣共通感染症の中には、非常に危険性の高い感染症も多くあります。近年、ニュースでもよく報道されている、致死率の高いエボラ出血熱や、人獣共通感染症が注目されるきっかけになったと言われているマールブルグ病などがその例です。人獣共通感染症の原因病原体はどこに潜んでいるかわからず、これらの病原体の感染を予防することはきわめてむずかしい状態です。人獣共通感染症は本当に厄介な感染症と言えるでしょう。

6章

菌やウイルスが広がるプロセス

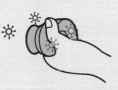

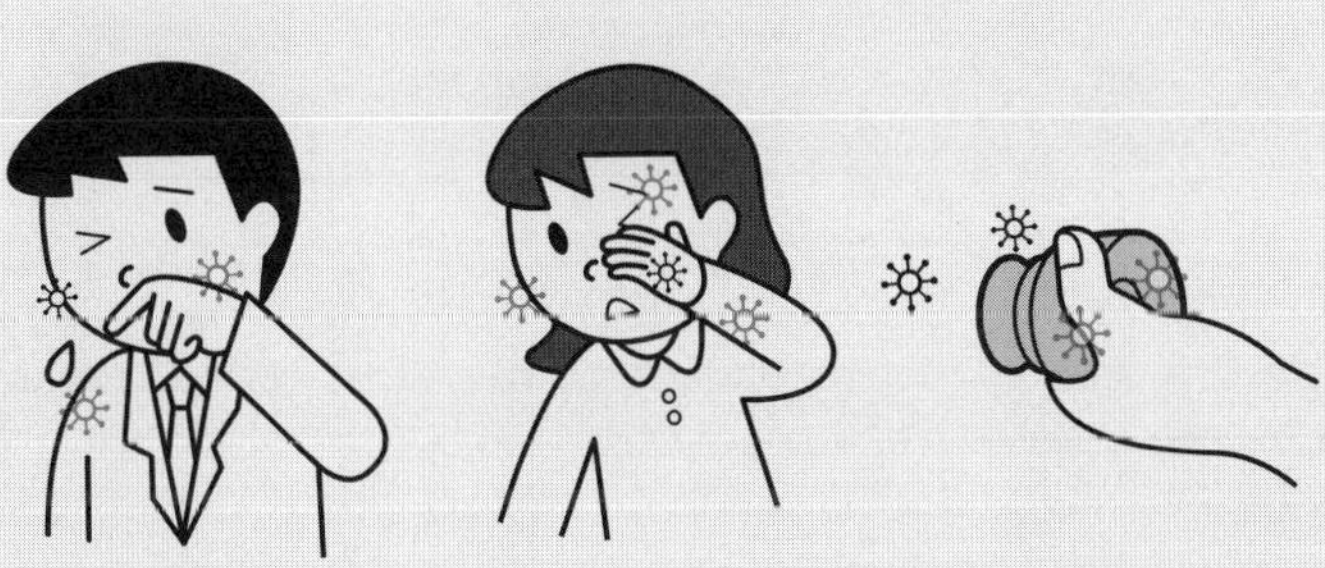

44 ノロウイルスの事件は3回続く

▼集団感染を引き起こすノロウイルス

日本における食中毒統計では、ノロウイルスによる食中毒事件数はここ数年、カンピロバクターに次いで2位です。しかし患者数を見てみると、ノロウイルスが断然の1位なのです。これはどういうことかと言うと、1回の事件で感染する患者数がとても多いということなのです。

では、なぜそれほど患者数が多いのでしょうか。ノロウイルスは、10個くらいでも人が摂取すると感染してしまうことがあるくらい、非常に感染力の強いウイルスです。また乾燥にも強く、環境表面（ドアノブ、テーブル、床、便座など）に付着したウイルスは、約3週間近く生存し続けると言われています。

こうした特徴が、集団感染をもたらす要因です。以下に、ひとつ事例を紹介しましょう。

▼事例：ノロウイルスによる胃腸炎の集団発生事件

1999年の11月28日～12月3日にかけて、アメリカ・ウィスコンシン州の共用トイレのある学生寮の同じ階で、大学生7名が嘔吐・下痢症状を示す。

同階に住む36名に検便を行なったところ、19名が症例定義に合致し、4群に分けられた。まず1名は28日午後7時～29日午前6時半の間に複数の下痢と嘔吐の既往症があった。12名は30日昼～1日昼にかけて発病しており、二次感染と考えられた。三次感染例は1日昼～2日昼にかけて5名が発病し、残る1名は3日早朝に発病している。

この事件は共用トイレの消毒が不十分だったこと、さらには嘔吐物の飛沫によって、二次および三次感染が起こったケースです。

多くの人が共用する施設では、一度の事件で多くの人が感染してしまうことが多く、消毒が不十分だとそのウイルスが原因で新たに二次的、三次的な感染につながることもあります。

「ノロウイルスの事件は3回続く」ことを念頭において、ノロウイルス事件が起こった際には、現場全体の大掃除的な洗浄・消毒を実施することが重要です。

ノロウイルスの感染集団発生の推移

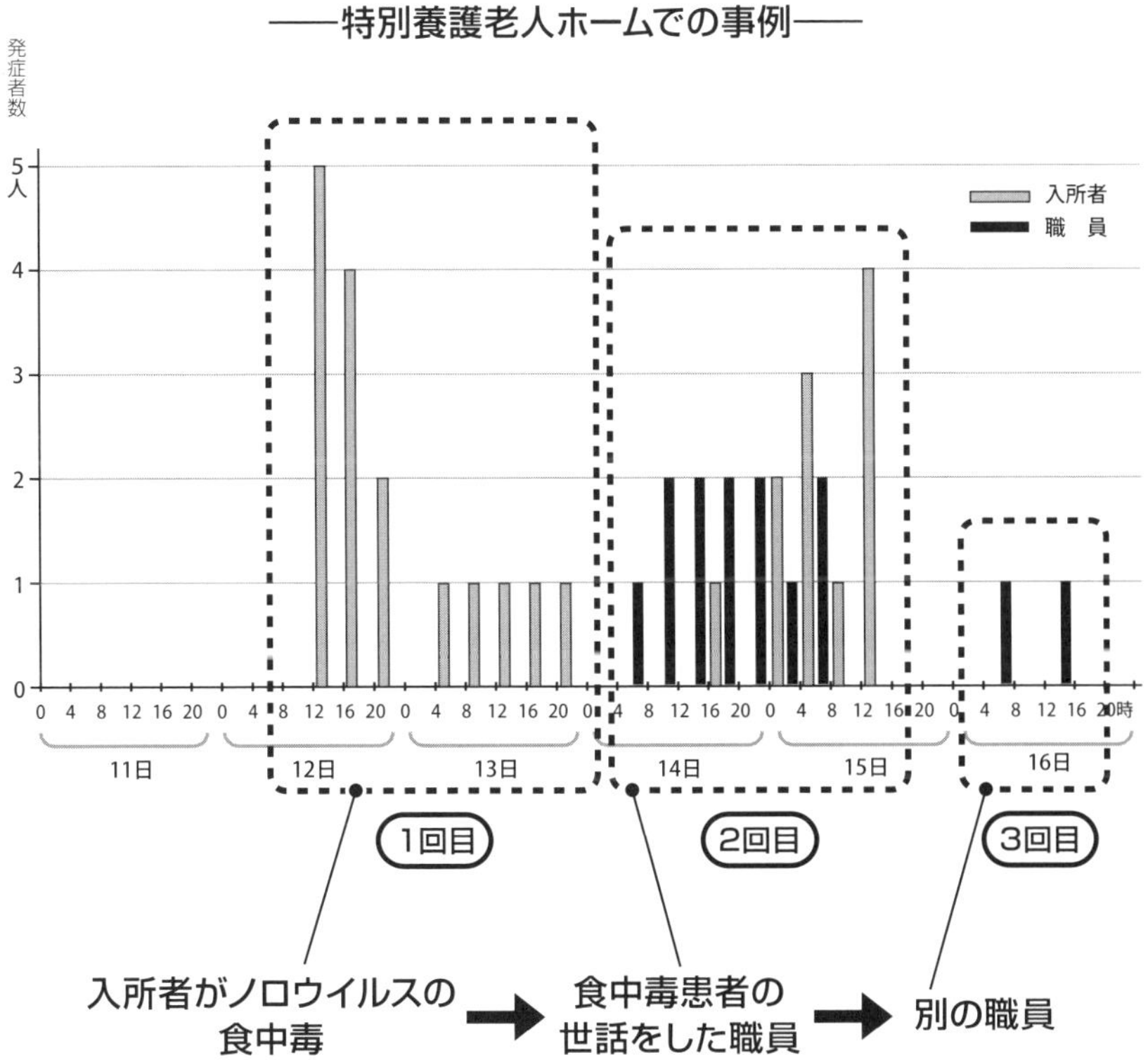

このように一度ノロウイルスの感染が起こると、二次的、三次的に拡大することはよくある

もし、ノロウイルス感染が起こってしまったら、患者の嘔吐物の処理を適切に行ない、さらに手指、設備環境、食器などの洗浄・消毒をしっかり行なうことが大切

参考文献：丸山務 監修、改訂ノロウイルス現場対策　p92

45 家庭におけるノロウイルス感染予防

▼家庭で感染が起こる原因

家庭においてノロウイルス感染が起こるケースとしては、カキなどの二枚貝に由来する食中毒と、ノロウイルス感染者との接触や外から知らない間にウイルスを持ち込んだことによる二次感染があります。

食中毒を防ぐためには、カキなどの二枚貝を調理する際には十分に加熱することが重要です。また調理の際に調理器具を汚染する可能性があり、その結果、他の食材にウイルスが広がる怖れもあります。調理過程で使用した調理器具は、別の食材を調理する前にしっかり消毒するか、あるいは二枚貝の調理は一番最後に行なうことをおすすめします。

次に、二次感染を防ぐためには、何と言ってもノロウイルスを家に「持ち込まない」ことが大切です。しかし、ノロウイルスは日常生活において触らざるをえない、ドアの取っ手、階段やエスカレーターの手すり、電車のつり革などに潜んでいる可能性があります。ですから、ウイルスが手に付着することを防ぐのは不可能に近いでしょう。そのため、ウイルスを家に持ち込まないためには、家に帰ってきたら、すぐに正しい方法でしっかりと手洗いをすることが、もっとも重要です。

▼もし家族が感染したら……

もし、家族の誰かがノロウイルスに感染した場合には、他の家族に感染を「広げない」対策をとる必要があります。当然、感染した人が調理を行なうことは避けてください。そして、やはり重要なのが手洗いです。ノロウイルスは糞便中に多く存在するので、トイレの後の手洗いはとくに重要です。可能であれば、手洗いを二度行なう、あるいは市販されているウイルス対策用アルコール手指消毒剤を用いるのもよいでしょう。

手洗いの際に手をふくタオルを介して汚染が広がる可能性もあるので、感染している人とはタオルを分けてください。その他、ドアノブ、手すり、電気スイッチおよびトイレ回りなどはこまめに消毒しましょう。

ノロウイルス対策をしっかりすることは、そのままコロナウイルス対策としても有効です。

家庭におけるノロウイルスの汚染経路の例

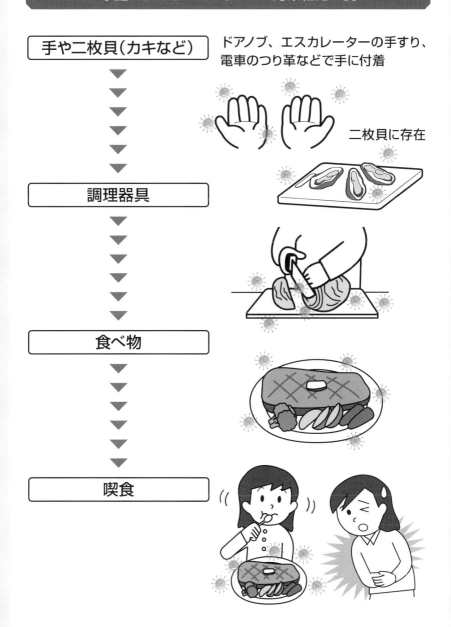

手や二枚貝(カキなど)

ドアノブ、エスカレーターの手すり、電車のつり革などで手に付着

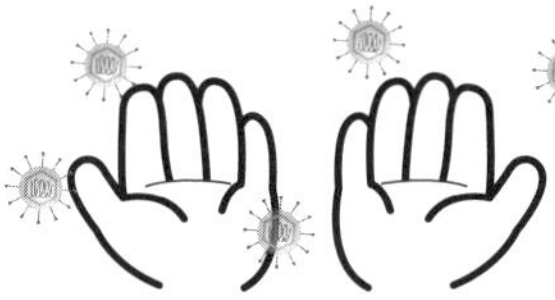

二枚貝に存在

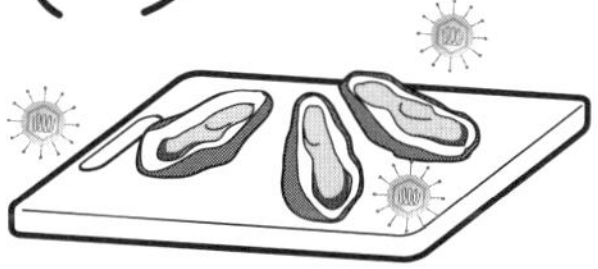

▼

調理器具

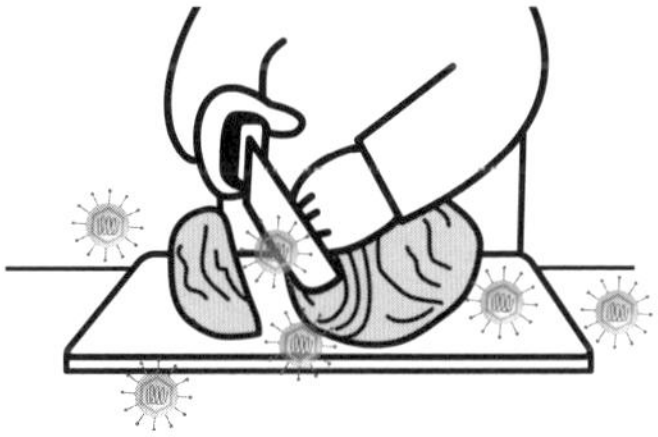

▼

食べ物

▼

喫食

㊻ 菌もウイルスもうつって広がる

▼ヒト・モノ・環境表面というルート

菌やウイルスは目に見えず、どこにくっついているのか、何に潜んでいるのか、直接見ることができません。そのため、知らないうちにいろいろなルートをたどって広くうつっていき、やがてたくさんの人に害を与える、ということが少なくありません。

そこで、どのようなルートで菌やウイルスが広がっていく可能性があるかについて述べていきましょう。

菌やウイルスが広がっていくのは、主に次の３つのルートをたどります。

①ヒト（手指、咳、血液など）

②モノ（食品などの原材料、調理器具、容器など）

③環境表面（ドアノブ、冷蔵庫の取っ手、テーブルなどヒトが触る可能性のある表面）

▼ひとつの事件が二重三重に広がる

たとえば、食中毒菌に汚染された鶏肉があるとします。この鶏肉を調理したまな板を用いて、レタスを千切りしました。この場合、汚染された鶏肉からまな板に菌がうつり、さらに、まな板からレタスに菌がうつります。これは、モノ→モノ→モノというルートをたどっています。

この鶏肉を調理した人が、手を洗わず冷蔵庫から食材を取り出しました。その後、別の調理人が冷蔵庫を開け、手を洗わずにレタスを千切りしました。この場合はどうでしょう。

まず、鶏肉の調理をした人の手指を介して冷蔵庫の取っ手に菌がつきます。その取っ手を別の調理人が触ることにより、その調理人の手指に菌がうつります。最終的にこの調理人がレタスを千切りすることで、レタスにも菌がうつってしまいます。これは、モノ→ヒト→環境表面→ヒト→モノという多くのルートをたどっています。

こうして菌やウイルスが、ヒトやモノ、環境表面を介して広がっていくことで、ひとつの食中毒事件が二重三重に事件を引き起こしているケースは少なくありません。食中毒などで、菌やウイルスから身を守るためには、菌やウイルスがこのようなルートをたどって広がっていくことを念頭において対策を練る必要があるでしょう。

菌やウイルスは環境中のこんなところに潜んでいる……

トイレのフタと便座

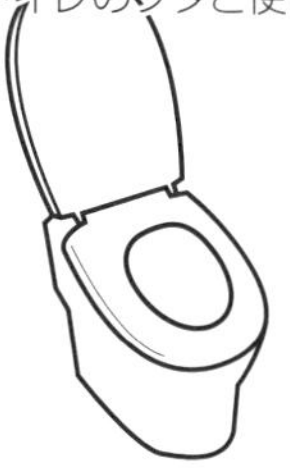

トイレの水栓レバー

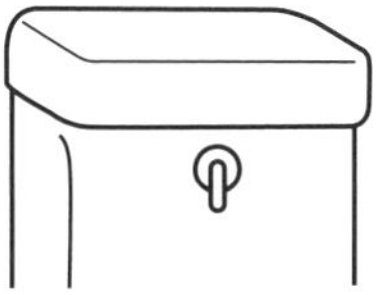

ドアノブ

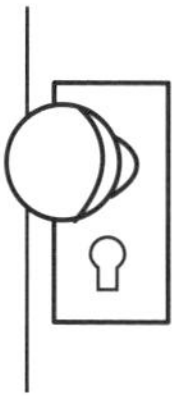

手洗い場の蛇口とシンク

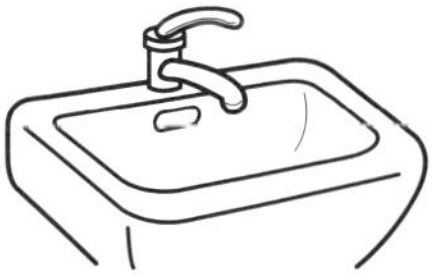

手すり

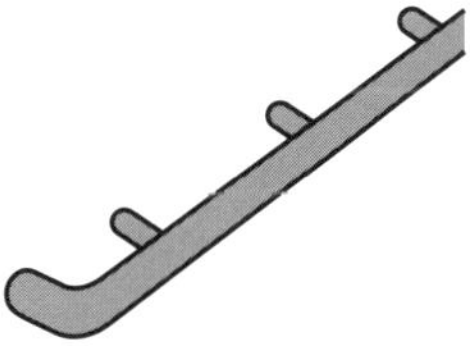

車椅子の押し手

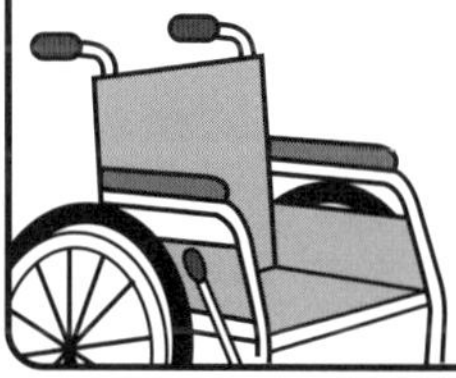

テーブル、椅子

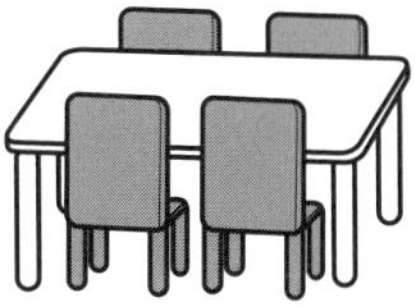

カートの押し手

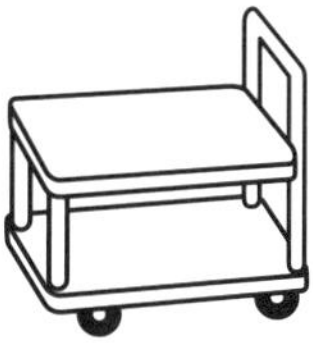

冷蔵庫・冷凍庫の取っ手

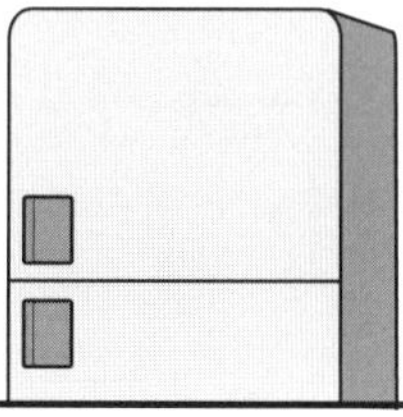

機器類のスイッチ

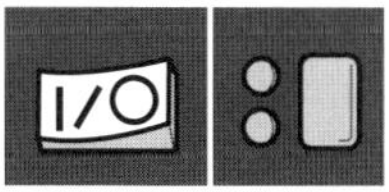

水道の蛇口とシンク

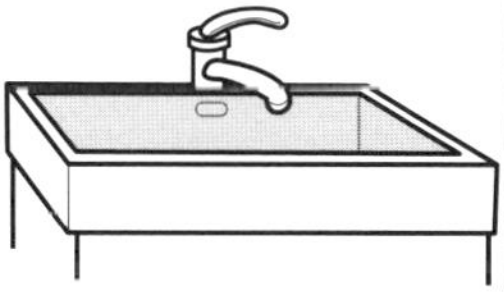

ほかにも

- レジ
- エレベーターのボタン
- エスカレーターの手すり
- 自動販売機　など

47 シャワートイレがウイルスの感染経路？

▼シャワーがウイルスを拡散させる

最近では家庭だけではなく、デパートやショッピングモールなどの公共の施設でもシャワートイレが設置されて、多くの人に利用されています。

しかし、シャワートイレは、使い方によっては菌やウイルスの感染経路になってしまう可能性があるのです。用を足した後、洗浄のために強い水勢でシャワーを用いるとどうなるでしょう。便中に存在する菌やウイルスが飛び散り、シャワーのノズルや便器についてしまいます。ひどいときにはシャワーノズルに便自体がついてしまうこともあります。また、菌やウイルスが空気中に飛散するケースもあります。

最近ではノズルの自動洗浄などの機能もついており、健康な人が使っているのであれば、さほど気にしなくてもいいかもしれませんが、実際にシャワートイレが原因で感染が広がるケースもあります。

▼ノロウイルスの集団感染

その原因の多くは、「ノロウイルス」です。ノロウイルスは感染すると下痢や嘔吐を引き起こし、下痢便の中には多量のウイルスが存在します。もし、ノロウイルスに感染した人が便をし、強い水勢でシャワーを使用した場合、ウイルスはシャワーノズルや便器に付着し、空気中にも飛散します。すると、次に使用する人は空気中に飛散したウイルスを取り込んだり、便器についているウイルスに触って感染してしまいます。シャワーノズルにウイルスがついていた場合、シャワートイレを使うたびにウイルスが飛散する可能性があります。

ノロウイルスは、長時間にわたって生存することが可能なウイルスです。ノロウイルスに感染した人がひとり、トイレのシャワーを強い水勢で使用することで、その後、たくさんの人を巻き込んだ集団感染を引き起こす怖れがあるのです。

シャワートイレは気持ちがいいからといって、強い水勢でお尻に当てている人がいるのではないでしょうか。菌やウイルス感染を拡大させる危険性があるので、ぜひ弱めの水勢で使用するようにしてください。

シャワートイレは危険?

強い水勢でシャワートイレを使用すると……

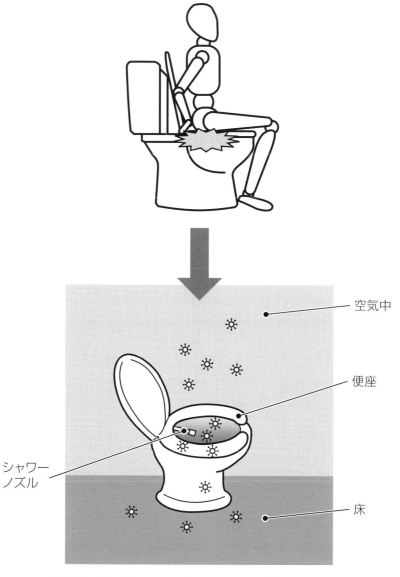

菌やウイルスをいろいろなところに飛散させてしまう

㊽嘔吐物の正しい処理方法とは？

▼食中毒の嘔吐物はウイルス感染の原因

誰かが嘔吐した現場に立ち会ったことはありませんか？　そんなとき、嘔吐物をできるだけ早く処理するために、素手のまま新聞紙などで水分を吸い取り、嘔吐物を回収して床を水ぶきするのが一般的かもしれません。

単に胃の調子が悪いことによる嘔吐であれば、これで問題ありません。しかし、ノロウイルスが原因の嘔吐物中には、多量のノロウイルスが含まれています。したがって、この方法で嘔吐物を処理した場合、処理をした人がウイルスに感染してしまいます。また、床の消毒が不十分であることでウイルスが飛散し、多くの人が感染してしまうこともあります。

実際にこのようなノロウイルスの集団感染事件は数多く起こっています。そのため、正しい方法で感染性の嘔吐物を処理することは非常に重要です。

▼嘔吐物の処理手順

では、嘔吐物の処理方法の一例を紹介しましょう。

まず誰かが嘔吐をした場合、何が原因で起こったか、即座に判断できません。したがって、嘔吐物はすべて感染性のあるものとして処理してください。

まずは、自分が感染しないように、使い捨ての手袋（二重にする）、エプロン、マスク、ペーパータオルおよび汚物処理用の薬剤をあらかじめ用意して、所定の場所で管理しておきましょう。市販の汚物処理キットを準備しておくものよいと思います。また感染拡大を防ぐために、処理方法の手順をマニュアル化しておき、素早く対応する必要があります。

嘔吐物の処理には、一般的に次亜塩素酸ナトリウムを用います。次亜塩素酸ナトリウム溶液は有機物の影響を受けやすいため、0・1％濃度で用いることをおすすめします。嘔吐物の処理方法については都道府県のホームページなどで紹介されています（次ページ参照）。

なお、カーペット上の嘔吐物については次亜塩素酸ナトリウムを用いた処理方法ではむずかしく、濡れたタオルの上からスチームアイロンをあてるなど、十分な加熱処理を行なうのがよいでしょう。

嘔吐物の処理方法(例)

【おう吐物の処理】

あらかじめ準備しておく物品
使い捨て手袋、マスク、ガウンやエプロン、拭き取るための布やペーパータオル、ビニール袋、次亜塩素酸ナトリウム、専用バケツ、その他必要な物品

①汚染場所に関係者以外の人が近づかないようにする。
②処理をする人は使い捨て手袋とマスク、エプロンを着用する。

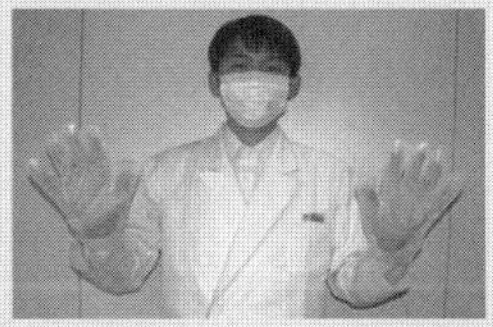

③おう吐物は使い捨ての布やペーパータオル等で外側から内側に向けて、拭き取り面を折り込みながら静かに拭い取る。

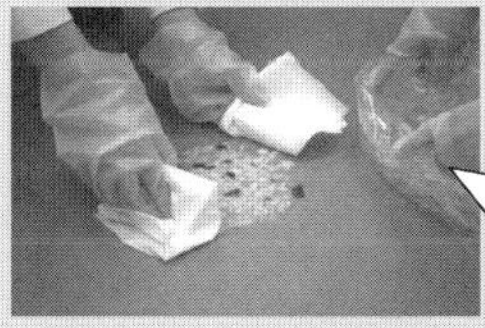

同一面でこすると汚染を拡げるので注意

④使用した使い捨ての布やペーパータオル等はすぐにビニール袋に入れ処分する。

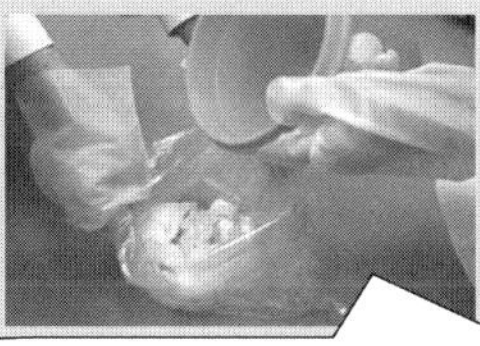

ビニール袋に 0.1%次亜塩素酸ナトリウムを染み込む程度に入れ消毒するとよい。

⑤おう吐物が付着していた床とその周囲を、0.1%次亜塩素酸ナトリウムを染み込ませた布やペーパータオル等で覆うか、浸すように拭く。

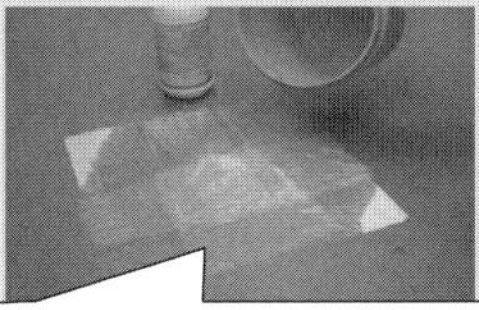

次亜塩素酸ナトリウムは鉄などの金属を腐食するので、拭き取って 10 分程度たったら水拭きする。

⑥処理後は手袋をはずして手洗いをする。
手袋は、使った布やペーパータオル等と同じように処分する。

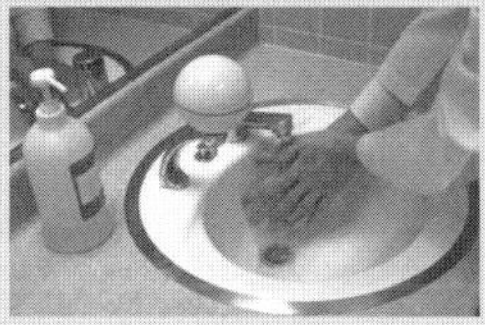

【ポイント】
- ■ おう吐物を処理した後 48 時間は感染の有無に注意してください。
- ■ おう吐物の処理時とその後は、大きく窓を開けるなどして換気し、換気設備がある場合には必ず運転してください。

東京都福祉保健局　ノロウイルス対応標準マニュアルから抜粋

49 風邪はうつしたら治る？

▼風邪はウイルスが原因

学生時代に風邪をひいて、2～3日後、今度は隣の席の友だちが風邪をひきはじめ、自分の風邪は治ってしまった、という経験がある人がいらっしゃるのではないでしょうか。

では風邪は、人にうつしたら治るのでしょうか。答えはノーです。ほかの人にうつしたからといって治りません。しかし、風邪がうつることは正しいのです。

風邪は、一般的に「鼻水が出る」「咳が出る」「のどが痛い」「熱が出る」といった症状を示す状態のことを言います。風邪は一部、細菌によるものもありますが、ほとんどが「ライノウイルス」や「アデノウイルス」といったウイルス感染が原因です。

▼「うつしたら治る」ワケ

ウイルスが感染する経路は3つあります。まずは「飛沫感染」です。ウイルス感染した人が咳やくしゃみをすると、その勢いでウイルス粒子が飛散し、近くにいる人が感染するというパターンです。

次に「接触感染」です。ウイルス感染した人が咳やくしゃみをするときに、鼻水やつばが飛散しないように手で鼻や口を覆います。その後、手を洗わず、ドアノブや手すりなどを触ったとすると、次にこれらに触った人が手指を介してウイルスに感染するパターンです。

最後に「空気感染」です。その名のとおり、空気中に浮遊したウイルスを吸い込んで感染するパターンです。風邪の原因ウイルスでは、空気感染はほとんど起こることはないと思いますが、ごくまれにあります。

このように風邪の原因であるウイルスは感染していく、つまりうつっていくのです。そしてウイルスに感染した場合、風邪症状は2～3日続きます。

ウイルスに感染したら、すぐに風邪症状を示すかというとそうではなく、感染してから1～3日後に風邪症状が出るのです。これが、「風邪はうつしたら治る」という言葉が生まれた理由です。風邪をうつせば、うつされた人が風邪症状を示すときには、自分の風邪は快方に向かっているのです。

ウイルスの感染経路

飛沫感染

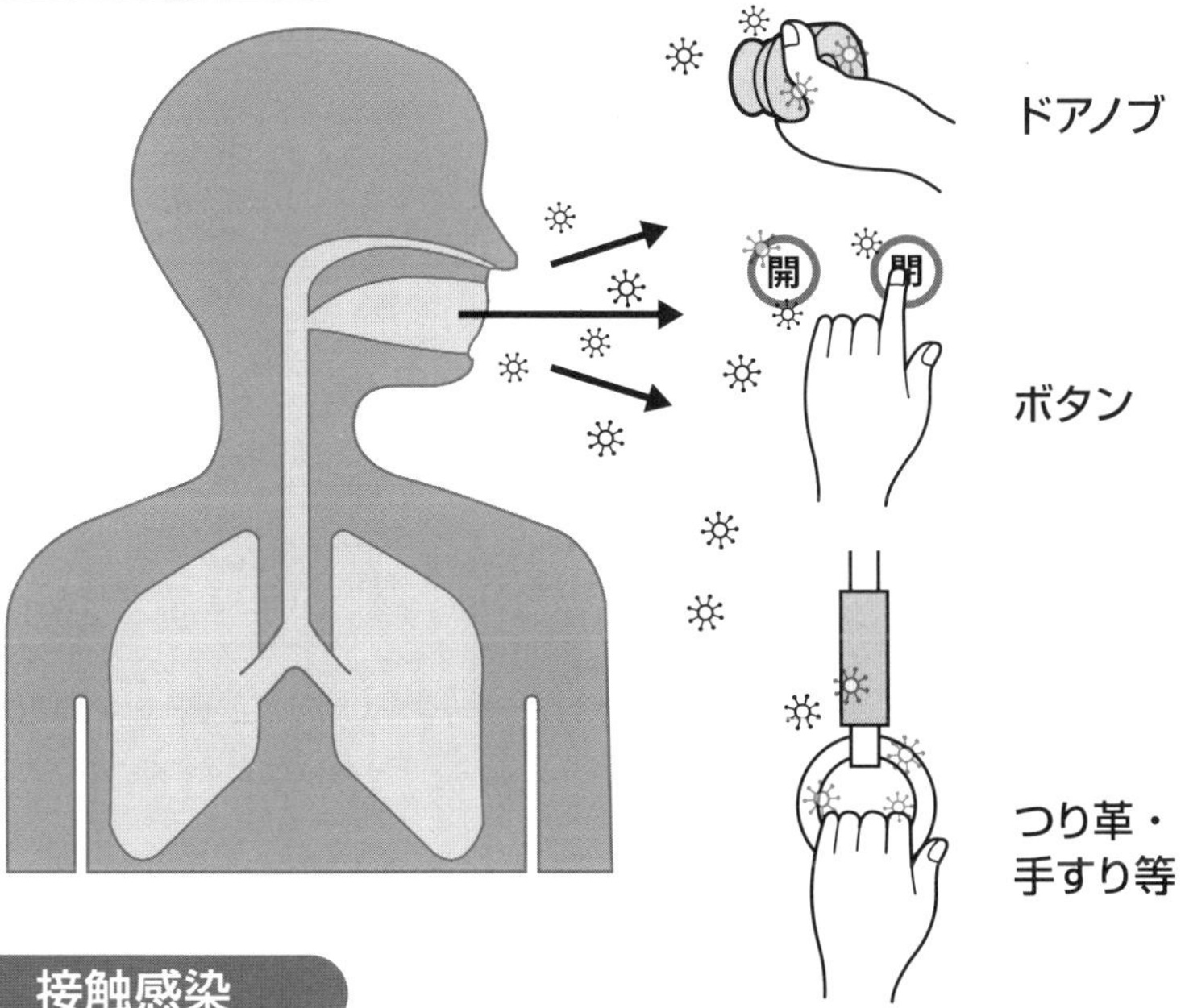

接触感染

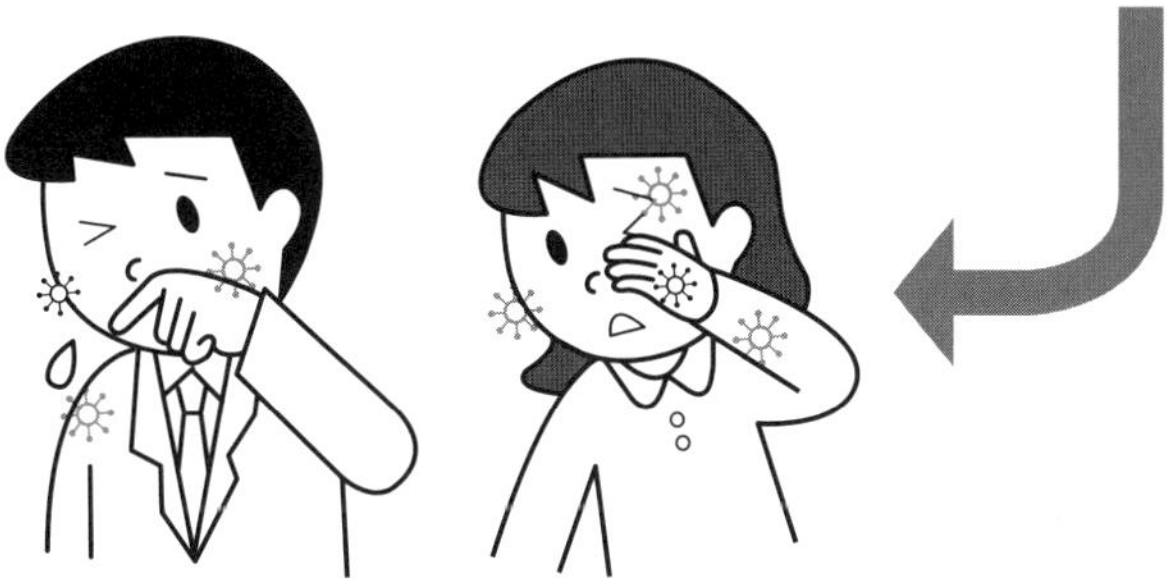

空気感染

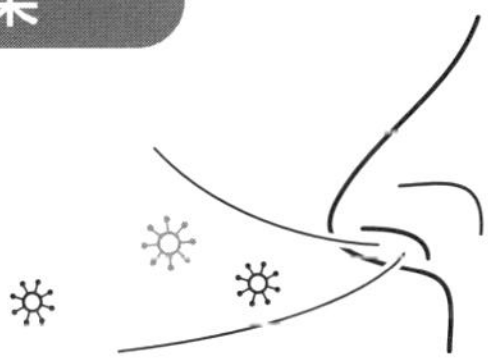

50 感染しても気づかないこともある！

ウイルスに感染すると、病気になるのが当たり前のことのように思いますが、そうではない場合があります。ウイルスに感染しているにもかかわらず、症状がまったく出ないことが実際にはあるのです。新型コロナウイルス感染症でも、同様のケースがたくさんありました。

ウイルスに感染しても症状が出ないのは、その人にとってすばらしいことじゃないか、と思う人もいるでしょうが、他の人にとってはそうとは限らないのです。

▼事例：サンドイッチに関わる食中毒事件

２００７年3月29日、卵サンドイッチを食べた社員10名が会社を休んだ。その後の調査で摂食者数39名、患者数19名であることがわかった。その19名のうち、嘔吐は47％、下痢は１００％、腹痛は63％の人に認められた。

感染症を疑う要素はなく、患者19名のうち14名からノロウイルスGⅡ／４が検出された。また、サンドイッチ調理従事者は健康だったが、検便の結果、ノロウイルスが1名から検出された。

以上のことより、ノロウイルスの不顕性感染者（症状が出ていないのに感染していた）による食品の汚染が原因と判断された。

▼症状が出なくてもウイルスを排出している

この事件はノロウイルスによる食中毒の事例です。サンドイッチの調理者は何の症状も示していなかったのですが、ノロウイルスに感染していたのです。それに気づくことなく、手洗いも不十分だったのかもしれません。その手でサンドイッチを調理したことによって、多くのノロウイルス食中毒患者を出してしまったのです。

実は、ノロウイルスによる食中毒事件の中には、症状を示していないウイルス感染者が引き起こした事例が多くあるのです。

ノロウイルスは、感染しても症状が出ないことが往々にしてあります。症状を示した人と比較するとやや少ないものの、症状が出ていない人も便中に、多量のウイルスを排出しているのです。

とくに調理等に携わっている人は、こういうことがあることを覚えておいていただきたいものです。

ノロウイルスに感染した人の糞便中のウイルス量

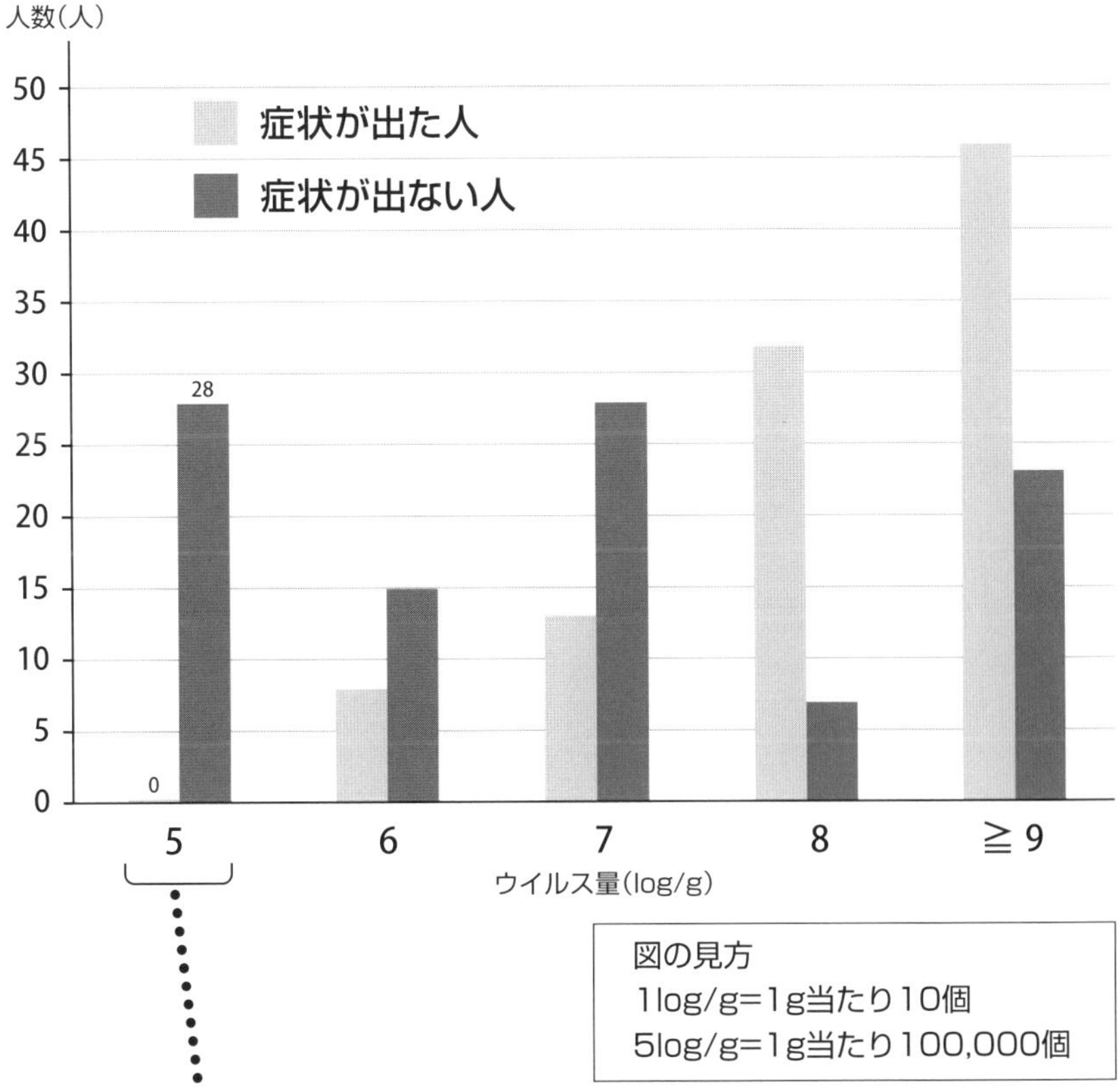

図の見方
1log/g=1g当たり10個
5log/g=1g当たり100,000個

(杉枝ら　臨床とウイルス、32：189-194, 2009)

症状が出ない人で
ウイルスが 5log/g 検出された人が 28 人

ノロウイルスに感染していても、症状が出ない人がいる。症状が出ない人でも、ノロウイルスに感染していれば、多くのノロウイルスを排出している可能性がある!

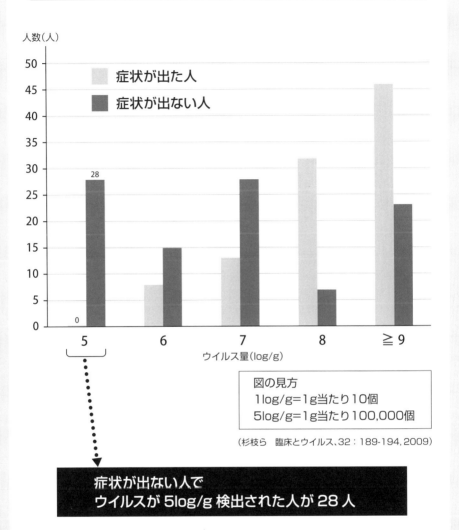

51 手は菌やウイルスの最高の乗り物！

▼手から手にバトンタッチされる

食中毒や感染症の原因となる菌やウイルスは、その勢力をどんどん拡大していくために、人の「手」を利用しています。菌やウイルスにとって、人の手は最高の乗り物なのです。これはいったいどういうことなのか、ノロウイルスを例に挙げて説明しましょう。

ノロウイルスの感染事例を見ると、もっとも多いのが人の手指を介して感染した事例です。

たとえば、ノロウイルスに感染した人が便をし、お尻をふきます。その際、ウイルスは手指につきます。ノロウイルスはアルコール消毒が効きにくく、しっかりと手を洗わないと除去することができません。

この人は手洗いが不十分のまま、トイレを出て、生野菜を調理しました。手を乗り物にして、ウイルスは生野菜にうつってしまいます。また、この人はトイレを出るときにトイレのドアノブを触っています。ウイルスは、ドアノブにもうつっています。そして次にトイレに入った人がドアノブを触ると、その人の手にウイルスはうつり運ばれます。さらにその人が階段の手すりを触ると手すりにウイルスがつき……と、どんどん広がります。

しっかりと手からウイルスを除去しない限り、ウイルスは手を乗り物にして、永遠にいろいろなところへ移動できるのです。こうして広がったウイルスが手指から口に入り、ウイルスに感染してしまいます。

▼しっかり消毒することが身を守る

このように、ノロウイルスは手を最高の乗り物として、多くの場所に広がることができるため、ひとり感染者が出ると、たくさんの人が二次的、あるいは三次的に感染してしまうケースが多いのです。

ノロウイルスの例を挙げましたが、ほかの菌やウイルスによる食中毒や感染症でも同じです。

私たちが食中毒や感染症から身を守るためには、菌やウイルスにとって最高の乗り物である「手」をしっかりと洗い、消毒することが、もっとも大切な手段なのです。日ごろからそういうことを意識して、手洗いを励行しましょう！

ノロウイルスの感染経路と対策

感染経路	ヒト	環境	モノ
有症の食品取扱者による食品の汚染	◎	○	△
無症状の食品取扱者による食品の汚染	◎	○	△
家庭からの持込み	◎	○	△
発症者からの「人−人」感染	◎	◎	○
嘔吐物の不適切な処理による汚染の拡大	◎	◎	○
飲料水の汚染	—	—	—
嘔吐物などによる環境汚染	◎	◎	○
嘔吐の際の汚染エアロゾルからの感染	—	◎	—
加工用カキからの手指を介した食品の汚染	◎	—	◎

◎：きわめて重要　○：重要　△：状況によっては重要　—：重要性低い

事例をもとに主なノロウイルスの感染経路を示した。人—人感染はもちろんのこと、食品の汚染や嘔吐物処理後の環境汚染についても、人の手を介して感染が広がる

感染事例の多くが人（人の手指）を介して起きており、感染防止のためには手洗い・手指の殺菌・消毒がもっとも重要である

52 マスクや手袋で食中毒・感染症は防げるか？

▼マスクの正しい使い方

菌やウイルスによる食中毒や感染症を防ぐために、マスクや手袋を用いることがよくあります。これらは正しく使えば、食中毒や感染症対策に非常によい手段です。

たとえば、新型コロナウイルスの感染には、咳やくしゃみをしたときにウイルス粒子が飛散し、ほかの人に感染する「飛沫感染」があります。また咳やくしゃみの際に手で覆い、その手で環境表面（ドアノブ、テーブル、手すり）などを触り、そこをほかの人が触って手指を介して感染する「接触感染」があります。

もし、マスクをしていれば、ウイルスが飛散することもないし、口を手で覆うこともありません。しかし、マスクを少し下げて、鼻をマスクの外に出してしまっている人をたまに見かけます。これではくしゃみをした際に鼻からウイルスが飛散してしまうし、マスクの効果がありません。

また、マスクをしているにもかかわらず、マスクの上から手で押さえて咳をする人も見かけます。これも手にウイルスがついてしまう可能性があり、感染を広げてしまうことがあります。

▼手袋をした状態で消毒する

手袋の例も挙げてみましょう。調理に従事している人が手袋をします。これは、手指に付着した菌やウイルスの食品への混入を防ぐ手段として有効です。しかし、手袋をしている状態で顔や髪の毛を触り、再び作業に従事したらどうでしょう。顔や髪の毛に付着した菌が食品に混入してしまう可能性があります。

これは調理器具以外の、たとえば冷蔵庫などを触った後に食品を触った場合でも同様です。ただ単に手袋を使用しているだけでは、菌やウイルスの汚染を防げるわけではありません。調理に従事する前には手袋をした状態で消毒し、ほかのものを触ってしまった際には、再度消毒するか、もしくは新しい手袋に替えてから作業に従事することが大切です。

マスクや手袋は正しく使い、食中毒や感染症を予防しましょう！

マスクや手袋をしていても……

●マスクをしていても……

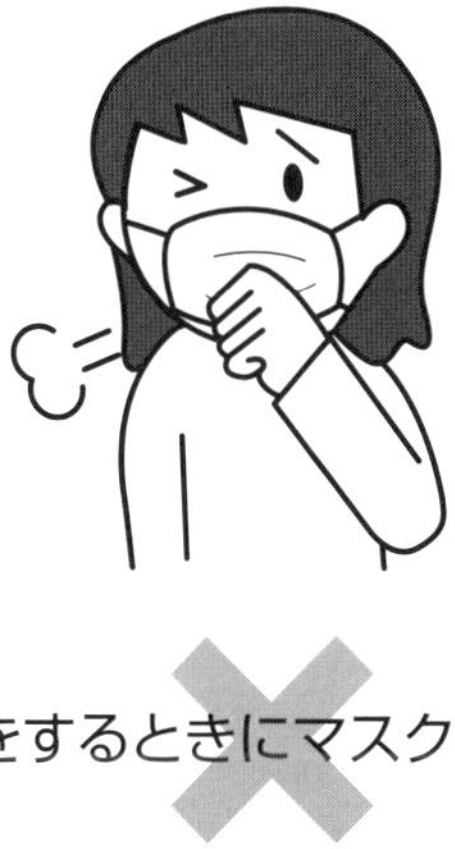

咳をするときにマスクを触る

手が微生物に汚染される危険性あり

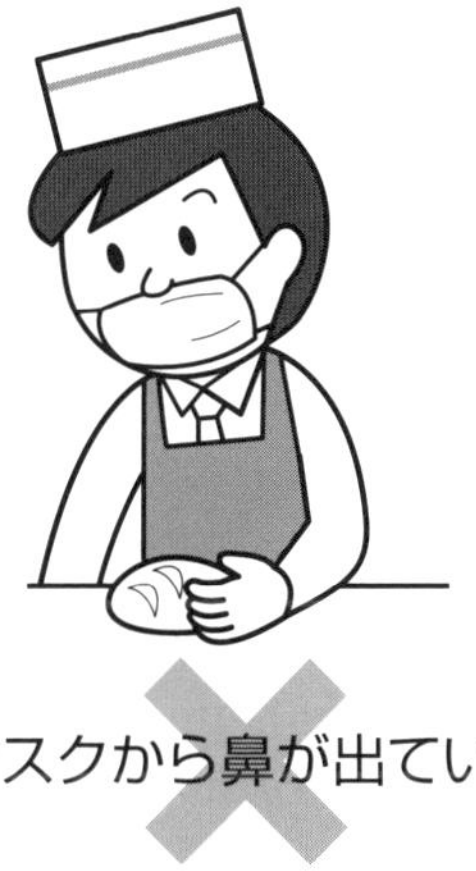

マスクから鼻が出ている

・風邪をひいている人
鼻から微生物を飛散させる危険性あり

・調理従事者
鼻から微生物が食品に混入する危険性あり

●手袋をしていても……

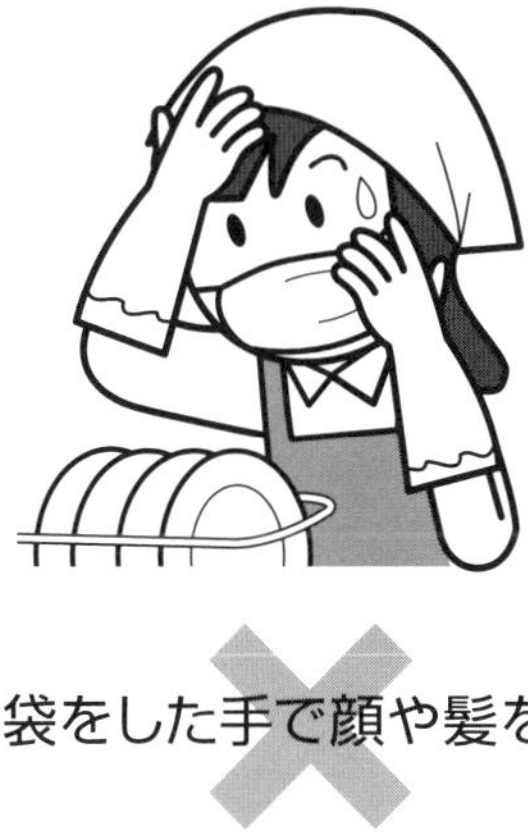

手袋をした手で顔や髪を触る

手袋が顔や髪に存在する微生物に汚染される危険性あり

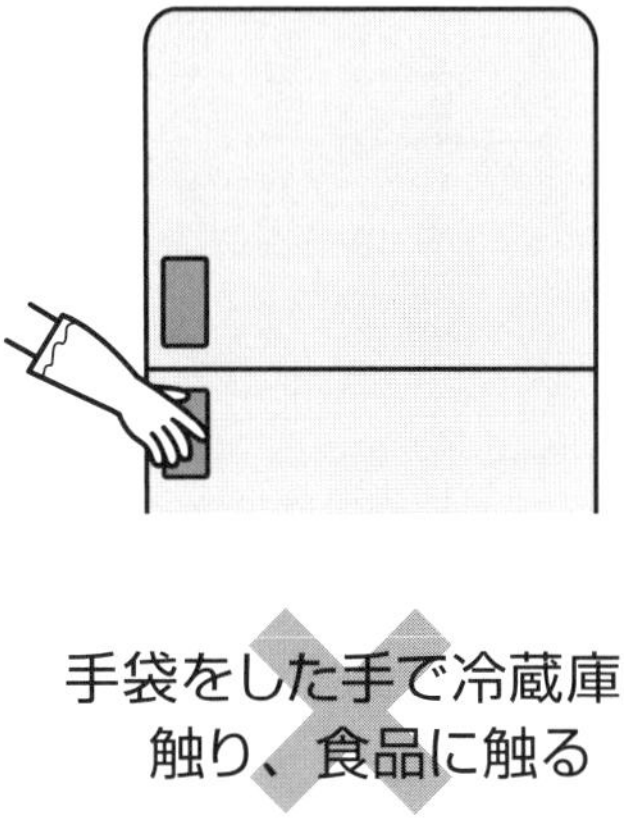

手袋をした手で冷蔵庫に触り、食品に触る

冷蔵庫の取っ手を介して手袋が汚染される危険性あり

53 器具の使い回しが菌の感染を広げる

▼食中毒はなぜ起こったか？

ここまで、菌やウイルスの食中毒、あるいは感染症のいろいろな感染経路を説明してきましたが、もうひとつ注意してほしいことがあります。それは器具・用具や容器などの使い回しについてです。なぜ、使い回しがだめなのか、例を挙げて説明しましょう。

たとえば、生の肉を調理するために、まな板の上に乗せたとします。そして手袋をした手で生肉を押さえながら、包丁でカットしました。手袋を替えずに、同じまな板の上で、同じ包丁を使い、今度は生野菜を千切りにしました。そして、この生野菜がお客様に出され、数日後、お客様が嘔吐、下痢の症状を起こしました。食中毒です。この食中毒はなぜ起こったのでしょうか。

生肉の表面には、カンピロバクターやO157などの菌がついている可能性があります。それにもかかわらず、生肉を調理した際の手袋やまな板、包丁をそのまま使い、生野菜を調理してしまったため、生肉に付着していた菌が生野菜にうつってしまったのです。

▼器具・用具は専用のものを

もうひとつ例を挙げましょう。まな板を洗浄した後、ふきんでふきました。このまな板を用いて、生野菜を千切りにしてお客様に出したところ、同じように食中毒事件が起こりました。これはなぜ起こったのでしょうか。

実は、まな板をふいたふきんは、作業台をふくのにも使っていたふきんでした。作業台には調理前のいろいろな食材が置かれていました。ふきんを使い回ししたために、まな板に菌がうつり、結果的に生野菜を汚染してしまったのです。

これらは極端な例かもしれません。しかし、手袋、まな板、包丁、あるいはふきんなどを使い回すことにより、通常、汚染されるはずのないものまで菌に汚染されてしまうケースはよくあり、食中毒事件につながります。

器具・用具や容器は調理するものによって、また洗浄する対象物によって専用のものを使用し、使い分けると同時に、それらが汚染されないように維持・管理をしていくことが食中毒や感染症を防ぐ上で非常に重要です。

カキを調理したまな板を使い回すと……

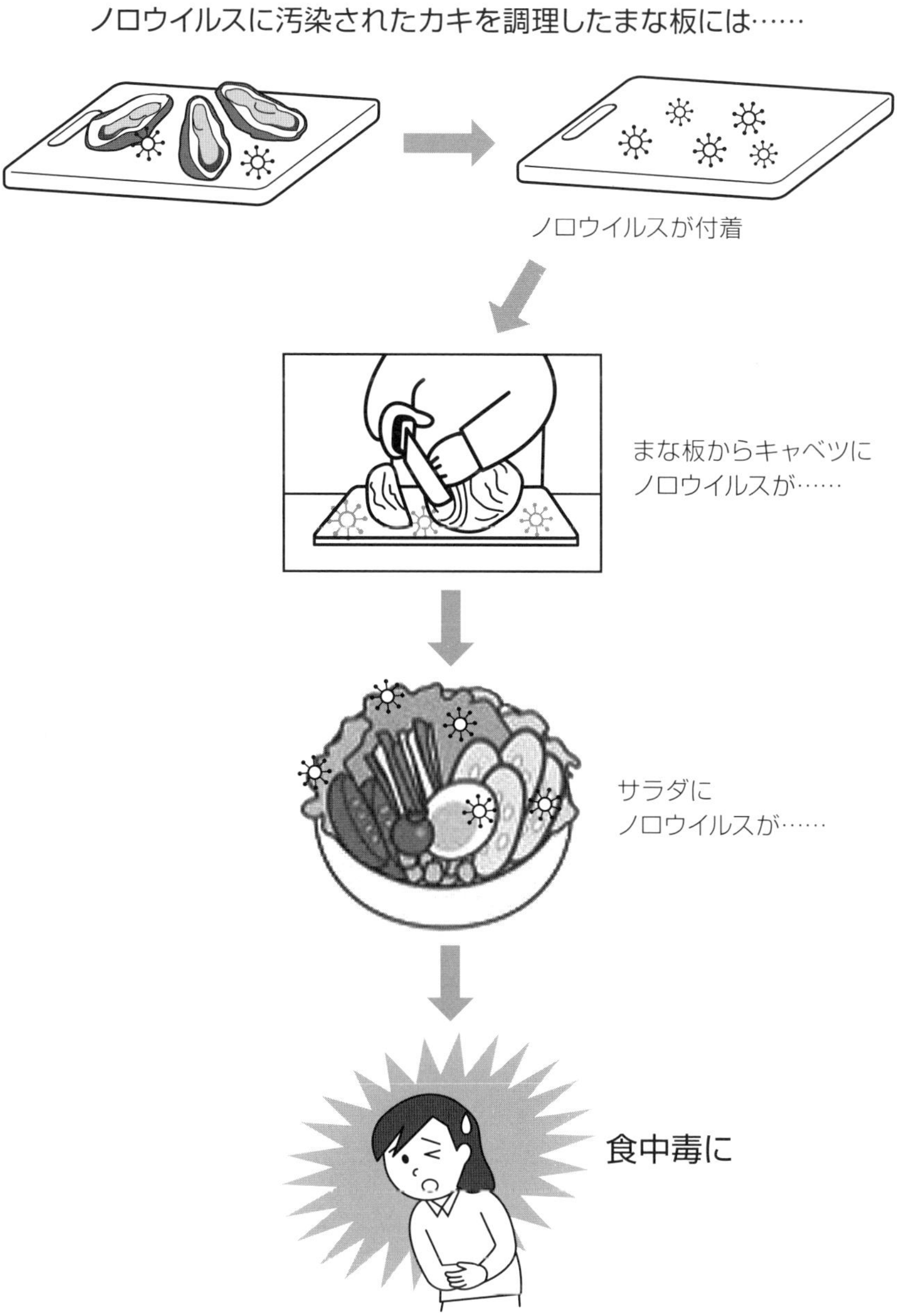
ノロウイルスに汚染されたカキを調理したまな板には……
ノロウイルスが付着
まな板からキャベツに
ノロウイルスが……
サラダに
ノロウイルスが……
食中毒に

COLUMN

ＰＣＲ検査とは？

■ＰＣＲ検査のしくみと特徴

ウイルスに感染しているかどうかを調べる方法に、ＰＣＲ検査があります。ＰＣＲとは、polymerase chain reaction（ポリメラーゼ連鎖反応）の略語です。菌やウイルスがそれぞれ持つ特異的な領域の遺伝子を増幅させる反応で、目的の遺伝子が少しでも存在すればその遺伝子を増幅させ、検出することが可能になります。このようなＰＣＲを利用して検査する方法をＰＣＲ検査法（遺伝子検査法）と言います。

新型コロナウイルスのＰＣＲ検査を例に挙げてみましょう。ウイルスが存在するであろう部位からサンプル（鼻咽頭のぬぐい液など）を採取します。このサンプルをＲＴ-ＰＣＲ（新型コロナウイルスはＲＮＡウイルスであるため、一度ＤＮＡに逆転写酵素で変換した後にＰＣＲを行なう方法）にかけます。もし、新型コロナウイルスがサンプル中に存在すれば、ウイルスの遺伝子が検出され、被験者は陽性ということになります。

ＰＣＲ検査は非常に少量のウイルスしか存在しなくても検出が可能であり、感度が高いことが特徴です。しかし、検査自体に時間がかかることや、専門の機器や熟練した試験者が必要であること、コストが高いといった短所があります。また検査において、鼻咽頭からサンプルを採取する際に、医療従事者の感染リスクが高いことも課題となっています。日本においてＰＣＲ検査がなかなか進まなかったのは、これらの短所に起因していると考えられます。

■その他の感染検査法

その他の検査法として、抗原検査法があります。新型コロナウイルスを例として説明しますが、こちらは遺伝子ではなく、特異的なタンパク質を迅速に測定する、イムノクロマトグラフィー法を用いた検査法です。検体採取から30分で判定可能であることが特徴ですが、ＰＣＲ検査と比較して感度が低いことが欠点です。したがって、陽性と出れば感染していることを示す結果として意義はありますが、陰性と出ても完全に感染を否定することはできません。

また、最近、抗体測定法というのも話題になっています。すでに感染した人の血液中の特異抗体を検出する方法です。

7章

洗浄剤とはどんなもの？

54 泡が立てば汚れは落ちる？

▼界面活性剤の働き

食器などを洗っているとき、よく泡が立つ洗剤を使用していると、「泡がたくさん立っているから汚れ落ちがよい」と感じると思います。

泡が作られるのは「界面活性剤」（20項参照）の働きのひとつです。水は非常に表面張力が大きく、泡のような薄い膜を作ろうとしても、もとに戻ろうという表面張力のため、すぐに割れてしまいます。しかし、ここに界面活性剤を加えると、表面張力が小さくなるので水が濡れ広がることができます。この作用で泡が発生します。

また、シャボン玉を見るとわかりやすいと思いますが、泡の水の層は非常に薄いですが、少しくらいの風ではなかなか割れず安定しています。これも界面活性剤の働きのひとつです。水の中に入っている界面活性剤は、泡ができたときに水になじみやすい親水基を水の層に、水になじみにくい親油基（疎水基）を空気側に向けて並ぶため、非常に薄い水の層（単分子膜）ができ、規則正しく並ぶことで水の層を守ることができます。

▼「泡」の利点とは？

しかし、泡が立つからといって、必ずしも汚れがよく落ちるわけではありません。泡が立たないようにするために規則正しく並ばないように設計された界面活性剤もあります。泡の立ちにくい（低起泡性）界面活性剤は、泡が立つと壊れたり洗浄力が落ちたりする食器洗浄機用の洗浄剤、洗濯用の洗剤に多く使用されています。

このように汚れ落ちには直接関係のない泡ですが、「泡の洗浄剤」を使用することで得られる利点があります。手洗い石鹼などは、ポンプから泡で出れば、泡をわざわざ立てる必要がなく、子供でも簡単に使用することができます。

また床などを洗浄する場合、液を直接かけるよりも泡にしてからかけたほうが、同じ面積でも使用量を少なくすることができるため、コストダウンにつながります。

さらに液ではすぐ流れてしまう壁などは、泡のほうが洗浄剤が張りつく時間が長くなるため、同じ洗浄剤を使用しても汚れ落ちが変わる場合があります。

界面活性剤の働き

界面活性剤で安定した泡ができている状態

界面活性剤※

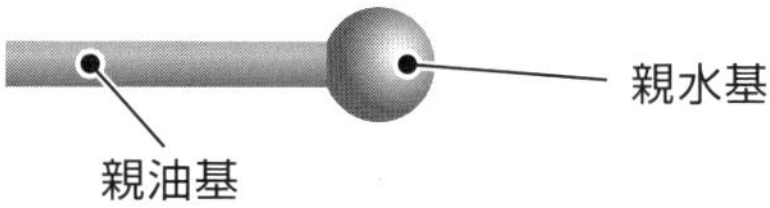

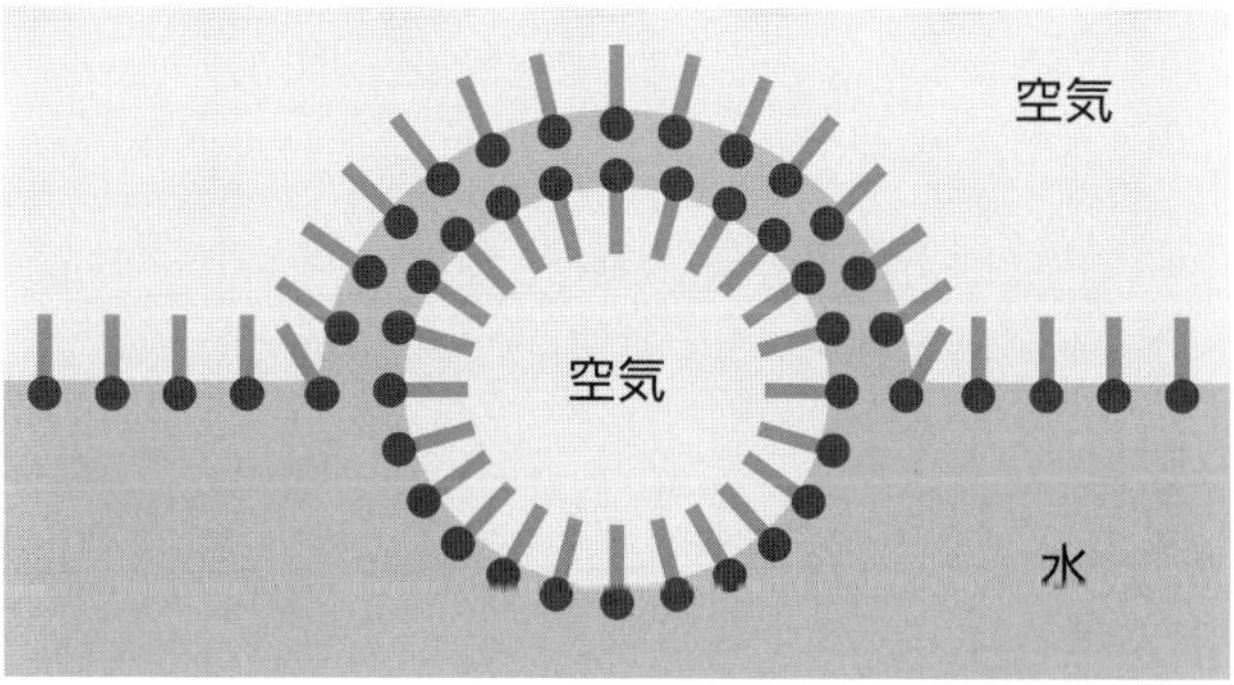

界面活性剤によって薄い水の層ができる(単分子膜)

泡ができにくい状態(低起泡性界面活性剤)

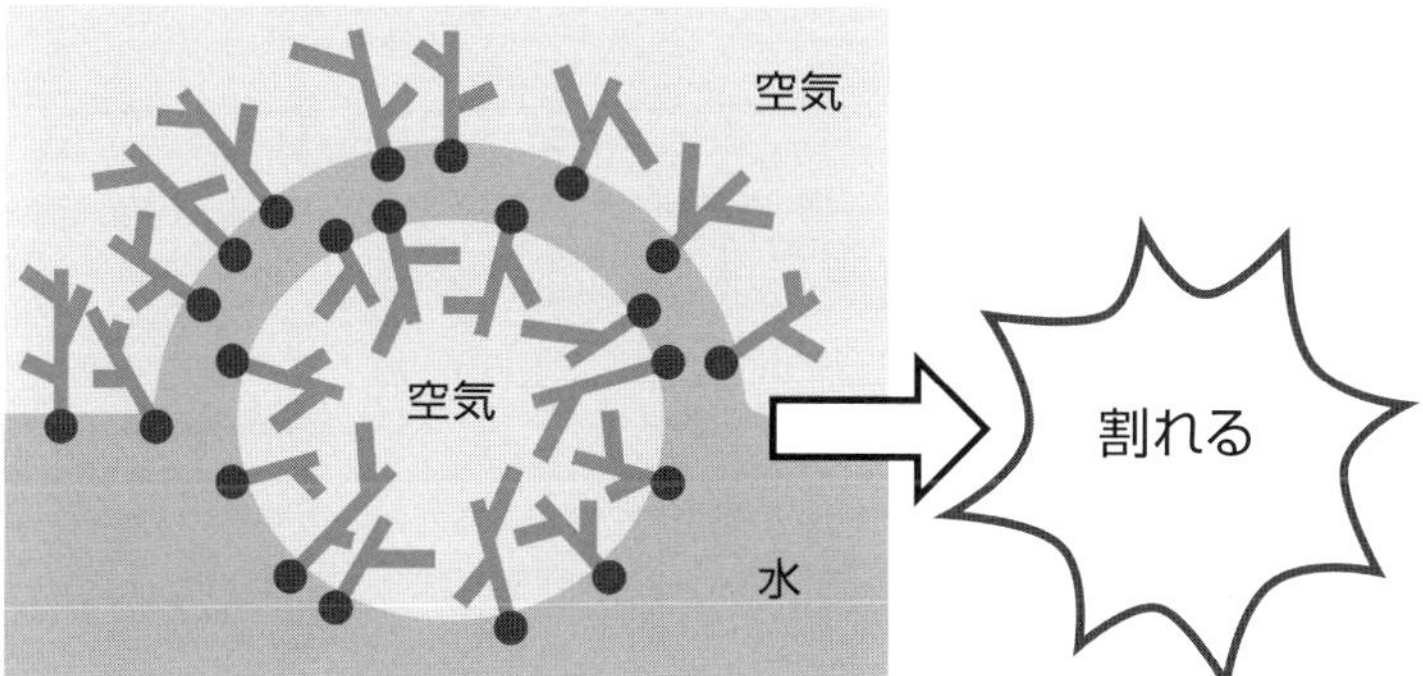

界面活性剤がきれいに揃いにくい形をしている

※**界面活性剤**……分子内に水になじみやすい「親水基」と油になじみやすい「親油基」(疎水基)を持つ物質

55 中性洗剤の特徴とは？

▼中性洗剤の用途は？

中性洗剤はｐＨ６以上～８以下の洗剤で、アルカリ性や酸性の洗剤と比較すると、安全性の高い洗剤です。

中性洗剤は基本的には界面活性剤の力で洗浄を行ないます。では、この中性洗剤はどのような目的で使用されるのでしょうか。

中性洗剤がもっとも一般的に使われているのが、食品由来の油、デンプン、タンパク質の汚れのついた調理器具（食器、包丁、まな板など）の洗浄です。最近は弱アルカリや弱酸性のものも出てきていますが、台所用洗剤として中性洗剤を使っている家庭が多いのではないでしょうか。こうした用途で用いられる場合には、洗浄効果が高く、泡立ちがよいものが好まれます。そのため、主成分としては洗浄力が強く、泡立ちがよいという特徴を持つ陰イオン界面活性剤である場合が多いのです。さらに、陰イオン界面活性剤の効果を増強させたり、皮膚に対する影響を考慮して、非イオン界面活性剤や両性界面活性剤を配合したものもあります。

▼「果物・野菜」洗浄用もある

調理器具の洗浄によく使われている中性洗剤ですが、土などの汚れがついた食品の洗浄にも使われています。一般家庭ではあまりしませんが、食品を取り扱う施設（調理場など）ではごく当たり前に、食品の洗浄は行なわれています。食品の洗浄に用いることのできる中性洗剤は、ラベルに「果物・野菜の洗浄」との表記があり、洗浄方法が記載されています。この洗浄方法については、「食品衛生法」で規定されています。

中性洗剤は他の分野でも幅広く使われています。たとえば、お風呂の洗剤やおしゃれ着洗いの洗濯用洗剤などです。これらの用途では、泡切れのよいものや泡立たないものが好まれるため、非イオン界面活性剤を主成分としたものが多くなっています。

このように中性洗剤は、用途や対象物に適した界面活性剤を組み合わせて作られています。逆に言うと、用途外で用いた場合には十分な効果を発揮しない可能性があるので、ラベルの記載にしたがって使用してください。

中性洗剤の特徴

使用目的	種類と主成分	対象物の例	特徴・注意点
食品由来の汚れ(油、デンプン、タンパク質)全般、土などの食品についた汚れ	中性洗剤 **〈主成分〉** 陰イオン界面活性剤	調理器具 野菜(必要に応じて)	**〈特徴〉** ・界面活性剤の力で洗浄する ・中性なので安全性は高い **〈注意点〉** ・殺菌を目的としたものではない ・中性洗剤と同じ用法で食器洗い用石鹸を用いることがある。使い方は中性洗剤と同じ。ただし、石鹸は中性ではなく、弱アルカリ性

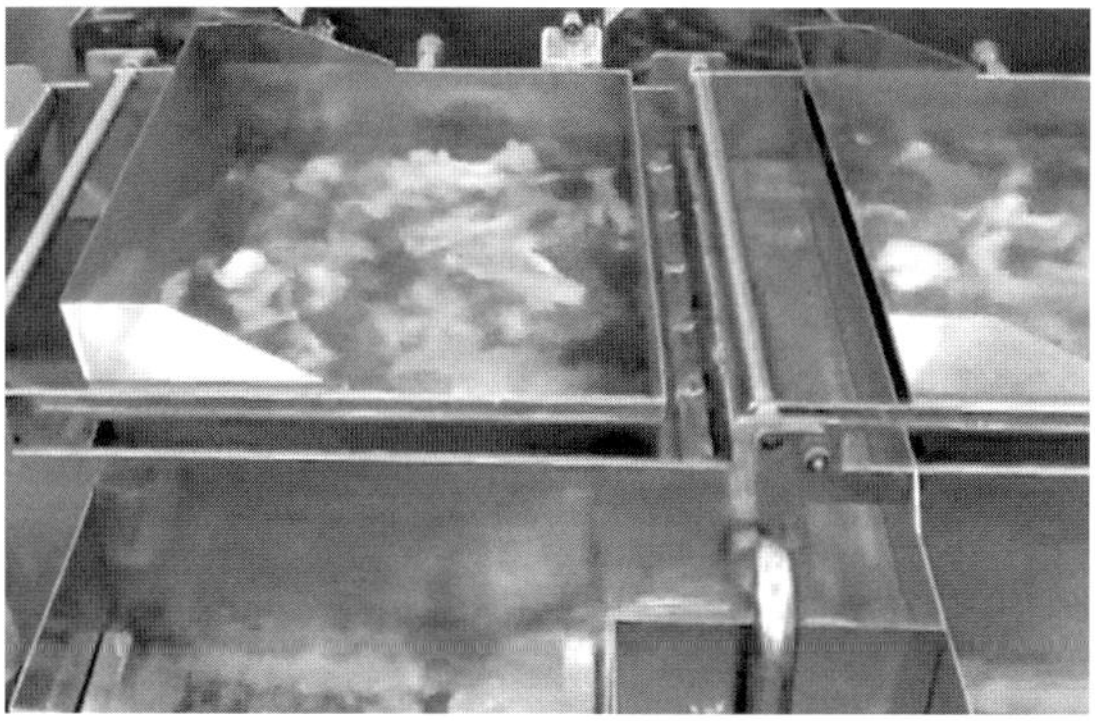

野菜・果物洗浄機

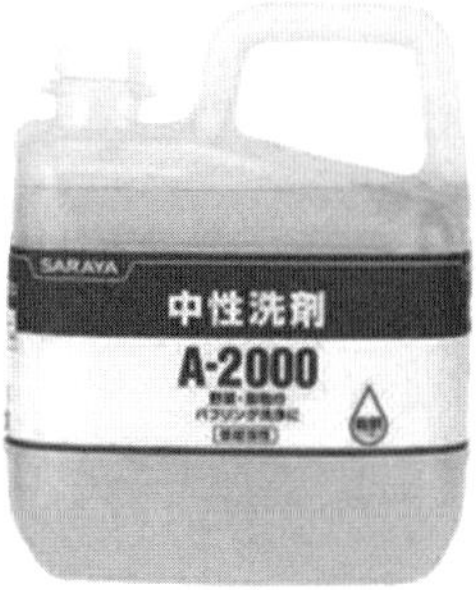

低起泡性の中性洗剤

56 アルカリ洗浄剤の特徴とは？

▼強力な洗浄力を活かす

アルカリ洗浄剤とは、pHが8を超えた洗浄剤のことを言います。主成分は、水酸化ナトリウム、水酸化カリウム、あるいは炭酸ナトリウムなどのアルカリ塩類です。さらに、効果を増強するために界面活性剤と組み合わせたり、有機溶剤と組み合わせたりします。

アルカリの主な特徴として、油やタンパク質に作用し、これらを溶かす効果があります。そのため中性洗剤では対応できないほどのひどい油汚れや焦げついた汚れ、とくにひどいタンパク汚れなどを落とすことを目的として、アルカリ洗浄剤が用いられます。

▼アルカリ洗浄剤＋アルファ

では具体的に、どのような場面でどのような特徴を持ったアルカリ洗浄剤が用いられているのか、紹介していきましょう。まずは、食品を取り扱う施設（調理場や食品工場など）で、油やタンパク質汚れがこびりついた床や壁の洗浄に用いられます。この際には界面活性剤が配合されたタイプのアルカリ洗浄剤が使用され、発泡洗浄機などを用いて発泡洗浄するのが一般的です。

次に、レンジや加熱調理機器（フライヤー、スチームコンベクションオーブンなど）に用います。これらについた汚れは非常に強固であるため、有機溶剤が配合されたタイプのアルカリ洗浄剤が主流です。レンジであればスプレーしてしばらく放置してから、ふき取ります。スチームコンベクションオーブンには、50～60℃くらいに温度を上げた状態で用いたりもします。

また、アルカリ洗浄剤がよく使われる用途として、業務用の食器洗浄機があります。食器洗浄機で使用する場合、泡立ってしまうと、洗浄効果が十分に得られないばかりか、機械の故障にもつながります。そのため界面活性剤を含まない、あるいはあまり泡立たない界面活性剤を配合したアルカリ洗浄剤が用いられます。

このようにアルカリ洗浄剤も幅広い用途で用いられていますが、洗浄力の強力さゆえに、手についたり、目に入ったりすると非常に危険です。使用する際には手袋や保護メガネを着用するようにしましょう。

アルカリ洗浄剤の特徴

使用目的	種類と主成分	対象物の例	特徴・注意点
とくにひどい油汚れ、焦げついた汚れ、とくにひどいタンパク質汚れ	アルカリ洗浄剤 〈主成分〉 水酸化ナトリウムや水酸化カリウムなどのアルカリ塩類	床、壁 加熱調理機器 食器洗浄機で洗う食器	〈特徴〉 ・中性洗剤で対応できないひどい汚れ、とくに油やタンパク質の汚れをアルカリの力で溶かすことができる 〈注意点〉 **・手袋を必ず使用し、また目の保護などの注意が必要** ・食器洗浄機で使う場合は必ず専用の洗浄剤を使うこと

焦げつき汚れの落ち方の違い

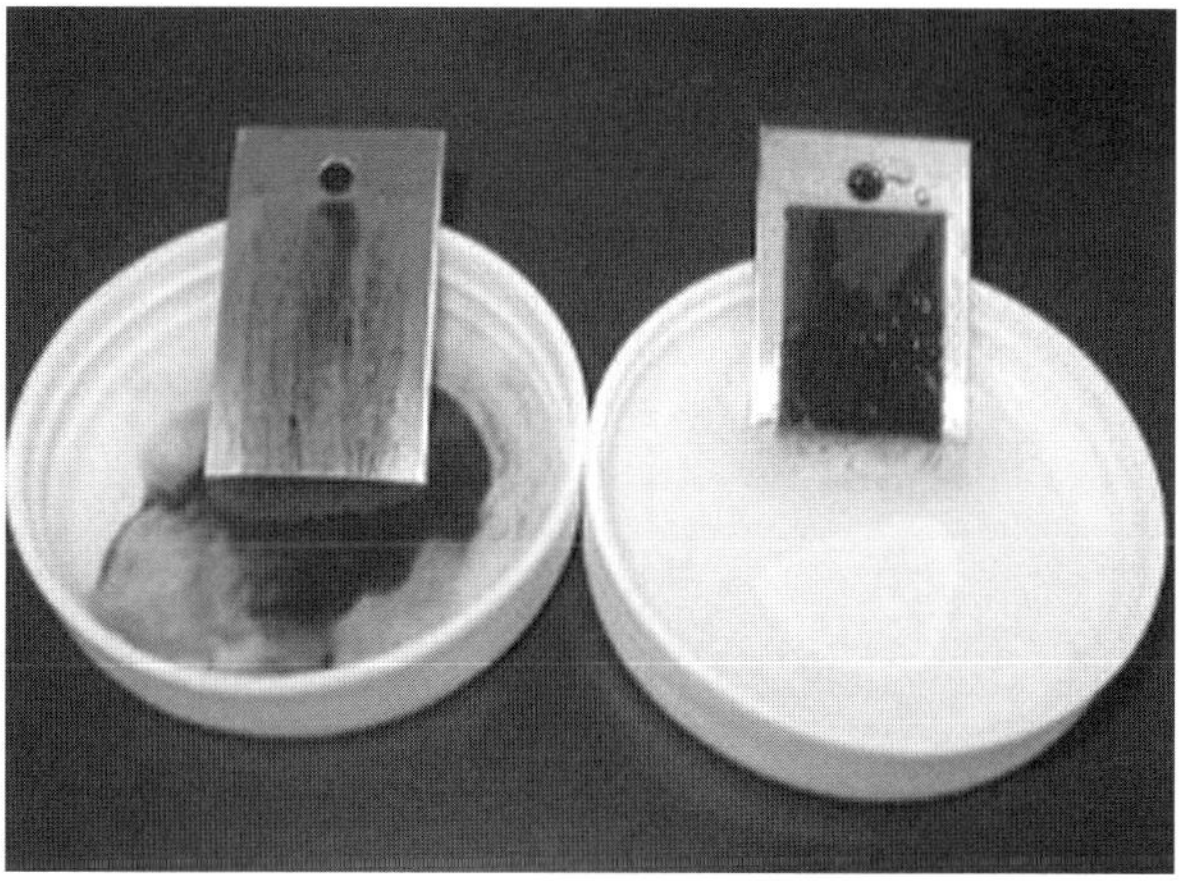

アルカリ洗浄剤　　中性洗剤

57 酸性洗浄剤の特徴とは?

▼食洗機・トイレ用洗浄剤

酸性洗浄剤とは、pHが6未満の洗浄剤のことを言います。酸性洗浄剤の主成分は、塩酸や硝酸などの無機酸、あるいはクエン酸やリンゴ酸などの有機酸です。

酸性洗浄剤は、水分中のミネラル由来のカルシウム塩やマグネシウム塩など（スケールと呼ばれる）、アルカリ洗浄剤では落とすことのできない無機系の汚れに対して非常に有効です。

では、酸性洗浄剤の具体的な用途を紹介しましょう。

まず、業務用の食器洗浄機に付着したスケール除去に酸性洗浄剤が用いられています。食器洗浄機は高温で使用するため、水道水に含まれるミネラル由来成分がスケールとなって内部に蓄積します。これが食器洗浄機の洗浄効果を低下させる原因になります。そこで酸性洗浄剤を使用し、スケールを除去します。

飲料（牛乳など）を取り扱う大きな工場では、製造ラインを分解しないで内部を洗浄するＣＩＰ洗浄（定置洗浄）の洗浄剤として使用されています。製造ラインに付着した乳石のような無機汚れの除去を目的としており、主に硝酸やリン酸などの無機酸が用いられています。

同じく無機系汚れである尿石（人の尿に含まれるカルシウム塩が原因でできる）を除去するトイレクリーナーとしても酸性洗浄剤が用いられており、この用途においては多くは塩酸が主成分となっています。

▼酸性洗浄剤は「まぜるな危険」

このように酸性洗浄剤は、無機系汚れの除去に幅広く用いられています。しかし、これらとはまったく異なる用途で酸性洗浄剤が用いられている場面があります。それは野菜の殺菌です。フマル酸や酢酸、乳酸といった酸は野菜の殺菌に有効であり、とくに大腸菌群に対して高い殺菌効果を有しています。

しかし酸性洗浄剤を用いる際には、とくに注意すべきことがあります。酸性洗浄剤には、「まぜるな危険」という表示がされているように、塩素系の殺菌剤とまぜると塩素ガスが発生し、大変危険です。絶対に他の洗浄剤とまぜて使わないように注意してください。

酸性洗浄剤の特徴

使用目的	種類と主成分	対象物の例	特徴・注意点
水分中のミネラル由来の汚れ（スケールと呼ばれる）	酸性洗浄剤 〈主成分〉 リンゴ酸やクエン酸などの有機酸、あるいは塩酸や硝酸などの無機酸	食器洗浄機の内部の洗浄	**〈特徴〉** ・無機系の汚れに非常に有効 **〈注意点〉** **・次亜塩素酸ナトリウム溶液とまぜると塩素ガスを発生するので危険**

食器洗浄機のスケール除去

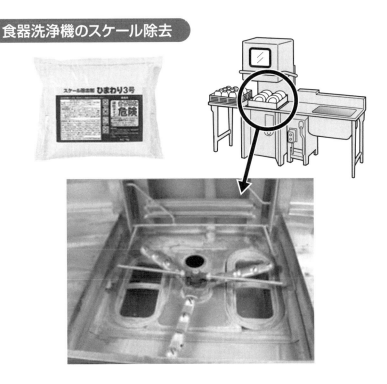

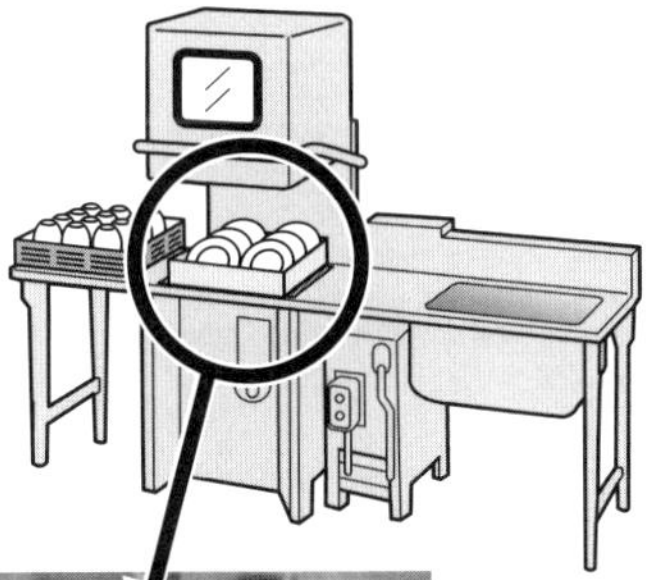

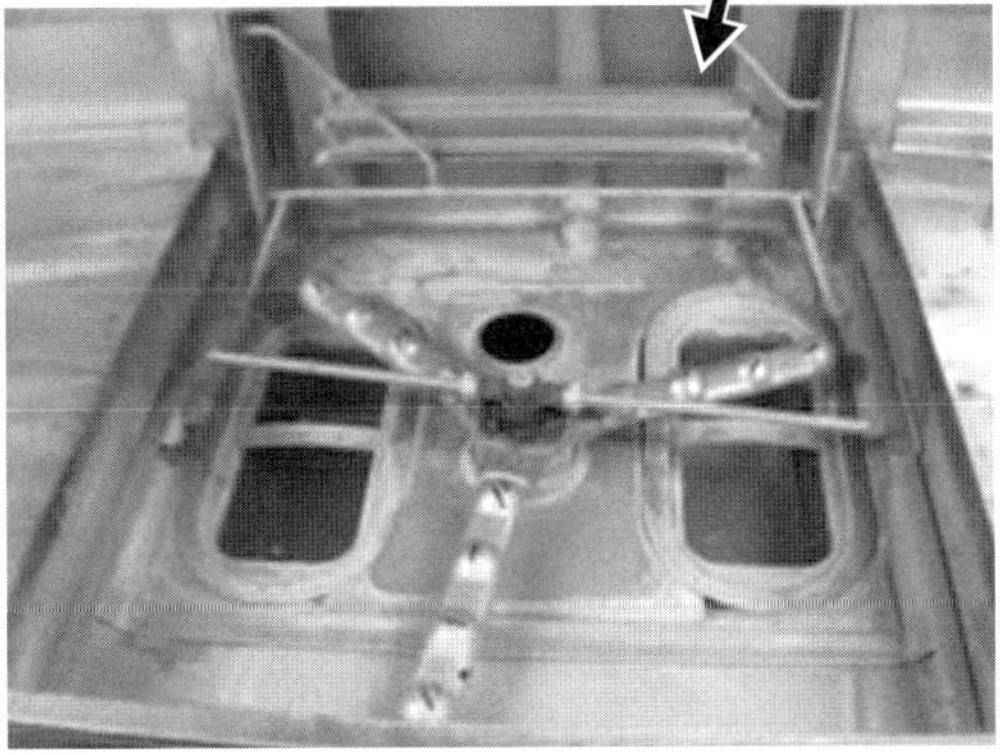

58 石鹸はなぜ環境に優しいのか？

▼排水への影響が少ない

石鹸は広い意味で洗剤と同じ仲間です。陰イオン界面活性剤の力で汚れを落とすという原理は同じです。ちなみに洗剤には石鹸のほか、合成洗剤、複合石鹸（石鹸と合成洗剤を合わせたもの）があります。石鹸は油由来の脂肪酸にアルカリを作用させて作ります。その油が食用油と同じものを使っているので、安全であるイメージが強く、環境への影響も小さいと認識されています。

では本当に環境に優しいのでしょうか。

石鹸は条件によって界面活性能力（つまり洗浄力）を失いやすいという特徴を持っています。これは一見、欠点のようにも見えますが、洗浄力を発揮してくれた後には速やかに洗浄力を失ってくれたほうが、排水などへの影響が小さくてすみます。とくに水で薄まると速やかに洗浄力を失います。ですから、すすぎの際の水の量も少なくてすみますし、環境負荷は低いと言えます。

ただし、石鹸は水分中に含まれるミネラルと反応して、「石鹸カス」というものを生じます。手洗いシンクなどが白い結晶のようなもので汚れている場合、その原因は石鹸カスである可能性があります。地域によって水分中のミネラルの含有量は異なりますが、多いところではこの石鹸カスの汚れが顕著になることがあります。ただ家庭で使うハンドソープ程度であれば量も多くないので、それほどナーバスになる必要はないでしょう。

▼製品タイプによって違う使用感

ちなみに、「ハンドソープ」という名称で販売されている商品には石鹸もありますが、合成洗剤タイプも複合石鹸タイプもあります。それらを総称してハンドソープと呼んでいます。ソープ＝石鹸と思われがちですが、ソープはもう少し広い意味で使われているのです。

どれがよくてどれが悪いということはないのですが、使用感は異なります。石鹸タイプのハンドソープはすすぎ時間も短く、さっぱりとした洗い上がり感がありますが、合成洗剤タイプのものは、多少すすぎ時間が長く感じられる一方、洗い上がりはしっとりしています。複合石鹸タイプはその中間といったところです。

固形石鹸と液体石鹸

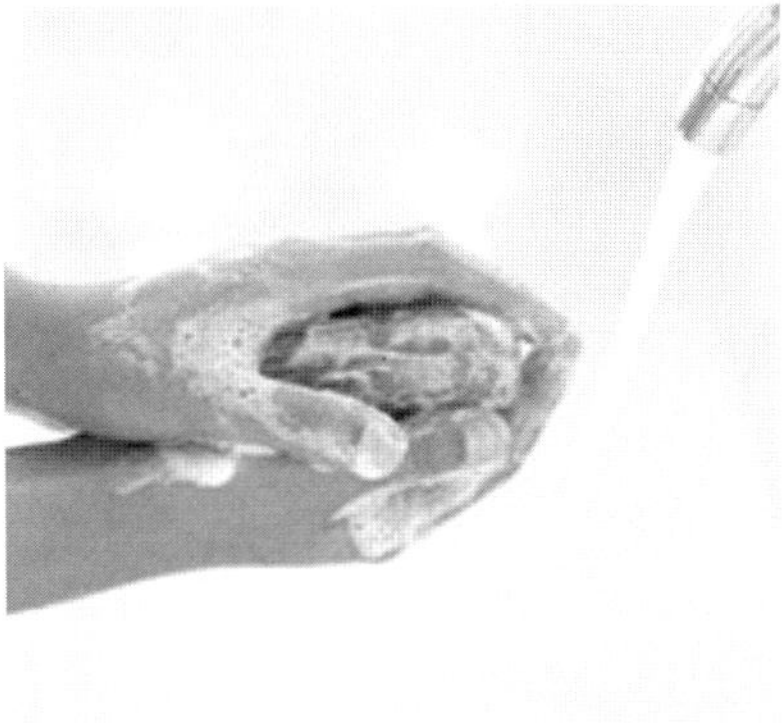

固形石鹸
(水酸化ナトリウムを使用)

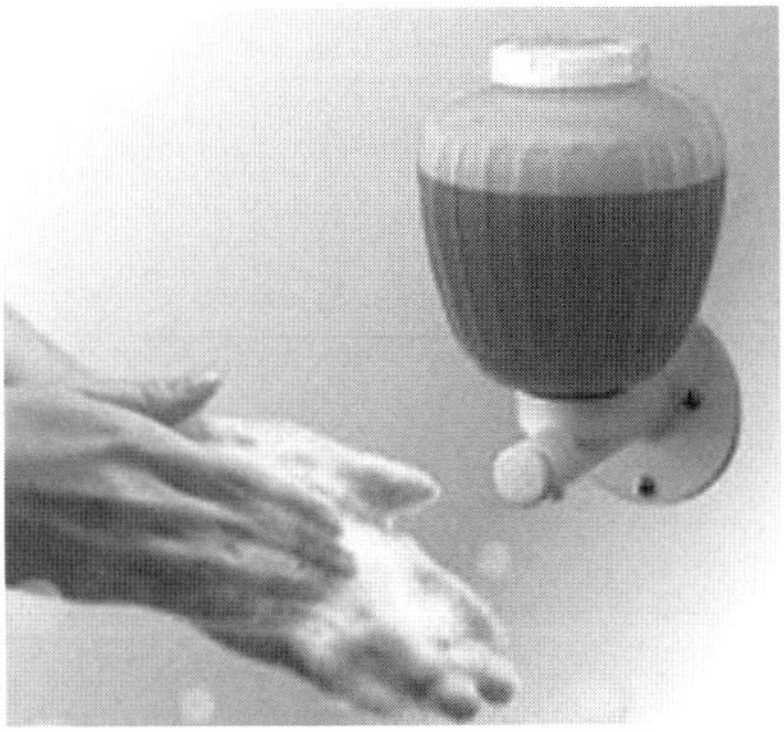

液体石鹸
(水酸化カリウムを使用)

石鹸の組成

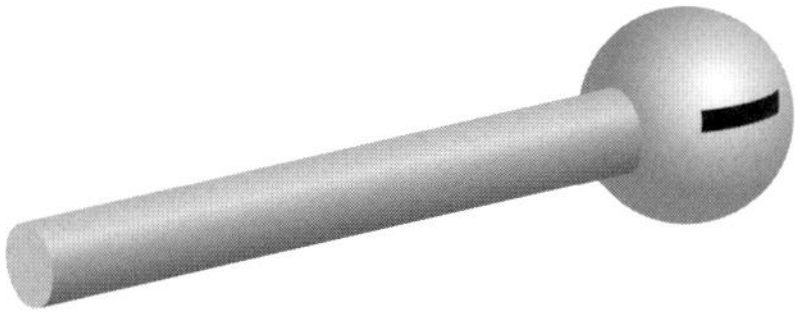

$RCOO^-Na^+$
(固形石鹸)

$RCOO^-K^+$
(液体石鹸)

アルキル基(R)を持った脂肪酸とアルカリを原料としてできている

脂肪酸
・ヤシ油など(植物由来)
・牛脂など(動物由来)

＋

アルカリ
・水酸化ナトリウム(固形石鹸)
・水酸化カリウム(液体石鹸)
・その他、エタノールアミン類など

59 合成洗剤は悪者か？

▼有害説はどこから出てきたか

合成洗剤はドイツで開発されました。合成洗剤は水分中のミネラルの影響を受けにくく、安定した洗浄力を発揮することができます。また、安価で大量に作ることができるため、第二次大戦後の日本でも石鹼に置き換わり、急激にその生産量は増えていきました。

しかし、１９６０～70年代に、河川の泡立ち、赤潮、富栄養化などが問題になったことから、「合成洗剤は石油で作られた化学物質で、環境や人体に害をおよぼす」「石鹼は天然の動植物油脂を使用して作られ、環境に優しく安全である」というイメージが定着してきました。合成という言葉のイメージもよくないようです。

▼今の合成洗剤は植物由来

たしかに石油由来の原料で作られた合成洗剤もあり、とくに業務用の世界では様々な理由で今でも使われています。しかし、一般家庭で使用されている合成洗剤（台所洗剤など）の原料はほとんどが植物由来であり、環境や人体に害をおよぼすことはなくなってきています（原料の安定供給のため大規模なプランテーションが熱帯雨林を破壊しているという別の問題はあります）。

また、微生物の発酵プロセスによって作られる天然の界面活性剤もあります（次項参照）。これは非常に環境影響の小さいものです。

ただ商品の表示のルール上、「石鹼」と「合成洗剤」しか枠組みがないために、消費者から見ると区別がつきにくく、わかりにくいという問題もあります。

また、人に対しての安全という点でも合成洗剤は批判されることがあります。実際に合成洗剤のほうが肌に影響を受けやすい人もいますが、逆に、医療現場ではアルカリ性の石鹼では手が荒れるため、弱酸性の手洗い洗剤を使用しているケースもあります。肌関連のトラブルは個人の体質や体調、洗剤の種類、使用頻度やその量などによって変化するため、「合成洗剤＝悪いもの」とは言い切れません。その中身がどういうものなのかをメーカー側はしっかりと説明し、消費者側は興味を持つことが大切です。

合成洗剤は安全?

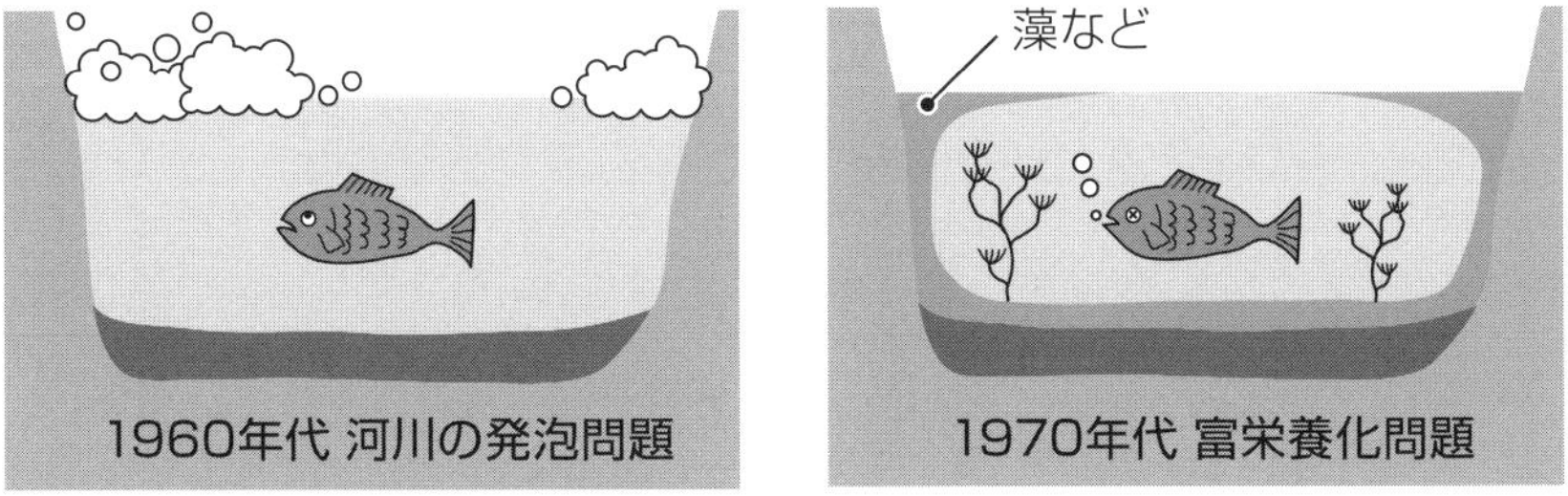
藻など
1960年代 河川の発泡問題
1970年代 富栄養化問題

合成洗剤および石鹼の生分解性

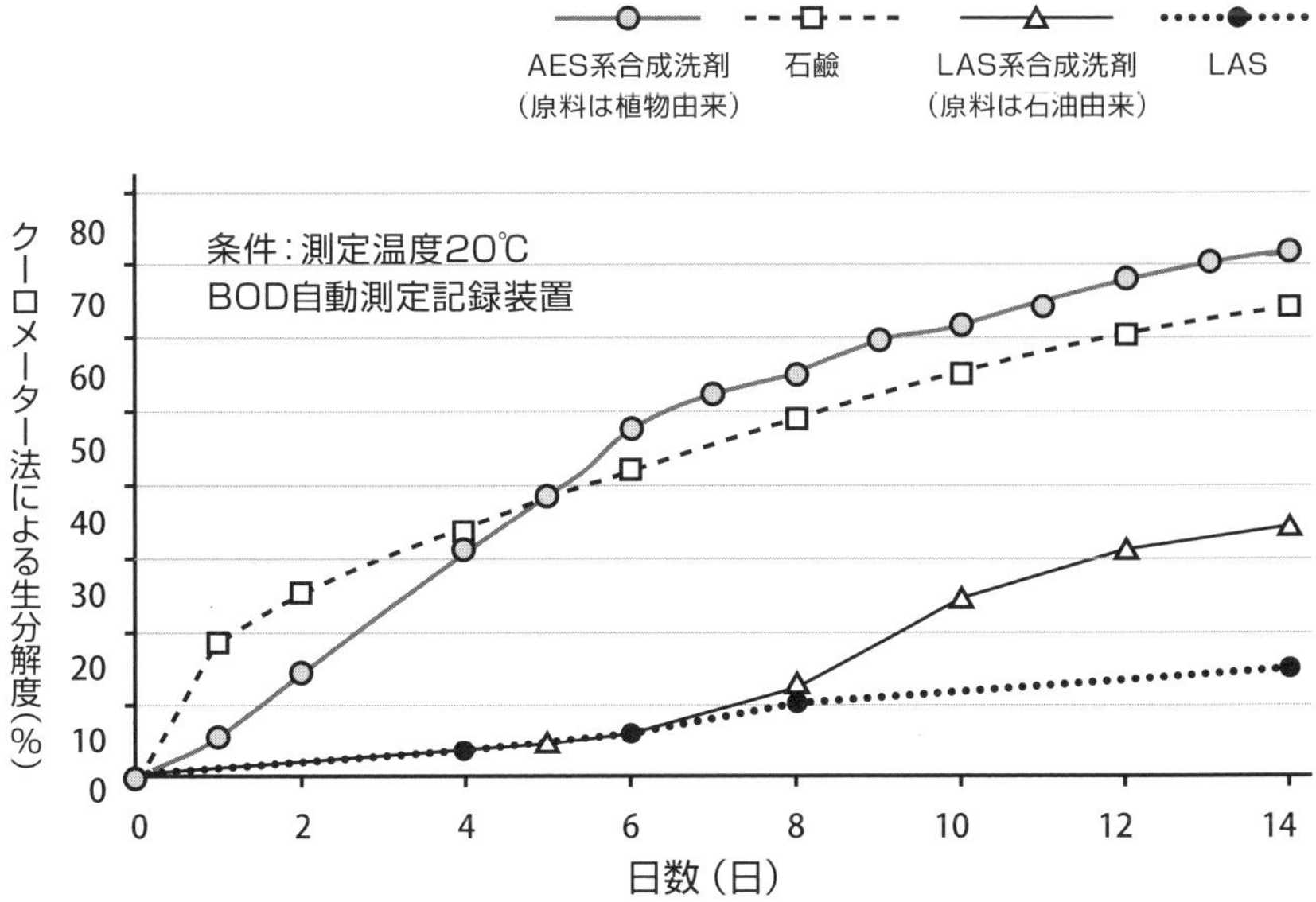

合成洗剤とひと口に言っても、原料の油が植物由来のものと石油由来のものがある。植物由来のものの生分解性は石鹼と同等である

60 微生物が洗剤を作る！

▼発酵技術でできた界面活性剤

石鹸を含め、一般的に洗剤の主成分となる界面活性剤は、化学反応によって作られますが、それ以外の方法で作られる界面活性剤もあります。

食品である納豆や醤油、味噌などは微生物を使った発酵技術を利用して作られますが、発酵技術を利用して界面活性剤を作る研究も行なわれ、この技術で作られた界面活性剤は、「バイオサーファクタント」と呼ばれています。

バイオサーファクタントは発酵技術で作るため、生産量や質が安定せず商業化が困難でしたが、１９９０年代からバイオサーファクタントのひとつである、「ソホロースリピッド」を配合した製品が発売されています。

ソホロースリピッドは、糖とパーム油を原料に、酵母による発酵技術から作り出されるバイオサーファクタントのひとつで、30年ほど前から研究されていましたが、製品化は非常に困難とされていました。

しかし現在、様々な技術改良で問題が解決され、ソホロースリピッドを使用した洗浄剤が販売されています。

▼ソホロースリピッドのすぐれた特徴

ソホロースリピッドは、「化学合成で作られる界面活性剤と同じくらい洗浄力が強い」「生分解性が石鹸と同じくらい高い」「すすぎ性が非常によい」という非常にすぐれた特徴を持っています。

しかし、泡が立ちにくいため通常の中性洗剤などにはあまり使用されず、この特徴を十分に活かせる製品に配合されています。

たとえば、食器洗浄機用の洗浄剤は、泡が立ちすぎると食器洗浄機が壊れてしまうため、泡が立ちにくい界面活性剤を使用する必要がありますが、このような界面活性剤は、一般的に生分解性が低いという問題を持っています。

そこでソホロースリピッドの泡が立ちにくく生分解性が高いという特徴を活かして、食器洗浄機用の洗浄剤に使用されています。また、すすぎ性がよいため、野菜洗い用の洗浄剤にも使用されています。

微生物から作られる界面活性剤

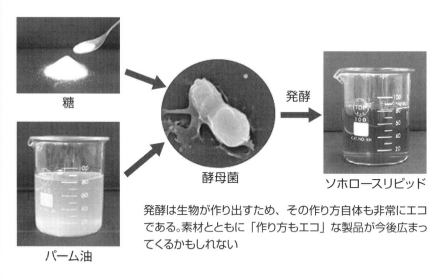

糖

パーム油

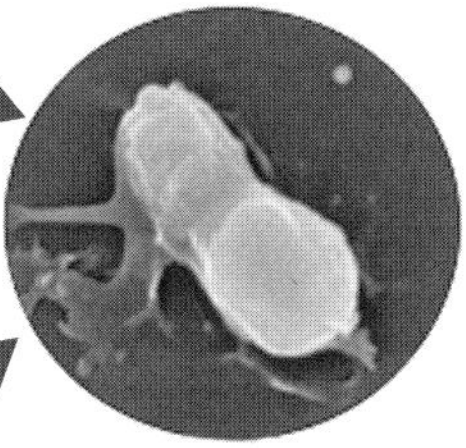

酵母菌

発酵

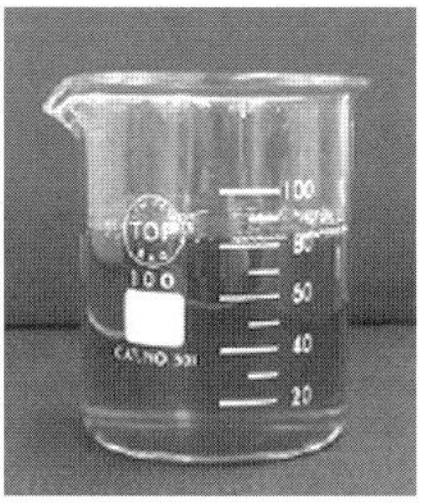

ソホロースリピッド

発酵は生物が作り出すため、その作り方自体も非常にエコである。素材とともに「作り方もエコ」な製品が今後広まってくるかもしれない

●ソホロースリピッドが配合された洗浄剤

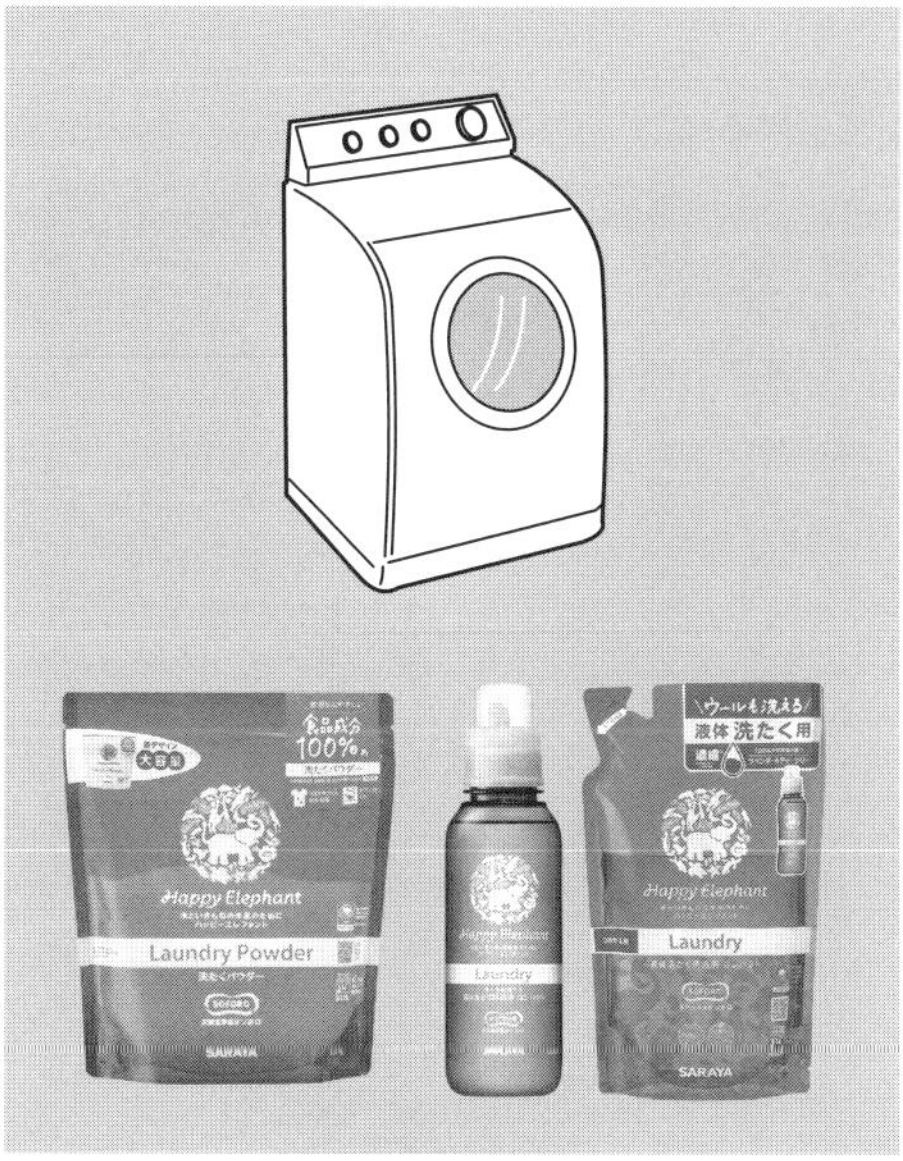

洗濯用洗剤

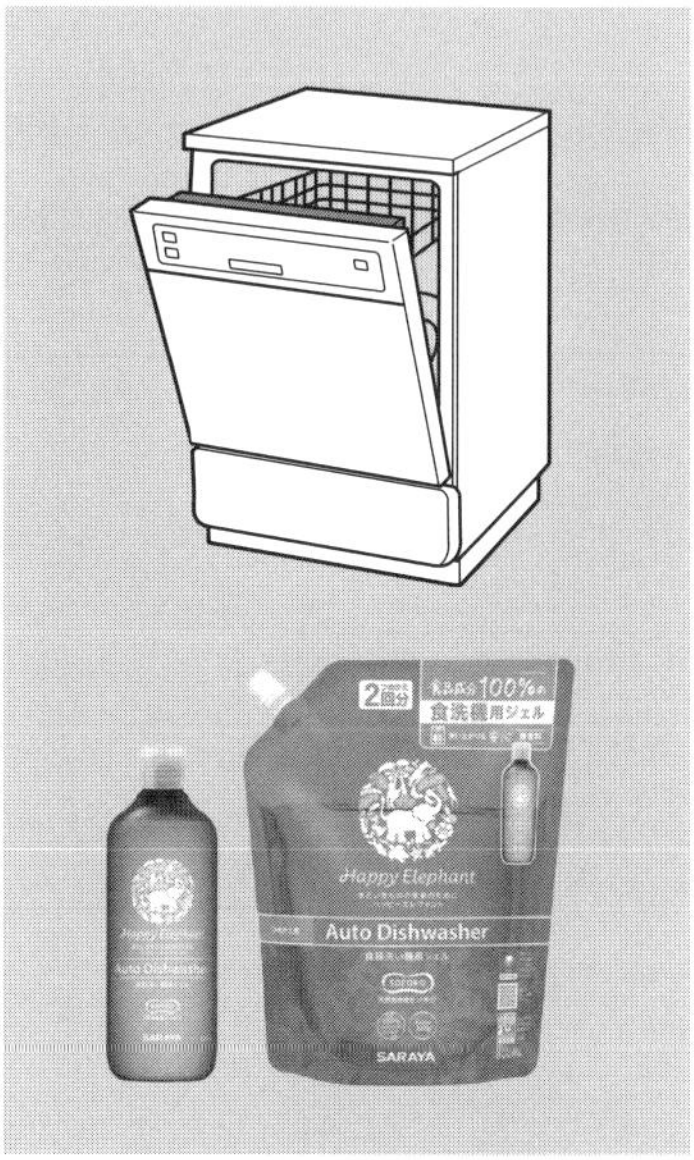

食器洗浄機用洗浄剤

61 酵素の持つ洗浄パワー

▼デンプン・脂質・タンパク質を分解する

洗濯用洗剤などで、「酵素の力」「酵素パワー」などと謳った製品を見たことがあると思います。「酵素」と聞くと、何となく効果がありそうなイメージを持つ人が多いでしょうが、酵素とはどのようなものなのでしょうか。

酵素とは生物が生きていくために必要な、体内で働くタンパク質です。私たちが食事をするときには、だ液に含まれるデンプン分解酵素（アミラーゼなど）、胃液に含まれる脂質分解酵素、タンパク質分解酵素（リパーゼ、プロテアーゼなど）によって、食べたものが身体に吸収されやすい形に分解されます。酵素はこれらを非常に少ないエネルギーで効率よく分解できるという特徴があります。

この酵素を洗浄剤に使用して、強い洗浄力を持たせているのが「酵素系洗浄剤」であり、洗濯用洗剤以外としては、医療機器の洗浄剤などで利用されています。

▼界面活性剤との違い

酵素は界面活性剤と異なる様々な特徴を持っています。まず酵素は、基本的に分解する対象物が決まっており（基質特異性）、たとえば、プロテアーゼ（タンパク質分解酵素）であればタンパク質を、アミラーゼ（デンプン分解酵素）であればデンプンのみを分解します。

また、酵素は生物が作るため、一般的に体温に近い中性付近でもっとも効果を発揮し、長時間汚れと接触させる必要があります。ただし、温度や液性に関しては、技術の進展により洗濯用洗剤でもっとも多い弱アルカリ性で効果を発揮する酵素、冬場の冷たい水でも効果を発揮する酵素などが開発されており、より効果的に酵素が使用できるようになりました。

食品衛生関連の洗浄剤の場合は、「長時間汚れと接触させる必要がある」のが欠点となってしまうこと、「価格が高くなる」という問題もあり、界面活性剤を主とした洗浄剤のほうが多く使用されています。しかし、界面活性剤では汚れが取り除きにくいタンパク質汚れ、デンプン汚れに対して、一定の時間を置いて洗浄する方法（浸漬、発泡洗浄）を利用して、酵素の利点を活かすことができる、特定の汚れに特化した洗浄剤も販売されています。

酵素の洗浄作用

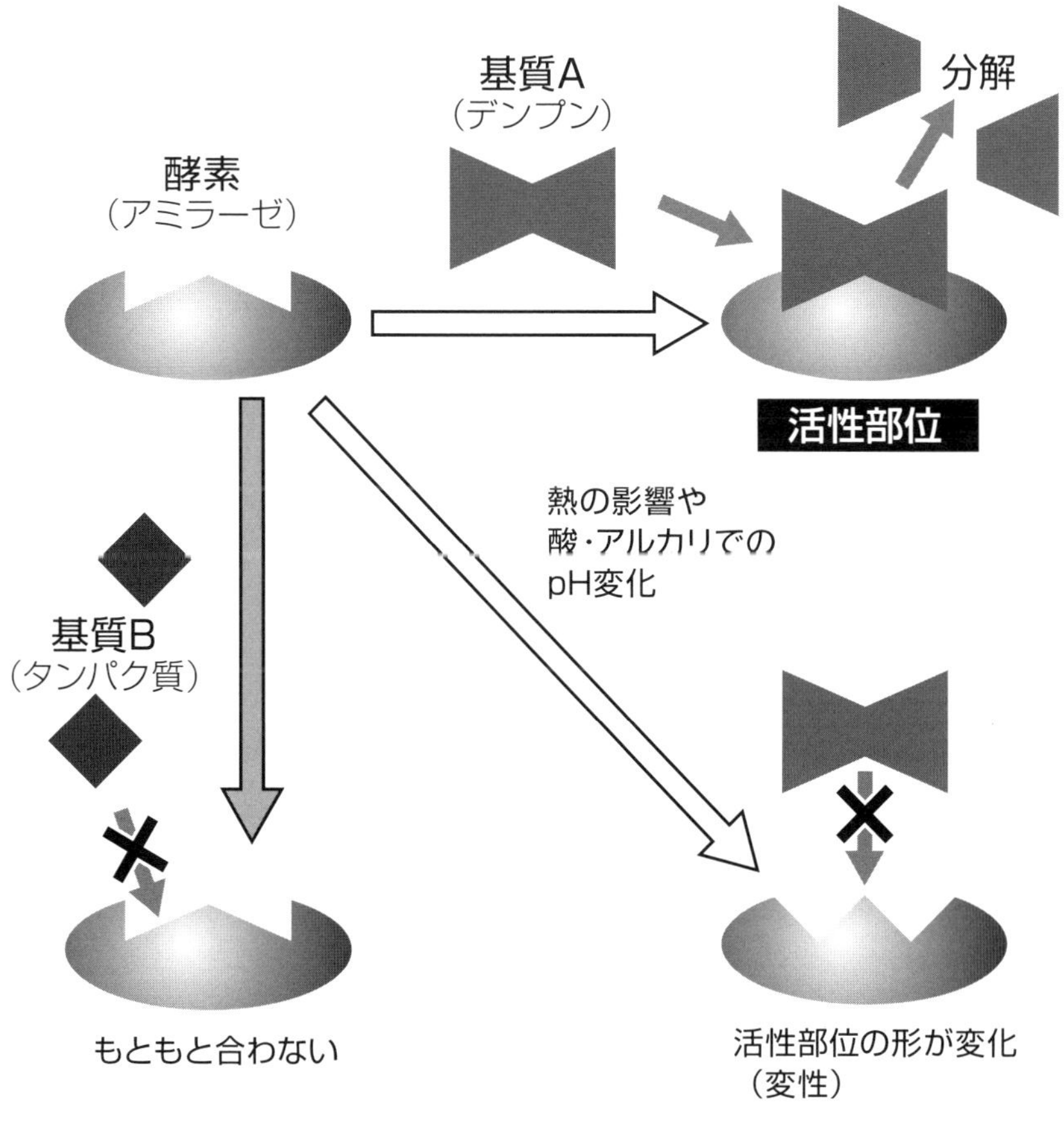

酵素は特定の基質にのみ作用する。そのため目的が明確なときには洗浄剤としても有効である

62 洗浄と同時に殺菌ができる洗剤

▼2つの工程が同時にできる

食品を取り扱う施設（調理場、食品工場など）や医療・福祉施設などにおいて、洗浄効果と殺菌効果を併せ持った洗剤がよく使用されています。このような洗剤は26項でも触れたように、殺菌成分として陽イオン界面活性剤、洗浄成分として非イオン界面活性剤や両性界面活性剤を主成分として組み合わせた洗剤です。こういった洗剤は一般的に「洗浄除菌剤」と呼ばれています。

この洗浄除菌剤を用いると、一度の工程で洗浄と同時に殺菌ができるので、とくに微生物の制御が必要な対象物に使用するときには非常に有用です。また、作業効率アップにもつながります。

しかし、その反面、洗浄だけを目的とした中性洗剤やアルカリ洗剤と比較すると、やや洗浄効果が劣るため、強固な油汚れの付着した対象物への使用は、あまりおすすめできません。

▼幅広く使われている「プロの洗剤」

では、具体的に洗浄除菌剤がどのように用いられているかを紹介しましょう。

食品を取り扱う施設においては、生で食べる食材や加熱後の食品を扱う調理器具（まな板や包丁など）の洗浄・殺菌に用いられています。また食品工場においては、発泡洗浄機を用いて、床や機械・設備の表面の洗浄・殺菌に使われています。

医療・福祉施設では、ドアノブや手すり、テーブルなど、人が手でよく触る箇所や血液の付着した環境表面の洗浄・殺菌に用いられます。こういった箇所で用いられる洗浄除菌剤には、スプレータイプのものや薬液をクロスに含浸《がんしん》させたタイプがあります。また、施設のお風呂や床の洗浄・殺菌にも用いられています。

このように、一般家庭ではあまり目にしない、洗浄と殺菌が同時できる洗浄除菌剤は、プロの洗剤として幅広く用いられています。

洗浄除菌剤は使い方、使う対象物さえまちがえなければ、洗浄と殺菌が同時にできる、非常に便利で有用な製剤であると言えるでしょう。

洗浄除菌剤の効用

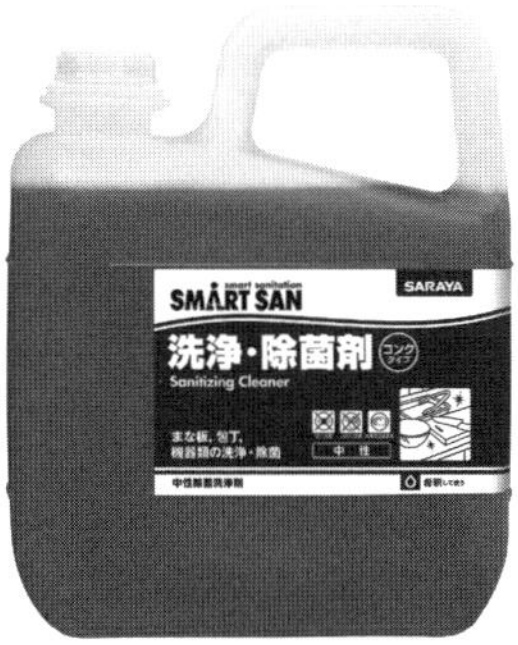

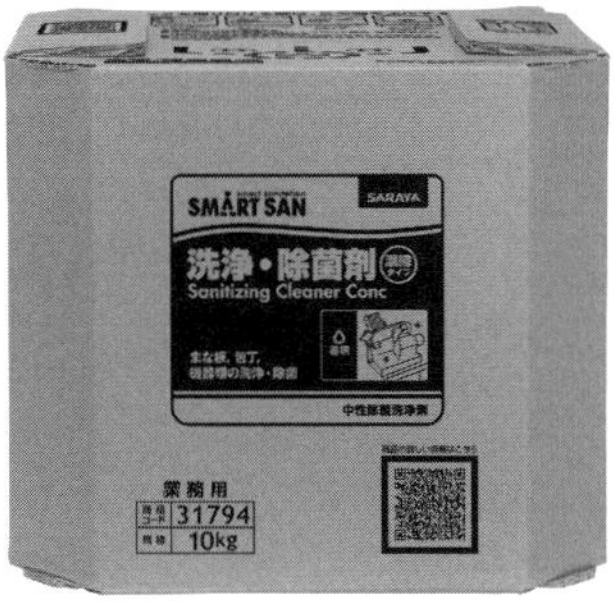

中性洗剤使用時

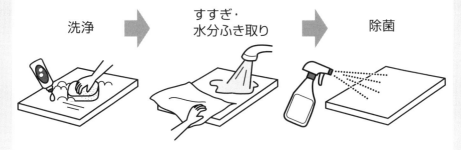

洗浄 → すすぎ・水分ふき取り → 除菌

洗浄除菌剤使用時

洗浄・除菌 → すすぎ・水分ふき取り

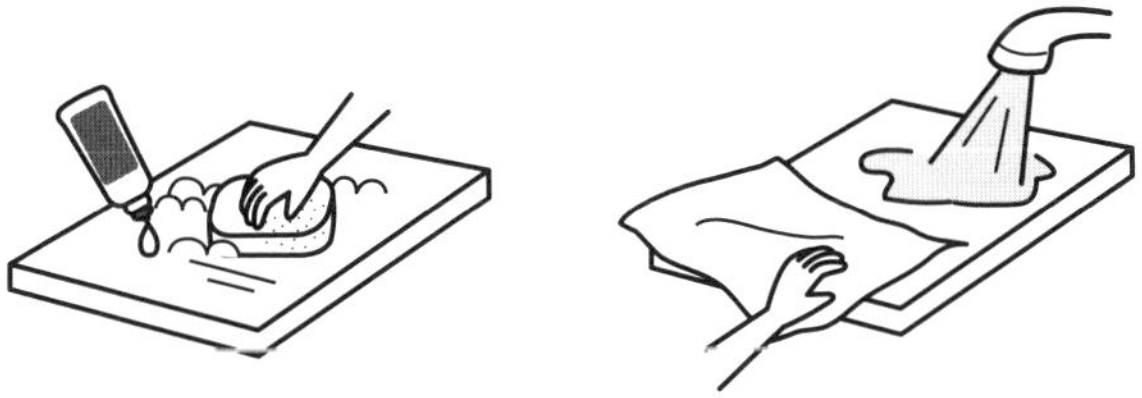

洗浄・除菌が同時にできるため、工程がひとつ減る
（ただし汚染の度合によってはアルコール除菌も必要）

63 薬用石鹸って何が違う？

▼「医薬品」「医薬部外品」「化粧品」の違いは？

ハンドソープを購入すると、ラベルに「薬用」と書いてあることがあります。この「薬用」とはどういう意味でしょうか。薬なのでしょうか。

「薬」、すなわち「医薬品」や「医薬部外品」という製品は薬機法という法律で管理されています。ちなみに化粧品も同様です。人体に触れるものはすべてこの薬機法の管理のもとにあります。そして、この管理区分によって製品に謳える言葉が変わってきます。

薬用石鹸は医薬部外品に相当し、限られた範囲ですが、薬のような効果・効能（「皮膚の清浄・殺菌・消毒」）を謳うことができます。そのためには、医薬部外品で認められた成分（この場合は殺菌剤）を含有している必要があります。

また、効果・効能が本当に認められるどうか試験を行ない、その結果をもとに厚生労働省に申請して承認を得なければなりません。

一方、同じ目的のハンドソープでも、化粧品の枠組みのものがあります。この場合は、「皮膚を清浄にする」という、化粧品の範囲で可能な効果を謳うことができます。化粧品では殺菌剤を配合することはできません。

▼正しい手洗いが大切

風邪のシーズンや衛生管理を必要とする場面では、薬用石鹸を使うことで意識づけも変わるでしょう。ぜひ、購入時にラベルを注意して見てください。

ただし、薬用石鹸で手を洗えば、手に付着している菌がまったくいなくなるかと言えば、そうではありません。医薬部外品に配合できる殺菌剤は低度の殺菌剤（64項参照）なので、それほど強力なものではありません。

食品を扱う現場では、手に付着する食中毒菌などの有害な菌を除去する「衛生的手洗い」が求められます。この場合、薬用石鹸を用いて正しい方法で手洗いを行ない、水分をふき取った後にアルコール製剤を使用する、「洗って・ふいて・消毒」が必要です（80項参照）。

この方法は衛生的な手洗い効果が検証されたものなので、実際にできるようにしておきたいところです。

化粧品と医薬部外品

	（薬用ではない）石鹸	薬用石鹸
	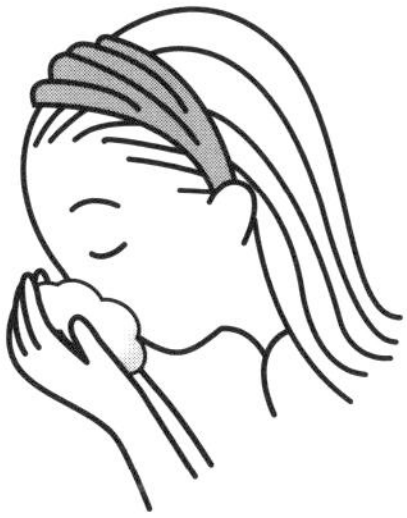	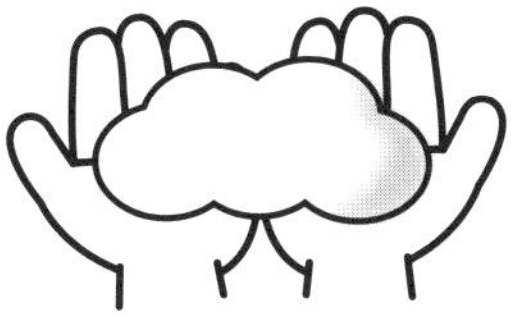
殺菌剤	配合できない	配合できる
分類	化粧品	医薬部外品

化粧品

人の身体を清潔にし、美化し、魅力を増し、容貌を変え、または皮膚もしくは毛髪を健やかに保つために、身体に塗擦、散布その他これらに類似する方法で使用されることが目的とされているもので、人体に対する作用が緩和なものをいう（薬機法）

しかし現在では規制制度が改正され、全成分表示を行ない、企業の自己責任において発売する制度になった

医薬部外品

医薬部外品添加物リストより配合成分を選択、表示指定成分表示を行なう。
業界基準では全成分表示が推奨され、徐々に移行されている

COLUMN

色分けで事故をシャットアウト？

■食品と洗浄剤をまちがえると……

食品を扱う現場では、「洗浄剤や殺菌剤を色分けすることで管理したい！」ということに高いニーズがあります。

食品加工現場には液体の薬剤類がたくさんあります。恐いのは誤って違うものを使ってしまうことです。

砂糖と塩のように食品どうしのまちがいなら、まだ生死に関わる事故にはなりにくいのですが（ないわけではないですが）、洗浄剤と食品ではそうはいきません。食品だと思って洗浄剤を使ってしまうと、生死に関わる問題も出てきます。なぜそのような事故が起こるのか？　それは見た目が似ているからです。

よくあるのが、透明な液体を見まちがえるという問題です。食品加工工場のような大きな現場では、様々な調味料や洗浄剤を大量に使います。そういう現場では、透明な柔らかい容器に入れた状態で使っていることがあります（ゴミの削減にも貢献するので、柔らかい素材の樹脂製容器が汎用される）。するとラベルを明確につけていないと中身がわかりづらいのです。

透明な液体、たとえば「みりん」と「次亜塩素酸ナトリウム製剤」は、メーカーの人間でもラベルがないと判別がむずかしいのです。これをまちがえてしまう怖れがあります。そのような背景から、薬剤に色をつけてほしいという要望が多くのお客様から寄せられます。「色がついていたらまちがえないはずだ！」ということです。たしかに色がラベル代わりになれば、まちがえるリスクを減らすことができそうです。

■統一基準がないのが現状

そうしたお客様の要望に応えるために、実際に色を変更した製剤をたくさん開発しました。しかし、色をつけるということは意外にむずかしいのです。「長期間安定して色が抜けないか」「とくに光が当たる状況で色が抜けないか」という評価をすると、多くの候補品が脱落していきました。

さらに別の問題もありました。メーカーによって色分けの基準が異なるのです。各社が統一すればいいのですが、メーカーも競争している間柄です。まだ統一基準を作るには至っていません。それぞれのメーカーが、それぞれ深い関係にあるお客様とのやりとりで色が決まっている、というのが現状です。

8章

殺菌剤とはどんなもの？

64 殺菌剤には格付けがある

▼「高度」「中等度」「低度」の3タイプ

殺菌剤（消毒剤あるいは除菌剤と呼ばれるものも含む）は、菌やウイルスに有効な製品が医療や食品衛生の分野で用いられ、最近では一般家庭においてもごく普通に使われるようになりました。ではこの殺菌剤に、作用の強さに応じて格付けがあるのをご存じでしょうか。

殺菌剤は作用の強さに応じて、「高度」「中等度」「低度」の3つのレベルに分けられています。

「高度」の殺菌剤はその名のとおり、殺菌剤の中でももっとも強力なものです。殺菌剤にもっとも抵抗性を示す細菌芽胞《がほう》（37項参照）にも殺菌効果を発揮します。

高度の殺菌剤は〝一般的に〟用いられることはありません。主に、芽胞まで殺菌することが必要で、かつ加熱処理ができないような、内視鏡などの医療器具の殺菌処理に用いられます。高度の殺菌剤は、「過酢酸やグルタルアルデヒド」といったものが主に用いられています。

▼家庭用にも使える殺菌剤

「中等度」の殺菌剤は、細菌芽胞を殺菌することはできませんが、それ以外の菌に対しては有効な殺菌剤です。もう少し専門的には、芽胞に次いで殺菌剤への抵抗性が強い、結核菌を代表とする抗酸菌（37項参照）に対しても有効な殺菌剤のことを言います。高度の殺菌剤よりも化学作用が弱いため、器具の殺菌以外にも、ヒトの手指や皮膚の殺菌・消毒にも用いることができるものもあります。「中等度」の殺菌剤の代表例としては、「消毒用エタノール」「次亜塩素酸ナトリウム」などがあり、比較的私たちにもなじみがある殺菌剤です。

「低度」の殺菌剤は、作用が穏やかで刺激も高度や中等度のものと比較して小さいため、主にヒトの手指や皮膚、傷口の殺菌・消毒に用いられます。

「低度」の殺菌剤は、芽胞や抗酸菌には効果がありませんが、その他の一般的な細菌には、ある程度有効です。代表例としては、あまりなじみのない名前かもしれませんが、手指消毒剤に配合されている「グルコン酸クロルヘキシジン」や、傷口の殺菌・消毒剤の主成分である「塩化ベンザルコニウム」などがあります。

殺菌剤の微生物に対する有効性

微生物		殺菌剤		
		高度	中等度	低度
細菌芽胞		○	△	×
抗酸菌（結核菌）		○	○	×
一般細菌（栄養型）		○	○	○
真菌		○	○	△
ウイルス	親油性（エンベロープあり）	○	○	△
ウイルス	親水性（エンベロープなし）	○	△	×

（○：有効　△：作用条件により有効なものがある　×：無効）

高　度……もっとも強力な殺菌剤。芽胞やウイルスにも有効
例）過酢酸、グルタルアルデヒド

中等度……芽胞以外の菌やエンベロープウイルスにも有効な殺菌剤
エンベロープを持たないウイルスにも一部有効
例）消毒用エタノール、次亜塩素酸ナトリウム

低　度……芽胞、抗酸菌以外の菌に有効な殺菌剤。作用が穏やか
例）塩化ベンザルコニウム、グルコン酸クロルヘキシジン

65 「石鹼」と「逆性石鹼」は何が違う？

▼「逆性石鹼」の名前の由来

「石鹼」は手を洗ったり、身体を洗ったり、顔を洗ったり、ごく日常的に使われています。では、「逆性石鹼」をご存じでしょうか。

最近は一般的にはあまり使われていませんが、昔は医療関連施設や食品を取り扱うような施設では、手を殺菌・消毒するためによく用いられていました。

逆性石鹼は「石鹼」という名前にもかかわらず、洗浄効果はほとんどなく、その代わりに殺菌効果があります。ではなぜ、逆性石鹼と呼ばれるのでしょうか。

私たちがいつも使っている石鹼は、界面活性剤の一種で、水に溶けるとマイナスの電気を帯びます。このマイナスイオンのことを、日本語では「陰イオン」と言い、石鹼を代表とする、マイナスの電気を帯びる界面活性剤を「陰イオン界面活性剤」と言います。こういった界面活性剤には洗浄効果があるのです（22項参照）。

一方、逆性石鹼はと言うと、石鹼と同様に界面活性剤の一種であることには違いありません。しかし逆性石鹼は、水に溶けるとプラスの電気を帯びます。これを「陽イオン」と言い、このような界面活性剤を「陽イオン界面活性剤」と言います。こういった界面活性剤は洗浄効果はあまりなく、殺菌効果があるのです。

このように逆性石鹼は、石鹼とは逆の性質を示します。そのために「逆性石鹼」と呼ばれるようになったのです。

▼手指を殺菌する最良の方法

この逆性石鹼は、とくに食品を取り扱う施設では器具の殺菌に用いられています。

昔はよく、逆性石鹼は手指の殺菌・消毒に用いられていましたが、一部、細菌や真菌、ウイルスに対して効果が弱いこと、有機物によって殺菌効果が不活化される可能性があることなどから、とくに医療分野では使用されなくなっています。

現在は、手指の洗浄や殺菌・消毒をする際には、石鹼を用いて手をしっかり洗い、ペーパータオルでふいた後、アルコールで消毒するという方法が、もっともよい方法とされています。

「石鹸」と「逆性石鹸」

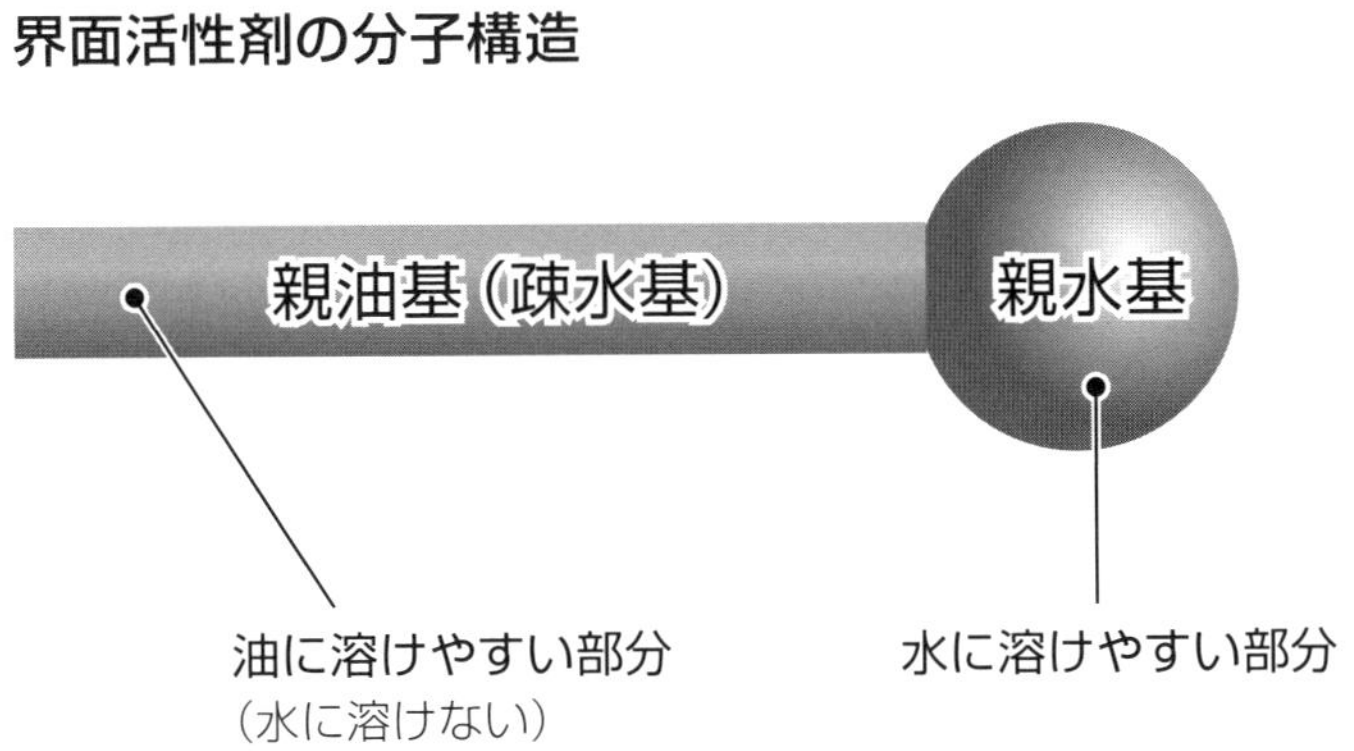

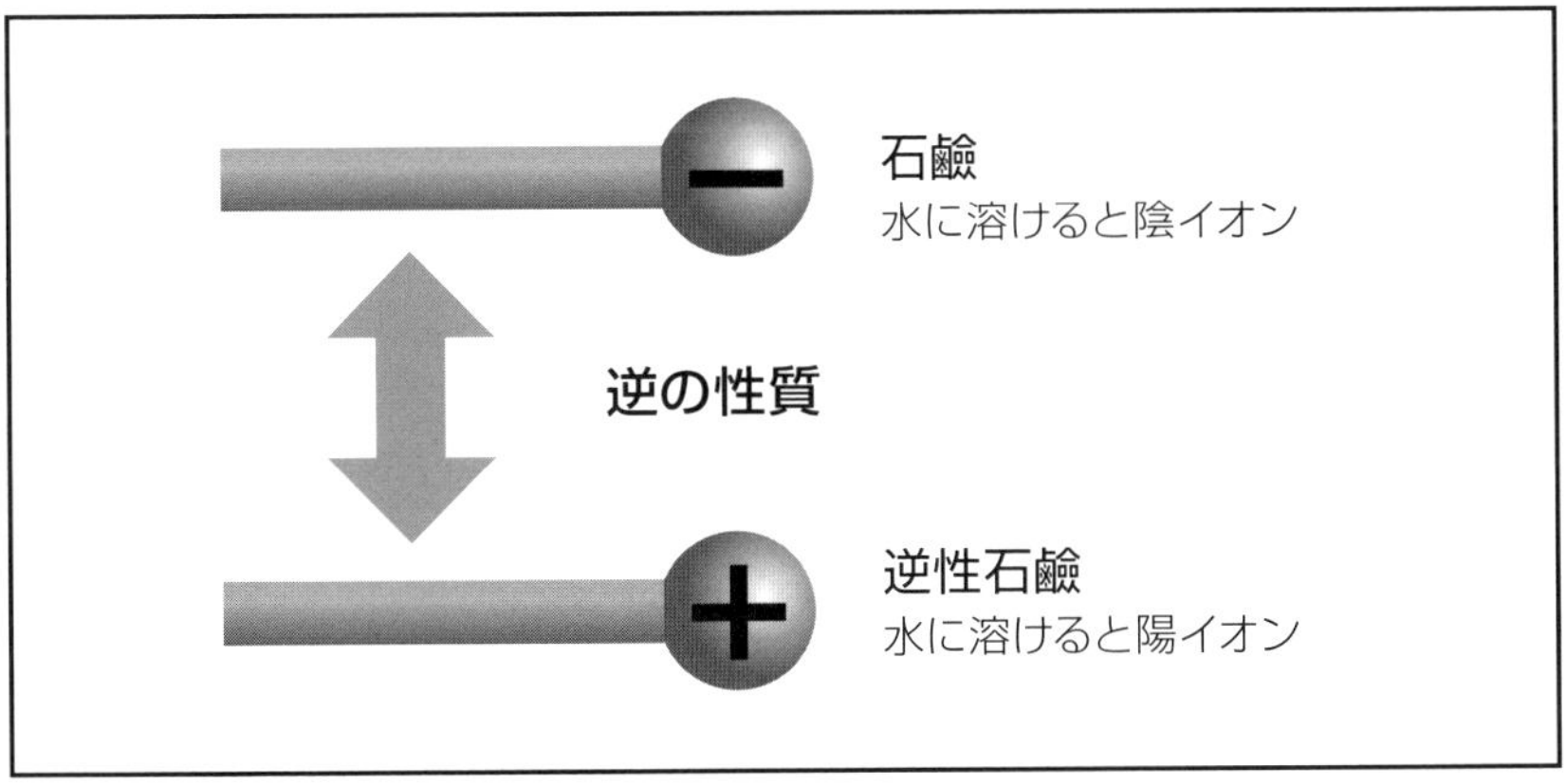

「逆性石鹸」は一般的に用いられる「石鹸」と逆の性質を持ち、殺菌効果を持っている

66 消毒に使われる「塩素」って何？

▼毒性の強い気体

小学校や中学校の理科の授業で、「塩素という元素があって、元素記号は『Cl』である」と習った記憶がある人もいるのではないでしょうか。そして物質として塩素ガス（Cl_2）は、臭いのきつい、黄緑色の、毒性の強い気体であることも覚えているかもしれません。

この「塩素」という言葉を、日常生活の中で目や耳にしたことはありませんか。たとえば、服についたしみなどを取るときの「漂白剤」や哺乳瓶などの「殺菌剤」です。これらには「塩素系」と書かれています。

塩素系と書かれている漂白剤や殺菌剤の多くは、液体で「次亜塩素酸ナトリウム」という物質が使われています。塩素と水酸化ナトリウムを反応させて得られた物質で、通常は水溶液として使用されます。

また水道水やプールの水は、「塩素消毒されている」とよく言いますが、この塩素消毒にも一般的に次亜塩素酸ナトリウムが用いられています。私たちにとってもっとも身近な塩素と言えば、この次亜塩素ナトリウムであると言っていいでしょう。

▼漂白効果・殺菌効果の源

次亜塩素酸ナトリウムには漂白効果や殺菌効果がありますが、これは強力な酸化力を利用したものです。簡単に言うと、水溶液中で酸素を放って対象物にアタックし、対象物を反応・分解して別の物質に変える作用です。

漂白効果は、色素に酸素がアタックすることで、色素が酸化され、色を見えなくしてしまいます。この漂白効果は、pHがアルカリ性付近でもっとも高くなります。

殺菌効果は、菌の細胞内外のタンパク質や脂質などを酸化により破壊したり、損傷させたりすることで発揮されます。pHが中性付近でもっとも強くなり、哺乳瓶や野菜などの殺菌、ノロウイルスなどの感染予防対策にもよく用いられています。

次亜塩素酸ナトリウムは、酸化力の強さから材質（金属や繊維など）に影響をおよぼすこともありますが、正しい使い方をすれば、私たちの生活に役立つ、非常に有用な物質なのです。

次亜塩素酸のpHによる変化

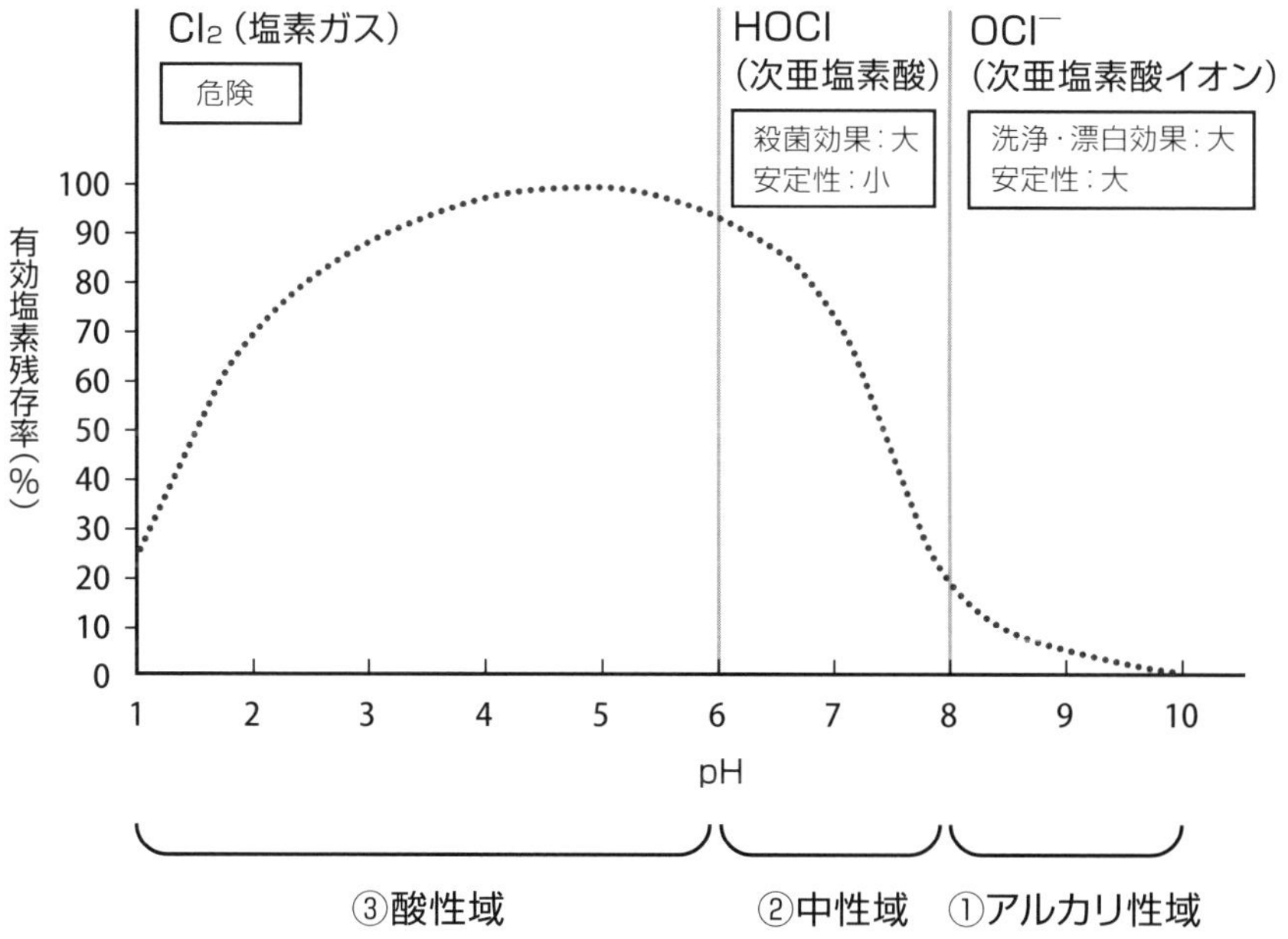

①アルカリ性域……洗浄効果や漂白効果が高く、安定性もよい。そのため次亜塩素酸ナトリウムのように保存や流通が可能

②中性域……殺菌効果が非常に高いが、安定性に難があり、分解しやすい

③酸性域……殺菌効果は高いが、pH が低くなると塩素ガスが発生するため、危険性がある

67 アルコールは飲むだけじゃない！

▼アルコールの様々な用途

みなさんは「アルコール」と言うと何を想像しますか？多くの人が、ビールや日本酒、ウイスキーなどのアルコール飲料を想像するのではないでしょうか。しかし、アルコールは、飲料としてだけでなく、燃料や食品への利用、殺菌・消毒剤や洗剤・化粧品などの配合原料など、多くの分野において、様々な用途で用いられています。

その中でここでは、殺菌・消毒剤への利用について解説しましょう。

アルコールは化学的に言うと、「炭化水素の水素原子を水酸基に置き換えた物質の総称」です。むずかしい言い回しですが、要はアルコールとはひとつの物質を指すのではなく、この内容を満たす物質の分類を表わしているのです。しかしながら日本では、一般的にアルコールと言うと、「エタノール」を指していることがほとんどです。アルコール飲料に含まれるアルコールもエタノールであり、殺菌・消毒剤に用いられているアルコールもほとんどエタノールです。

▼エタノールの特徴

このエタノールですが、殺菌・消毒剤に用いられていることからもわかるように、殺菌効果を有しています。とくに、高濃度（70～80％程度）のエタノールは高い殺菌効果があります。エタノールは殺菌剤にもっとも強いとされる細菌芽胞には効果がないものの、その他の一般的な細菌や酵母、カビなどの真菌、あるいはエンベロープを持つコロナウイルス、インフルエンザウイルスのようなウイルスなど、幅広い微生物に非常に有効です。

さらにこの殺菌作用については、スピードが速いことも大きな特徴のひとつです。またエタノールは、使用時に蒸発しやすく、すぐ乾いて薬剤が残留しないほか、飲料にも用いられているように毒性も低く、比較的皮膚に対する刺激性が少ないといった特徴もあります。

このような特徴から、最近ではアルコールの殺菌・消毒剤への利用が広がり、食中毒や感染症対策において、エタノールは手指や器具などの殺菌・消毒剤として、なくてはならない存在となっています。

エタノール濃度と殺菌効果

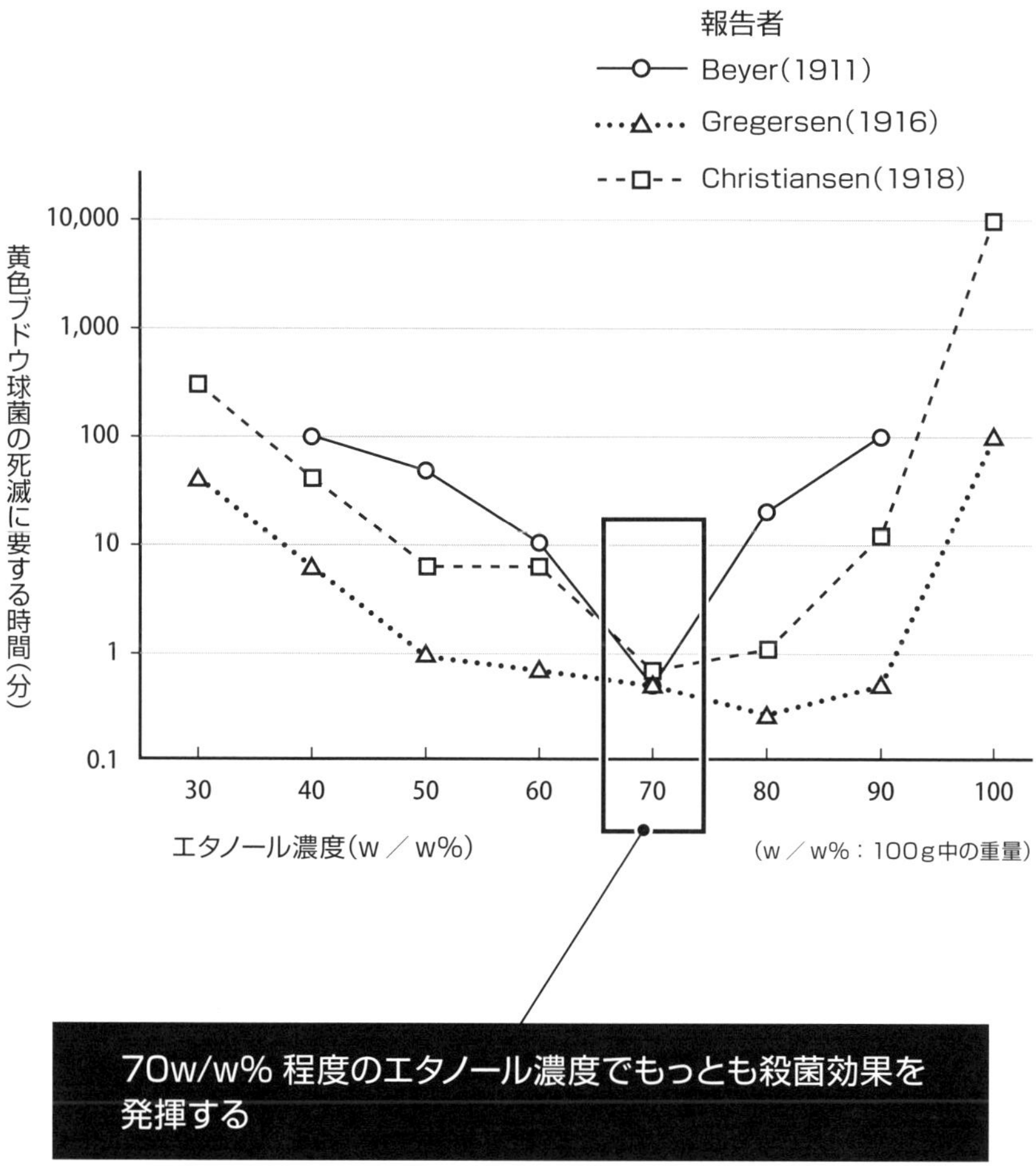

アルコールの殺菌能力は濃度によって大きく変わる。規定の濃度を守ることが大切

68 日本はアルコール王国

▼日本独自の技術

アルコールの殺菌・消毒剤としての利用は日本だけでなく、欧米など海外でも行なわれています（欧米ではエタノールだけでなく「イソプロパノール」が用いられていることも多い）。しかし日本では、欧米では用いられていない用途でアルコールが広く用いられている分野があることをご存じでしょうか。

スーパーで買ってきた食品のパッケージ裏に書かれている配合成分表示をよく見てみてください。多くの食品に「酒精」と書かれていると思います。酒精とはエタノールのことです。なぜエタノールが食品に含まれているのかというと、腐らないようにするための「食品保存料」として添加されているのです。この食品保存料としてのエタノールの利用は日本で開発され、日本だけで使用されている技術なのです。

この技術は、低濃度のエタノールが静菌効果、つまり微生物の増殖を阻止する効果があることを利用したものです。この技術が開発されるまでは、安息香酸《あんそくこうさん》などの食品添加物が食品保存料として用いられていましたが、安全性の問題がありました。これを解決するためにヒトに有害でない食品添加物として、エタノールに白羽の矢が立ちました。1～3％程度の低濃度アルコールで食品の保存効果を高めることが明らかになったのです。

▼あらゆる食品施設で使われるエタノール

その後、ただ単に加えるだけでよいという簡便さから、食品保存料としてのエタノールは急速に広まりました。

さらにエタノールに有機酸やグリセリン脂肪酸エステルなどの食品添加物を加えると、その有効性が増すことがわかり、これらを配合した食品添加物アルコール製剤が販売されるようになりました。今やこの食品添加物アルコール製剤は、食品を取り扱うあらゆる施設において用いられており、保存料として食品に練り込んだり、まな板や包丁などの器具や容器の殺菌用に用いられています。

このようにアルコールは様々な分野で使用され、日本では必要不可欠なものとなっています。「日本はアルコール王国」と言っても過言ではないかもしれません。

エタノールと添加剤の効果

大腸菌

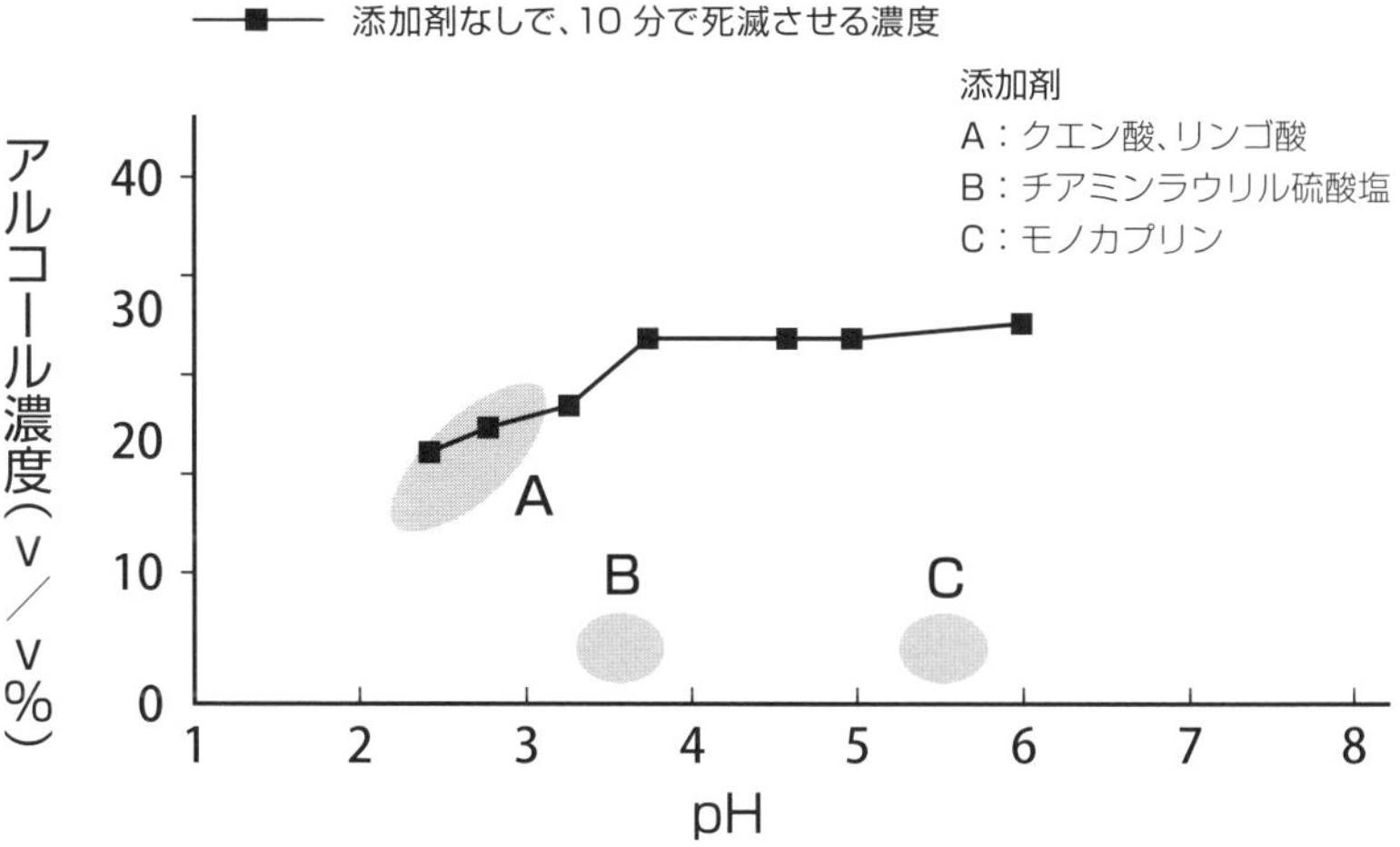

黄色ブドウ球菌

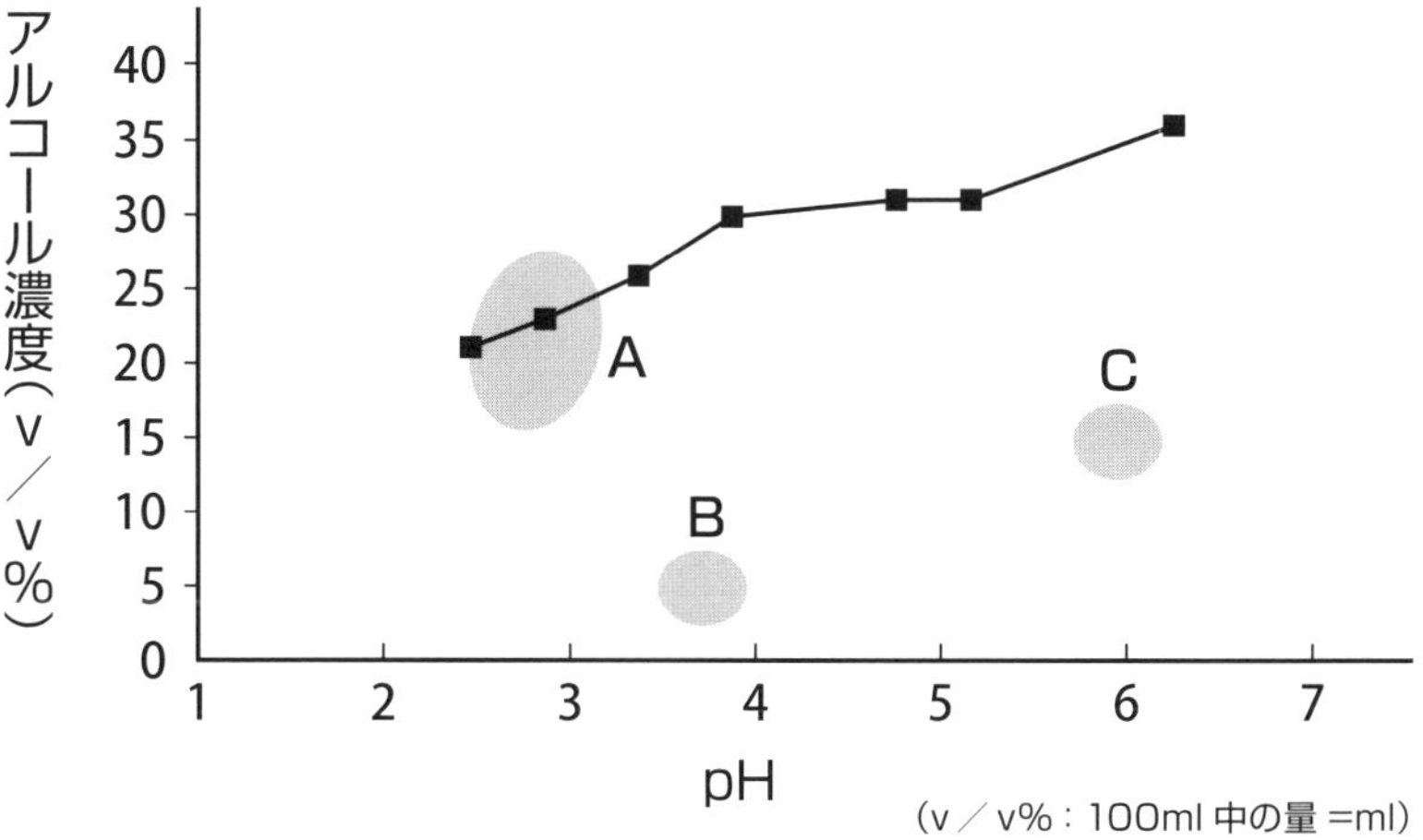

(v/v%：100ml 中の量 =ml)

- 酸を添加し、エタノールを酸性にすると効果増
- モノカプリン、チアミンラウリル硫酸塩を添加すると効果増

エタノールと添加剤の相乗作用で効果が増す!

69 「まぜるな危険！」は何が危険なのか？

▼「塩素系」は姿を変える

洗剤のパッケージに黄色と赤色の大きな字で、「まぜるな危険」と表記されているものがあります。たとえば、塩素系の漂白剤やお風呂のカビ取り剤、あるいはトイレ用の塩素系洗浄剤や酸性洗浄剤に書かれています。これだけ大げさに書かれているからには本当に危険なのでしょうが、ではいったい何が危険なのでしょうか。

66項で、塩素系と書かれた製品には次亜塩素酸ナトリウムが用いられていること、さらに、この次亜塩素酸ナトリウムはpHの変化によって姿を変えることを説明しました。実は、「まぜるな危険」と、この次亜塩素酸ナトリウムがpH変化によって姿を変えることは、密接に関わっているのです。

通常、塩素系漂白剤などに用いられている次亜塩素酸ナトリウムはアルカリ性です。アルカリ性の水溶液中では次亜塩素酸イオン（OCl⁻）という状態で存在します。漂白や洗浄目的で次亜塩素酸ナトリウムを用いる場合は、この状態がもっとも適しています。これに少し酸を足して中性付近にすると、次亜塩素酸（HOCl）という状態になり、もっとも殺菌効果を発揮しやすくなります。さらに酸を足して、酸性にまで変化させるとどうなるでしょうか。次亜塩素酸が酸と反応して、塩素に変化するのです。塩素は非常に毒性の強い物質です。塩素系の漂白剤や洗浄剤に酸性の洗浄剤をまぜると、この危険な塩素ガスが発生してしまうのです。

▼「塩素系洗浄剤」＋「酸性洗浄剤」

このことを知らずに、トイレ用の塩素系洗浄剤と酸性洗浄剤をまぜ、発生した塩素ガスを吸って死者が出る、という事件が実際に起こってしまいました。この事件がきっかけで現在では、市販製品のパッケージの表示方法が定められた「家庭用品品質表示法」で、まぜると塩素ガスが発生する可能性のある塩素系や酸性の洗浄剤には「まぜるな危険」の表記が義務づけられています。まぜると危険なもの、また効果が落ちてしまうものはほかにもあります。専門家の指示なく洗浄剤、殺菌剤どうしをまぜて使用することは絶対にやめてください。

塩素系洗浄剤と酸性洗浄剤はまぜると危険!!

たとえば……

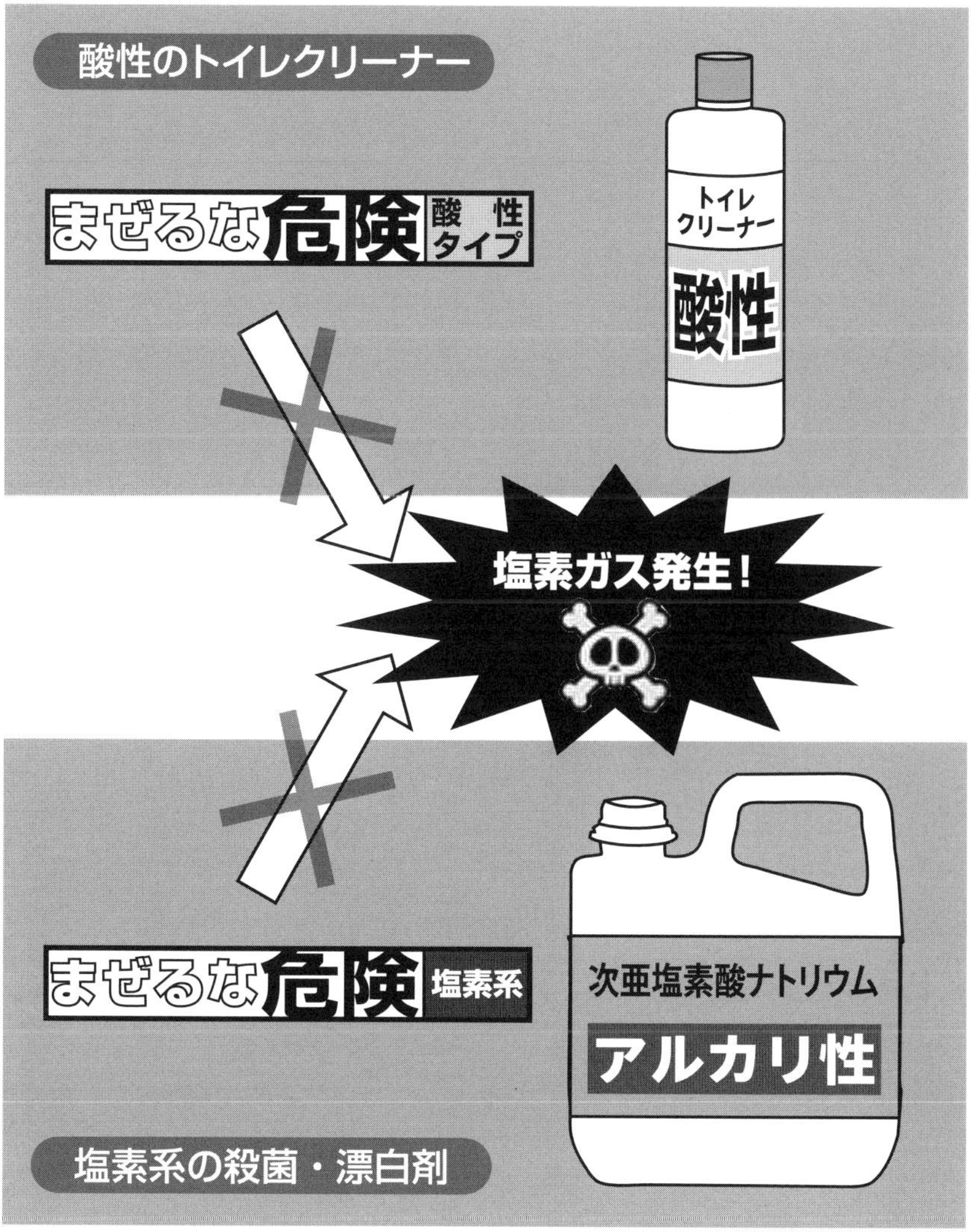

⑺近年普及してきた次亜塩素酸水

▼2020年、急激に市場に登場した次亜塩素酸水

２０２０年のコロナ禍で、アルコール消毒剤が手に入りにくくなりました。そこでアルコールの代わりの消毒剤として、急激に広まったのが次亜塩素酸水です。

10年以上前から製品としては存在していたのですが、一般的に認識されたのは２０２０年でした。塩素系消毒剤の項目で紹介したとおり、塩素は酸性か、アルカリ性かによってその存在する形が異なります。

昔から家庭でも使われている漂白剤（ブリーチ）は次亜塩素酸ナトリウム（あるいはソーダ）という物質で、アルカリ性の状態です。漂白とともに殺菌能力もあるのですが、殺菌に使える成分（次亜塩素酸）は少ないので、殺菌目的に使うときは少し高い濃度で使います（なので塩素臭がきつい）。水溶液は安定性にすぐれているので、ボトルに入れて流通させることができます。

一方、酸性の状態だと殺菌に使える次亜塩素酸の比率が高く、薄い濃度でも殺菌能力が発揮できるのですが、欠点は安定性が低いこと。汚れと接するとすぐに分解されてしまったり、塩素ガスになってしまうなどの問題があります。その欠点を補うべく、機械で生成し、現場ですぐに使うのであれば有効だということで出てきたのが次亜塩素酸水です。生成には電気分解という方法が用いられるので「電解水」とも呼ばれます（90項参照）。

▼一般社会では誤解されているケースが多い

ただ、このような背景は一般の人には知られておらず、コロナ禍の際に、ボトルに入った製剤として様々な場所で販売されました。自治体から配布されたケースもあります。あまり塩素臭がしないため、次亜塩素酸ナトリウムを薄めたのが次亜塩素酸水だと誤解している人が非常に多いようです。これは大変危険な誤解です。

正式に次亜塩素酸水と呼んでいいのは電気分解（しかもその作り方は法律で定められています）で作られ、定められた規格を満たしているものだけです。異なる作り方で作る方法もありますが、良品と不良品が混在しています。生成方法、正しい使い方、注意点などを説明してくれている会社の製品を選んで使うことが大事です。

次亜塩素酸水を理解する

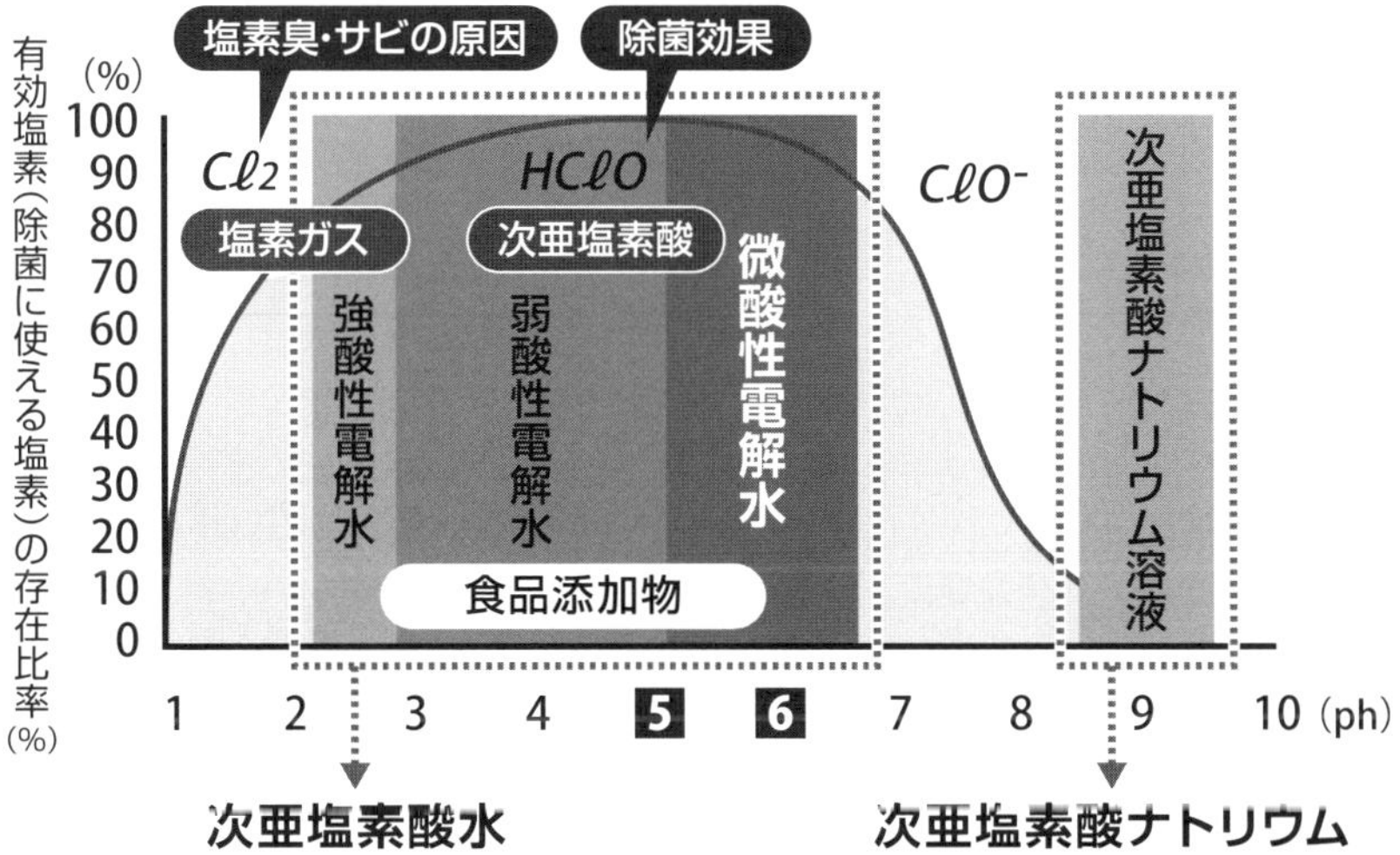

※微酸性電解水…有効塩素濃度 10～30ppm、pH5.0～6.5(食品添加物)
サラヤ(株)ホームページより

次亜塩素酸水 (酸性タイプ)	次亜塩素酸ナトリウム (アルカリタイプ)
● 消毒剤成分が多い ● 薄い濃度で使える (ただし規格を確認!) ● 臭いがほぼない ● 漂白効果はない ● 安定性は低い	● 消毒剤成分が少ない ● 濃い濃度で使う (0.05%に調整する) ● 塩素臭がある ● 漂白効果もある ● 酸性よりは安定
● 電解強酸性タイプ ● 電解弱酸性タイプ ● 電解微酸性タイプ ※混合弱酸性タイプは基準がないので注意!	種類は1種類だが、販売されている製剤の濃度が製品によって異なるので注意!

71 食器洗いのスポンジを殺菌する

▼スポンジは菌の温床

食器を洗うときのスポンジを、使い終わった後、どのように保管していますか？　使い終わった後、水に濡れたままの洗剤が残った状態で、シンクの片隅に置いていたりはしませんか？　それが夏場だったとしたら……。

この状態は、菌が増殖するのに必要な要素がすべて揃っていることになるのです。水、洗剤が栄養源になり、温度も30℃を超えて、湿度も高い。もし、この状況でスポンジに菌がひとつしかついていなかったとしても、ひと晩たてば、菌数は1000個にも1万個にも増える可能性があります。実際に一般家庭のスポンジの菌数調査をしたら、スポンジ1センチ四方に1万個の菌がいたということがあるのです。こんなに菌のついたスポンジでまな板や包丁を洗えば、その菌が付着して、食中毒事件を起こしてしまうかもしれません。

▼スポンジの正しい扱い方

ではスポンジはどのように保管し、殺菌しなければならないのでしょうか。まず最低限やっていただきたいことは、食器を洗い終わったら、スポンジを水洗いし、洗剤や食品の残りかすなどをしっかりと取り除くことです。次にしっかりと水気を取り、通気のいいところで乾燥させます。

また最近は台所用洗剤で、「スポンジ除菌ができる」と表示されたものがあります。この表示は定められた方法で効果をたしかめたものしかできません。このような表示のある洗剤は、食器を洗い終わった後、水洗いする前のスポンジ除菌にも使用できます。

ただし、1日の最後に次の方法で殺菌することをおすすめします。

塩素系漂白剤（次亜塩素酸ナトリウム）を薄めた液に浸漬するか、熱湯に浸漬するなどの方法です。熱湯消毒後はしっかりと水気を取って、薬剤浸漬後は、薬剤が残存しないように水ですすいだ後に水気を取って、通気のいいところで乾燥させます。

なお、スポンジは劣化するものなので、定期的に新しいものと交換することも大切です。

家庭で使用しているスポンジの菌数調査(一般生菌数)

一般家庭および事業所で使用されていたスポンジ 36 個について試験を実施した

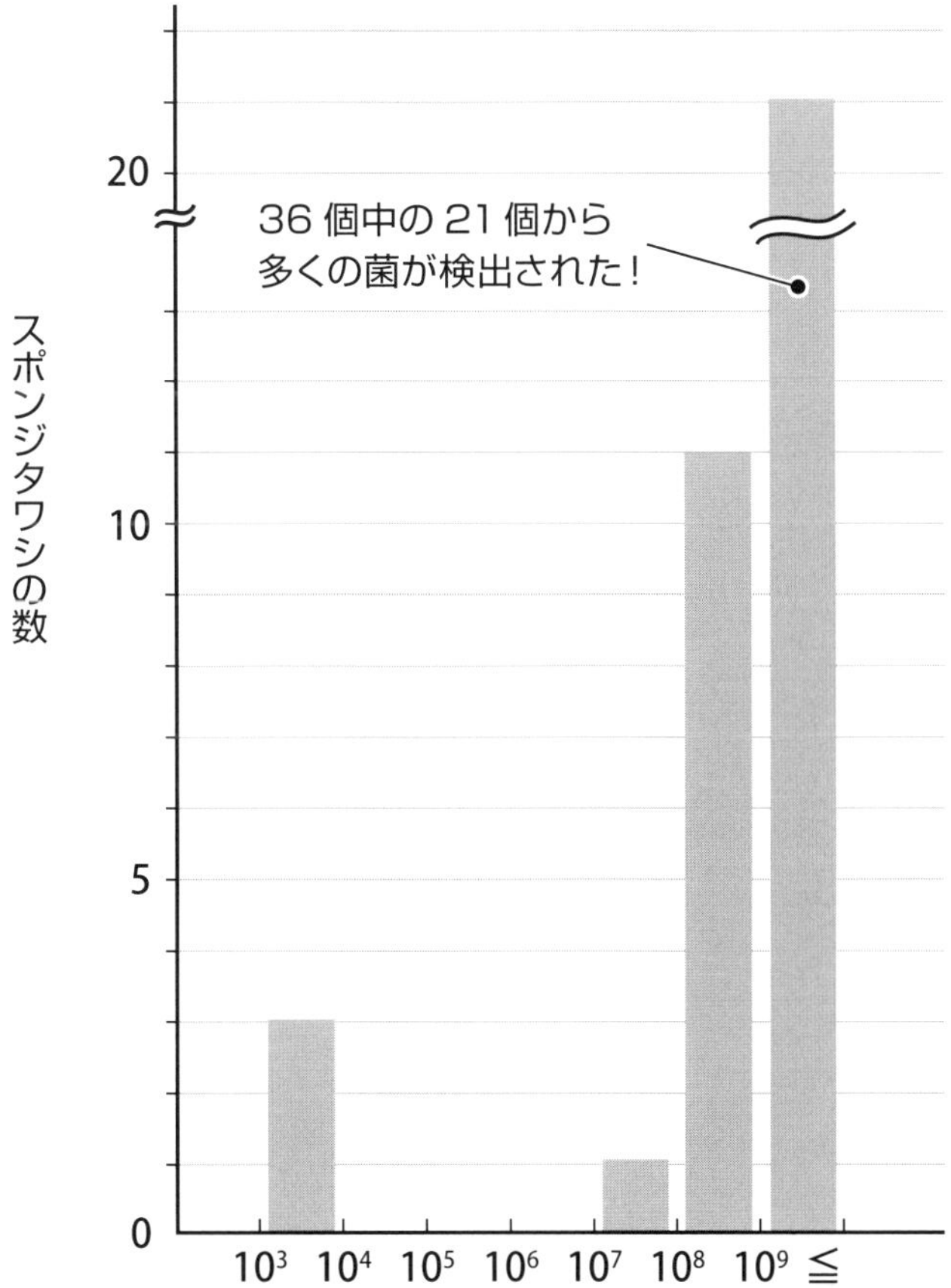

(石井ら、生活衛生 vol.35 228-232)

スポンジは知らないうちに汚染されている。しっかりと殺菌することが大切!

㊲ 塩素で漂白できない食器がある

▼メラミン食器は硬くて丈夫だが……

食器の漂白にはよく塩素系の漂白剤が用いられます。しかし、この塩素系の漂白剤を用いることのできない食器があるのをご存じでしょうか。「メラミン食器」と呼ばれる、メラミン樹脂でできた食器には、塩素系の漂白剤は使用できないのです。

「メラミン食器とはどんな食器なのか?」と聞かれて、想像できない人も多いと思います。たとえば、小学校の給食で使われているプラスチック製の食器、病院給食で使われている食器、社員食堂で使われている食器には、メラミン樹脂製のものが多くあります。

メラミン食器は硬くて丈夫で傷つきにくく、落としても割れることはありません。また、表面がなめらかなので汚れを落としやすく、ある程度耐熱性があるので繰り返し加熱消毒ができるといった、衛生面での利点もあります。さらに、陶磁器などの食器と比べて軽いため、運搬にも便利です。このような特徴から、学校や病院など、大量に食事を提供し、食器の取扱いがハードなところでよく用いられるのです。

▼食器を劣化させる原因

しかし、メラミン食器には短所もあり、耐熱性はあるのですが(約120℃まで)、温度を上げすぎると劣化するため、電子レンジでは使えません。

そして他の食器と異なる特徴が、塩素系漂白剤で漂白できないことです。なぜかというと、塩素系漂白剤の主成分である次亜塩素酸ナトリウムがメラミン樹脂と反応し、クロラミンという物質を発生させてしまうのです。これは食器を黄ばんだ状態にし、食器の表面自体を劣化させてしまいます。この状態になると、もうもとには戻りません。メラミン食器を漂白するには、主に過炭酸ナトリウムなどを主成分とした酸素系の漂白剤を使用します。

なお、プラスチック製の食器としてはポリプロピレンやポリカーボネート製のものもあります。これらも塩素系漂白剤で劣化する怖れがあります。塩素系漂白剤のパッケージに書かれている注意事項、あるいは食器の注意事項をしっかり守って食器の漂白を行なってください。

メラミン食器に塩素系漂白剤を使用すると……

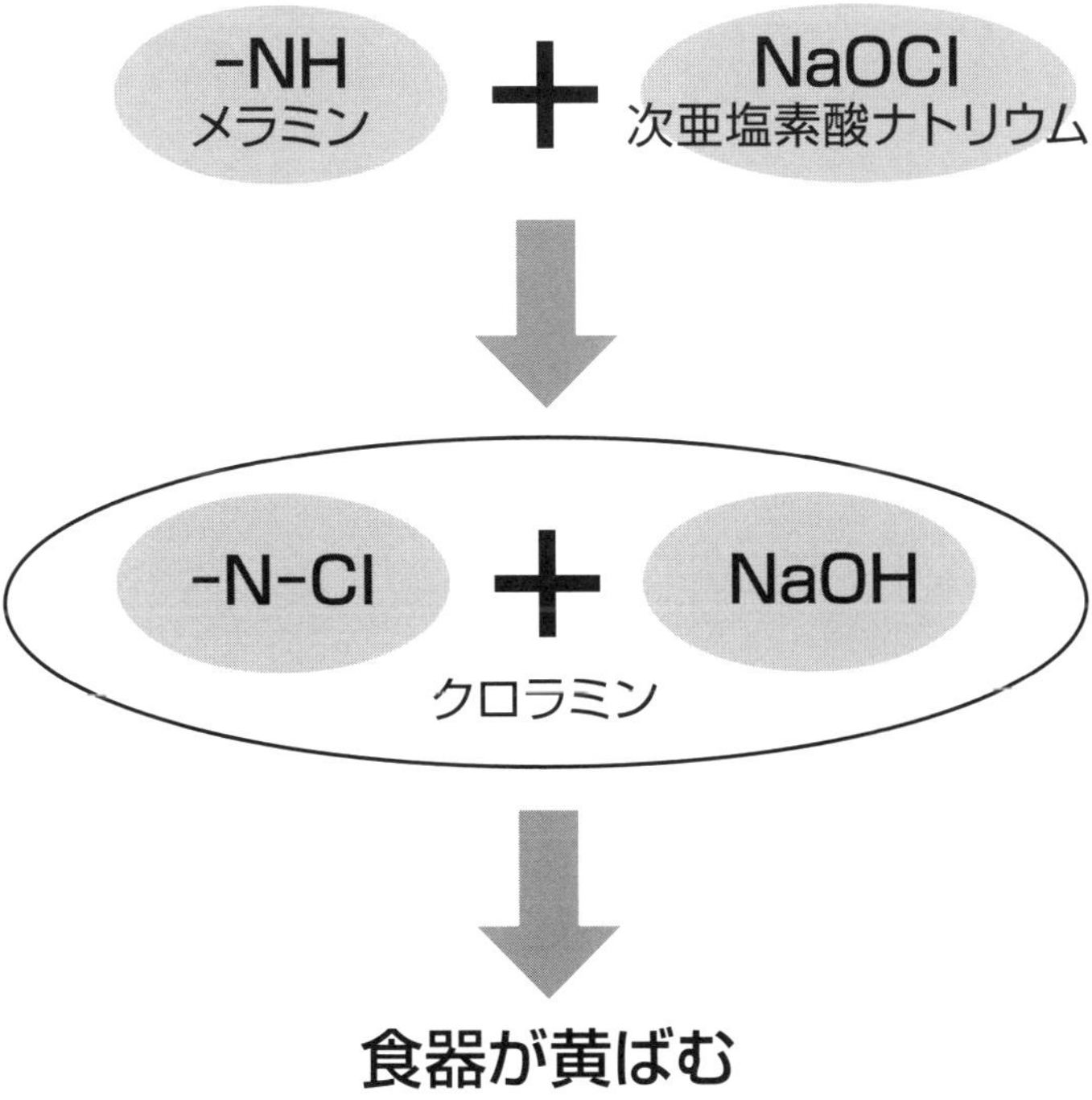

塩素系漂白剤でメラミン食器を漂白すると食器が黄ばんでしまい、劣化する。メラミン食器の漂白には酸素系漂白剤を使用する

73 塩漬け・砂糖漬けで殺菌できる？

▼「浸透圧」のしくみ

私たちが普段、口にしている食品で、塩漬け・砂糖漬けのものはたくさんあります。塩漬けであれば、ハム、ソーセージ、ベーコン、野菜、梅、チーズ、魚などがあります。砂糖漬けでは栗、レモン、オレンジ、梅などの果物・野菜があります。

ではなぜ、塩漬け・砂糖漬けにするのでしょうか。おいしく食べるため、香りをよくするため、色づけするためなど多くの理由がありますが、そのひとつに「腐らせないようにするため」というのがあります。塩漬けや砂糖漬けにするのは、食品を長期間保管するための知恵だということを聞いたことはないでしょうか。

では、実際に塩漬けや砂糖漬けにすることで、食品を腐らせなくする、すなわち菌の増殖を抑えたり、殺菌することができるのでしょうか。答えはイエスです。塩や砂糖漬けすることで殺菌できるのです。この塩や砂糖による殺菌には「浸透圧」が重要な役割をはたしています。

まず、浸透圧について説明しましょう。半透膜（一定の大きさの分子やイオンのみを通すことができる膜）で隔てられた2室にそれぞれ異なる濃度の溶液があった場合、低濃度のほうの溶媒（溶かしている液）が高濃度のほうに移動する現象が起こります。これを浸透と言い、もし浸透を阻止しようと思ったら、高濃度溶液のほうから半透膜に圧力をかけないと止まりません。逆に言うと、低濃度側からこれと同じ圧力がかかっていることになります。この圧力のことを「浸透圧」と言います。

▼昔ながらの理にかなった方法

では、塩で殺菌する場合を考えてみましょう。細菌の細胞膜は半透膜です。もし細胞外の塩濃度が細胞内よりも高いと、細胞内の溶媒である水分が細胞外に浸透し、引き出されてしまいます。そのため菌は体内の水分を失い、死んでしまうのです。もちろん、塩の濃度が高いほど殺菌効果が高いことは言うまでもありません。砂糖についても浸透圧が生じるので、殺菌効果があります。

塩や砂糖を用いた昔ながらの食品保存法は、理にかなった方法なのです。

浸透圧の原理

(例)塩水

半透膜を溶媒である水は通ることができるが塩は通れない

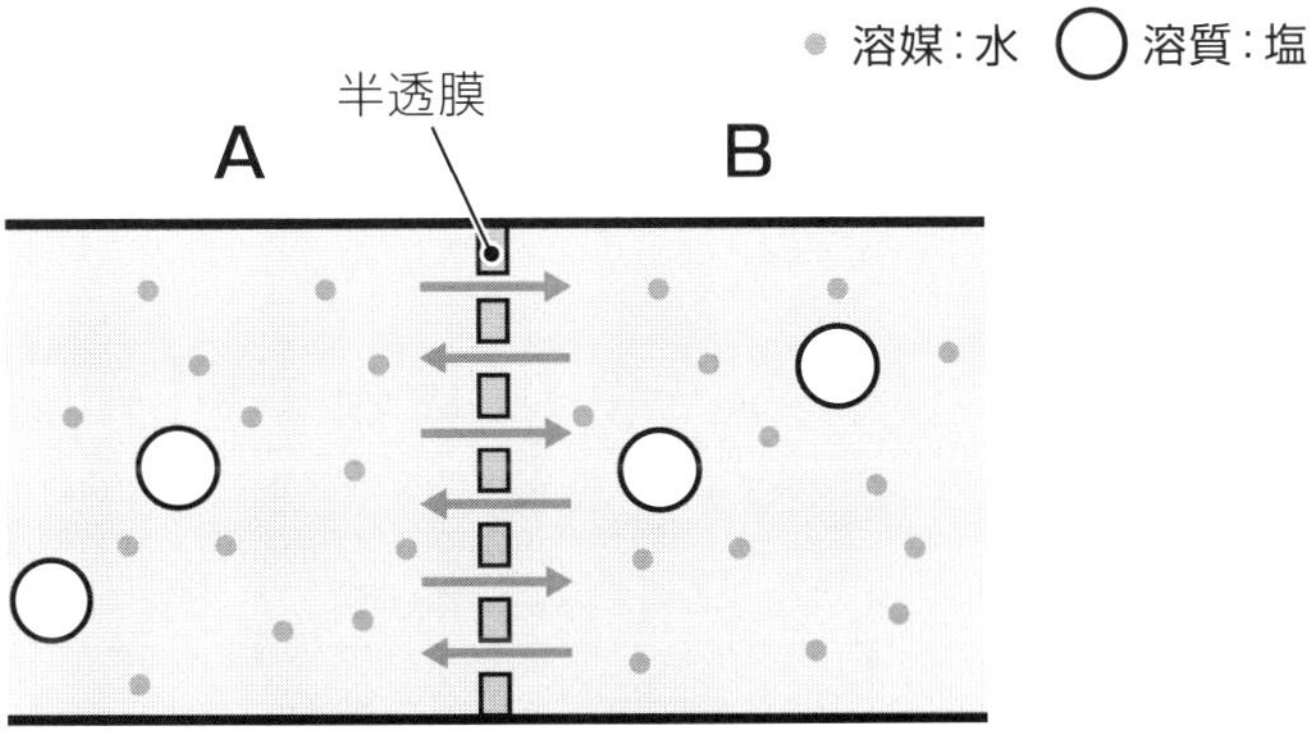

塩濃度 A=B

同じ塩濃度なので、水の移動度は同じ

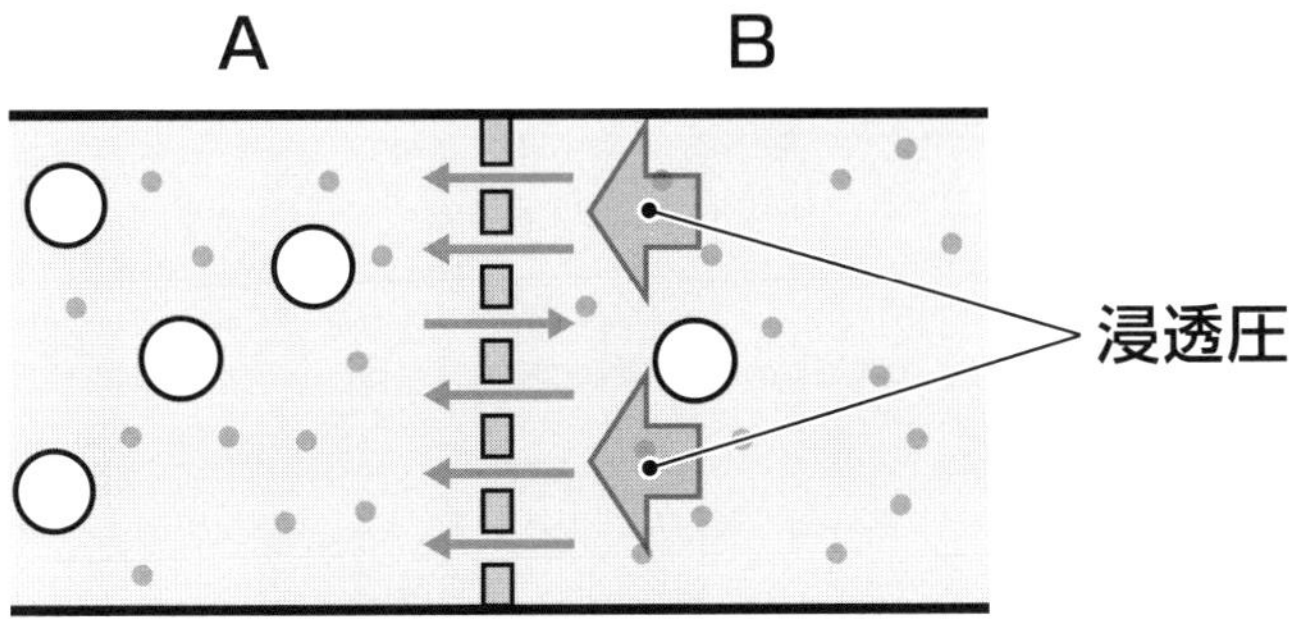

塩濃度 A>B

AとBの塩濃度を同じに保とうと、塩濃度の高いAのほうへ、塩濃度の低いBから水が移動する

つまり、
B→A に水が流れ、そのときに圧力が生じる = **浸透圧**

74 殺菌すると設備が傷む？

▼どんな微生物を殺したいか？

殺菌剤には様々な種類があります。ではもし、私たちが機器・器具類、施設の環境表面などを含めた「設備」を殺菌するときには、どのように殺菌剤を選択すればいいでしょうか。

17項でも触れたように、まずは、「どんな微生物がついているか？」です。つまり、どのような微生物を殺したいか、ということです。たとえば一般的な「食中毒細菌を防ぐ」ためであれば、アルコール製剤や陽イオン界面活性剤が含まれた除菌剤などを用います。「ノロウイルス対策」となると、次亜塩素酸ナトリウムの配合された製剤を用いることもあるでしょうし、「芽胞対策」では過酢酸製剤などが用いられることもあります。

▼設備は何でできているか

そしてもうひとつ重要なのが、「何を殺菌するのか？」ということです。ここでは「設備」を殺菌します。では設備は何でできているのか。金属なのか、プラスチックなのか、あるいは機械などではパッキンにゴムや樹脂などが使われているかもしれません。これをしっかりと把握した上で殺菌剤を決めないと、殺菌すればするほど、設備が傷んでいく、ということになりかねません。

たとえば、次亜塩素酸ナトリウム製剤でステンレス製の手すりをふいたとします。すると長時間放置しておくと手すりが錆びてきてしまいます。この場合は、次亜塩素酸ナトリウム製剤で手すりをふいた後、10分程度おいてから水ぶきすると、錆を防ぐことができます。

また、ある機器で本体はステンレスでできていても、一部の部品が銅や真鍮でできている場合もあります。このような機器は、中性のアルコール製剤であれば問題ないのですが、弱酸性のアルコール製剤でふくと、銅や真鍮の部分が黒く腐食する怖れがあります。

このように、殺菌剤の選択を誤ると、設備を腐食させたり、劣化させてしまう危険性があります。

設備を殺菌する場合には、まず、それぞれの設備がどのような素材でできているかを確認し、その素材に適用可能な殺菌剤で殺菌することが大切です。

殺菌剤の各種材料におよぼす影響

材料	殺菌剤		
	エタノール(中性)	エタノール(弱酸性)	次亜塩素酸ナトリウム
ステンレス	○	○	△
アルミニウム	○	△	△
銅	○	×	△
ポリエチレン	○	○	○
アクリル樹脂	×	×	△
天然ゴム	○	○	×

○:使用可　△:若干の影響はあるが濃度などの条件によって使用可　×:使用不可

殺菌剤によって、材料におよぼす影響は異なる。設備がどのような材料でできているか、確認が必要

75 自然の中にもある殺菌剤

▼植物・動物由来の殺菌剤

自然の中にも菌を殺したり、菌の増殖を抑えるような効果（抗菌）のあるものはたくさん存在し、これらは実際に利用されています。ここでは自然の中にある殺菌・抗菌作用を持つ物質について紹介しましょう。

まずは植物由来の抗菌物質です。香辛料のワサビに含まれる「アリルイソチオシアネート」、唐辛子の「カプサイシン」が有名です。お茶に含まれる「カテキン」や「タンニン」、オレンジやレモンに含まれる「リモネン」、ハーブに含まれる精油成分にも抗菌効果があります。

次に抗菌作用を持つ、天然の多糖類やタンパク質などの高分子物質を紹介しましょう。カニやエビの甲羅や殻に含まれる成分のキチンから作られる「キトサン」や鮭の白子に含まれる「プロタミン」、放線菌と言われる菌の一種が産生する「ポリリジン」などは幅広い細菌に有効です。また、卵白の「リゾチーム」という酵素は菌を溶かす作用を持っています。

その他には木材成分で、台湾ヒノキや青森ヒバに含まれる精油成分の「ヒノキチオール」、最近では孟宗竹の抽出物から得られる「竹キノン」も細菌や真菌に効果あることが明らかにされています。

さらに忘れてはいけないのが、発酵で得られたエタノールです。殺菌剤として幅広く用いられています。

▼食品以外にも利用法がある

このように、自然から得られる多くの殺菌剤や抗菌剤があります。これらは自然に存在するものであり、安全性は高いと言えるでしょう。そのため、これらの多くが食品添加物として認められており、食品の防腐目的で配合される保存料として、あるいは食品を取り扱う施設でよく用いられるアルコール製剤の成分として配合され、利用されています。また、食品分野以外でも、ハーブはトイレや浴室、衣類の除菌に、キトサンはサンダルで、足裏の菌を殺菌するのに用いられています。

近年、殺菌剤や抗菌剤に対する安全性が厳しく問われるようになっており、こういった自然に存在する物質の利用は今後、さらに広がっていくかもしれません。

天然系抗菌剤の効果と用途

由来	詳細分類	効果			用途
		抗菌	抗カビ	消臭	
植物	精油 香辛料抽出物 樹木(抽出物) ポリフェノール	○	○	○	食品日持ち向上剤 除菌スプレー 入浴剤
動物	プロタミン	○	△	×	食品日持ち向上剤
	キチン・キトサン	○	△	×	サンダル、化粧用パフ
微生物	ポリリジン	○	△	×	食品日持ち向上剤
	リゾチーム	○	△	×	
無機物	焼成貝殻	○	△	×	野菜の殺菌剤
	酸化チタン	○	△	△	光触媒材料、顔料

○…すぐれる　△…普通　×…劣る

(井原ら、生活衛生vol.54、No4 304-311抜粋)

76 殺菌剤で耐性菌が生まれるか？

▼院内感染を起こす耐性菌

「耐性菌」や「多剤耐性菌」が原因の院内感染事件は、ニュースなどでもたびたび大きく取り上げられます。

たとえば、「メチシリン耐性黄色ブドウ球菌（MRSA）」「バンコマイシン耐性腸球菌（VRE）」「多剤耐性緑膿菌（MDRP）」、最近では「多剤耐性アシネトバクター（MDRAB）」が問題となりました。

これらは、1種または複数種の抗生物質（菌に対しては抗菌薬と呼ばれる）に耐性を持った細菌で、もし、これらに感染してしまうと、通常効果のあるはずの抗菌薬が効かなくなり、人を死に至らしめることもあります。

では、耐性菌は殺菌剤でもできるのでしょうか。

抗菌薬は細菌の細胞壁やタンパク質、DNAなどを合成する経路を阻害し、その阻害の標的となる箇所のみに作用します。つまり、もし細菌において抗菌薬の阻害の標的となっている箇所が耐性化すると、その抗菌薬は細菌に対して効果を発揮しなくなります。

一方、殺菌剤は種類にもよりますが、細胞膜や細胞壁の損傷・破壊やタンパク質の変性など、菌に対する作用は多様であり、複数の作用をおよぼします。そのため殺菌剤が作用する箇所のうち、もし1箇所が耐性化したとしても、その他の部位が耐性化していなければ、殺菌剤は作用し、菌を殺すことができます。したがって殺菌剤に耐性菌ができる確率は抗菌薬よりもかなり低いのです。

▼殺菌剤の耐性菌を発生させない心得

では、実際に殺菌剤には耐性菌がないのかと言えば、まったくのゼロではありません。耐性を示す菌が検出されているのは、主として低度に分類される殺菌剤（64項参照）です。中等度以上の殺菌剤では耐性菌ができた例はほとんど報告されていません。

殺菌剤の耐性菌を発生させないためには、規定されている殺菌剤の用途をしっかり守ることが大事です。また、殺菌する対象物に有機物が多く存在していたり、殺菌剤を希釈する水が汚染されていると殺菌剤の効果が薄れてしまいます。殺菌剤の有効性が弱まった状態で長期間放置していると、耐性菌ができる危険性が高まります。

殺菌剤に耐性あるいは生息しているという報告があった菌

殺菌剤	菌名
ハロゲン ・ポビドンヨード	セパシア菌　など
陽イオン界面活性剤 ・塩化ベンザルコニウム ・塩化ベンゼトニウム	緑膿菌 セラチア菌　など
ヒグアナイド ・グルコン酸クロルヘキジン	黄色ブドウ球菌 緑膿菌 セラチア菌　など
両性イオン界面活性剤 ・塩酸アルキルジアミノエチルグリシン ・塩酸アルキルポリアミノエチルグリシン	緑膿菌 セラチア菌　など

（太田ら、月間薬事2000、vol.42 No.5抜粋）

抗生物質（抗菌剤）に比して、殺菌剤には耐性菌ができにくいと言われている

COLUMN

アルコールには消防法も関係する

■アルコールは燃えます

アルコールは濃度と殺菌効果に大きな関係があります。70～80 w／w％が最適な濃度です。しかし、市販されている消毒剤には、それよりも低い濃度の製品があることに疑問を感じる人いると思います。60％台や50％台のものもあります。ではなぜそのような製品があるのでしょうか？ それらの製品の効果はどうなのでしょうか？

そこには別の基準が存在し、それが消防法です。

アルコールには可燃性があります。そのため、使用時はもとより、保管や流通でも規制がかかります。その基準の境目が60 w／w％なのです。それ以上は燃えやすいので消防法の適用を受けます（火気厳禁と記載されています）。それ未満は適用を受けません（多くの場合、火気注意と記載されています）。そのため、60 w／w％より低い濃度のアルコール消毒剤が存在するのです。

ただ、そうなると効果が心配です。そのため消毒剤メーカー各社は、アルコールだけの力で殺菌するのではなく、他の成分を加えて効果を保てるように工夫しています。ですから濃度だけを見て「だめだ！」と思う必要はありません。医薬品、医薬部外品、食品添加物の記載があるアルコール消毒剤については、これらのことをすべて加味した上での製品なので、信頼して使えます。

■非常時にはいろいろなアルコールが登場する

新型コロナウイルスが大規模感染を起こした2020年は非常時ゆえ、いろいろなアルコール製品が登場しました。アルコールをめぐる規制などを知っている身からすれば、「そうきたか！」と思うものもあります。そこで、気をつけたいポイントを解説します。

先ほど、医薬品や医薬部外品という言葉が出ましたが、これらは薬機法で定められたもので、この2つのみが殺菌や消毒の効果を謳うことを許されています。薬機法ではもうひとつ、「化粧品」というカテゴリーがあります。これは殺菌や消毒の効果は謳えませんが、人の肌に触れてもよいものです。

昨今、「洗浄」や「うるおい」という表現をしている化粧品グレードのアルコール製剤を目にするようになりました。その際も70％程度の濃度のアルコールが入っていれば、消毒効果はあると推察されますが、濃度の記載がないものもあります。その場合は消毒効果のない、低い濃度の可能性もあります。

9章

人を守る手洗い・うがい

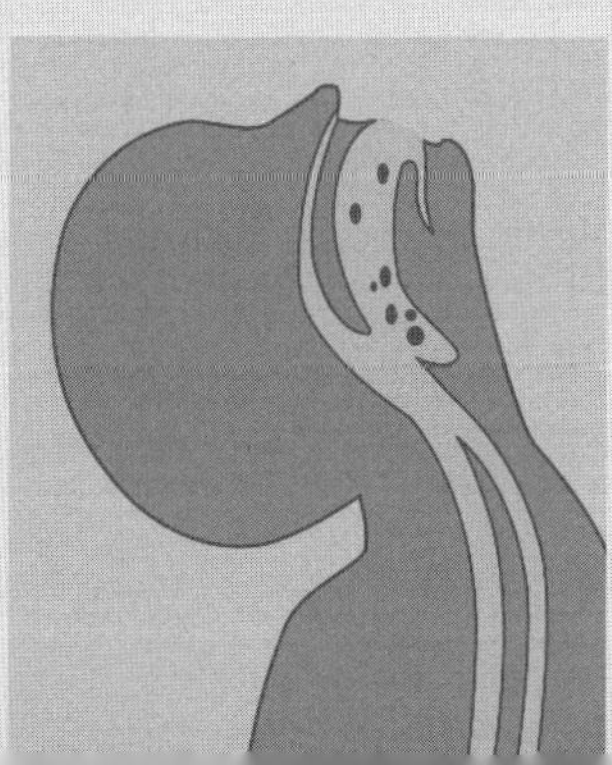

⑦⑦ 洗面器で手を消毒していた昔

▼手指消毒に使われていた「逆性石鹸」

最近はほとんど見ることがなくなりましたが、年配の方は、かつては病院などでも医師が洗面器に手を浸けて消毒していたことを覚えているのではないでしょうか。

洗面器のような容器に入っている消毒液に、両手を浸け込む方法を「ベースン法」と呼びます。この方法は、長らく手指《しゅし》消毒の方法として行なわれていました。では、ここで使われていた消毒液は何だったのでしょうか。

ベースン法では、「逆性石鹸」（65項参照）が使われていました。手洗いで普通に使用される石鹸は、陰イオンの性質を持つ界面活性剤の一種です。それに対して、陽イオンの性質を持つ界面活性剤の一種が逆性石鹸（ベンザルコニウム塩化物）です。

逆性石鹸は「石鹸」と名がついていますが、洗浄よりも殺菌に適しているので、長く消毒剤として使われてきました。ただし、この逆性石鹸にも課題がありました。

①汚れによって消毒効果が劣化する
②効き目が出るのに少し時間がかかる
③殺菌効果が高くないわりには手肌へのダメージがある

多数の人が同じ洗面器に手を入れて繰り返し使うベースン法では、どうしても消毒液が劣化します。何人もの人が使った段階では消毒効果は落ちてしまっています。消毒効果が落ちているだけならまだしも、そこで感染症の原因となる微生物に汚染されてしまうこともありえます。そのような理由から、しだいにベースン法は消えていきました。

▼ポピュラーになった「アルコール製剤」

その代わりに普及してきたのが、消毒剤を手にスプレーして擦り込む「擦式法《さっしきほう》（ラビング法）」です。この方法であれば、いつでも新しい消毒剤で消毒することができます。

アルコールは速乾性で、擦り込むとすぐに効果を発揮してくれます。また脱脂など、手肌へのダメージはあるものの、逆性石鹸に比べるとそのダメージは小さいため、今では手指消毒剤としてもっともポピュラーな存在になりました。

ベースン法から擦式法へ

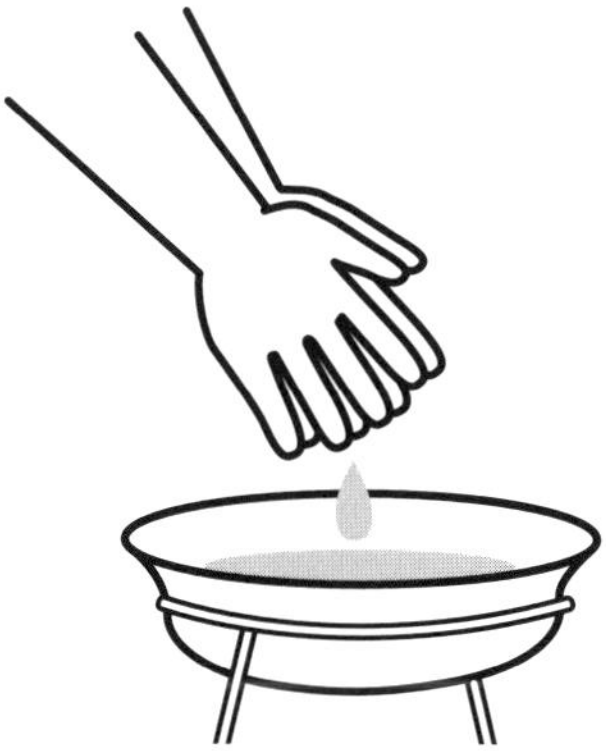

いろいろな人が手を入れるベースン法では不衛生だったが……

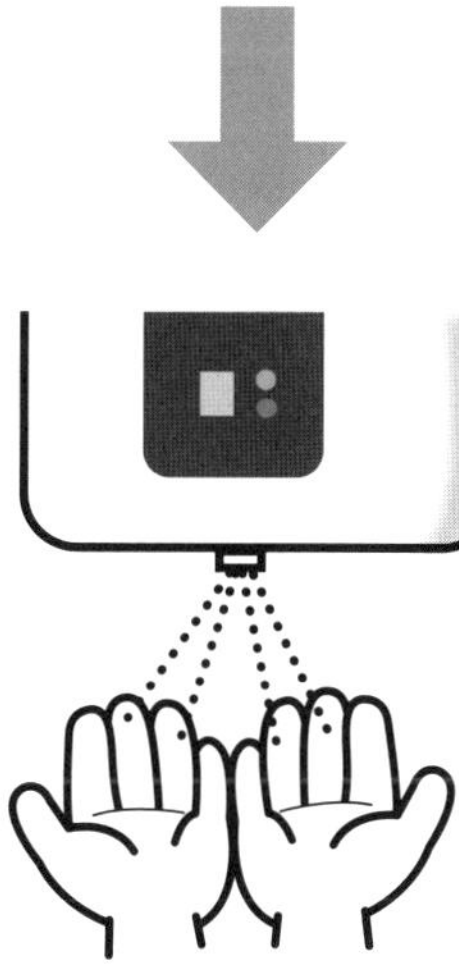

常に新鮮な消毒液をスプレーし、手に擦り込む擦式法だと衛生的に消毒ができる！

78 たかが手洗い、されど手洗い

▼880万人の子供たちの命が失われている

「手洗い」と聞いても、当たり前のことで大したことではないイメージがあるかもしれません。子供のころから、「外から帰ったら手を洗いなさい！」と言われて育ってきただけに、今さら「手洗いが大切」と言われても、あまりピンとこないのではないでしょうか。

しかし、実は手洗いが普通にできる環境がいかに貴重で、感染予防や食中毒予防に有効か、ということを考えてみる必要があります。

日本は、衛生環境の整った国です。その条件のひとつが、水の環境が整っていることです。上下水道の整備が進んでおり、いつでもどこでもきれいな水で手を洗うことができます。

一方、現在でも開発途上国は、そのような衛生環境にはありません。現在、世界では年間880万人もの5歳未満の子供たちが命を失っています。その原因の多くは予防可能な病気です。正しく手を洗うことで下痢性疾患や肺炎が予防でき、100万人もの子供たちの命を守ることができると言われています。

▼手洗いは「不可欠な医療行為」

WHO（世界保健機関）は、世界の多くの患者生命を脅かす医療関連感染症を防ぐことを目的とした〝Global Patient Safety Challenge（世界の患者安全への挑戦）〟を企画し、その一環として〝Clean Care is Safer Care（衛生的なケアが安全なケア）〟というプログラムを立ち上げました。

このプログラムでは、医療関連感染を減少させるためには、国家的・国際的な手指衛生の継続的実施が必要不可欠であることが強調されています。プログラム推進に当たり、2009年5月、『医療施設における手指衛生のためのWHOガイドライン』を発表しました。

WHOの手指衛生ガイドラインの冒頭には、「現在も世界中で毎年数億人が医療関連感染症（院内感染）に苦しんでいる」と書かれ、手洗いあるいは手指衛生を、「決して付加的な行為ではなく、それ自体が不可欠な医療行為である」としています。

手洗いの正しい手順

洗って

石鹸による
手洗い

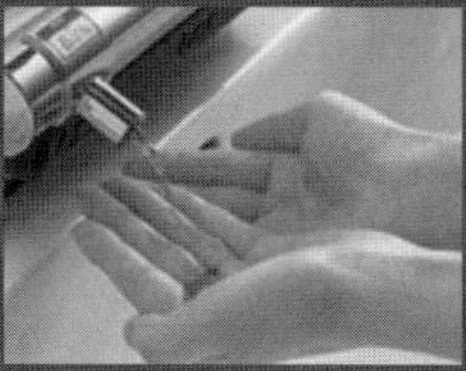
石鹸

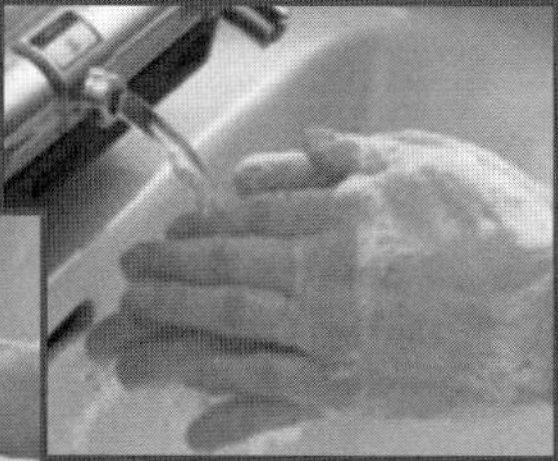
流水

ふいて

ペーパータオルで
水分をふき取る

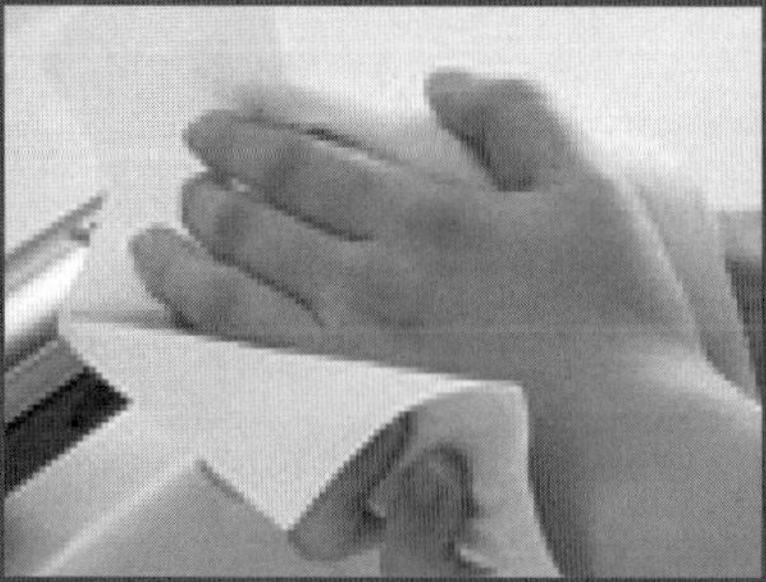

消毒

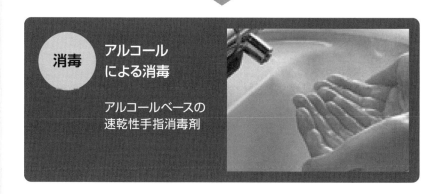

アルコール
による消毒

アルコールベースの
速乾性手指消毒剤

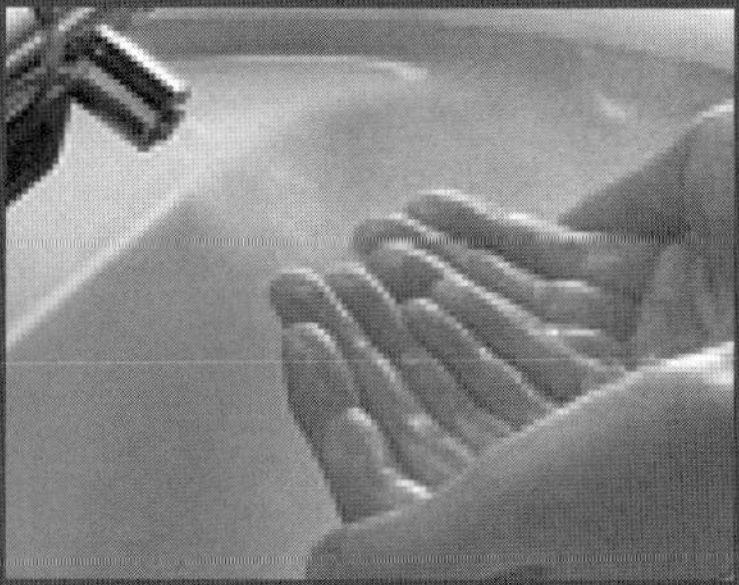

79 トイレの後のウイルス感染

▼用便後の手洗いの必要性

みなさんはどんなときに手を洗いますか？

目に見える汚れが手についていれば洗うでしょうが、ついていないときでも、手を洗うタイミングはあると思います。外から帰ったとき、食事の前、そしてトイレの後。これらのタイミングでは手洗いは必ず必要です。

ここでは、トイレの後の手洗いの必要性について考えたいと思います。

とくに大便の後は、食中毒や感染症予防の鍵となる重要なタイミングです。ヒトの糞便由来のノロウイルスによる食中毒や感染症が大きな問題となっている現在では、用便後の手洗いが事故の拡大を防ぐ重要なポイントであるとして、国のガイドラインなどで注意が喚起されています。

▼ウイルスはどこに付着するか

そもそも用便後、手を洗うまでにどれだけのものに手を触れているでしょうか。男性を例にとって考えてみましょう。まず、紙でお尻を拭きます。紙を介していますが、実は手に細菌やウイルスが付着している可能性はかなり高いと言えます。とくにシャワートイレを使用した場合、お尻が濡れた状態ですから、さらにウイルスなどの微生物は浸透しやすくなっています。一説にはノロウイルスは、トイレットペーパーが濡れていれば、30枚程度通過するとも言われています。

その手でズボンを上げます。ベルトも締めるでしょう。つまり、すでにズボンのファスナーやベルトのバックルにはノロウイルスが付着しています。その手でトイレの個室のドアを開けます。ノブや鍵がありますから、当然そこも触ります。

そして手洗い場へ。手でひねるカランの水栓なら、カランにも触ります。石鹸液の入った容器のポンプにも手が触れます。カランとポンプにノロウイルスが付着しました。そしてようやく手洗いです。

すでに多くの場所にノロウイルスがついています。そこで最近では、用便後、個室内で手洗いが完結できるような設備にすべきだとの見解が広まりつつあるのです。

トイレの後の手洗い

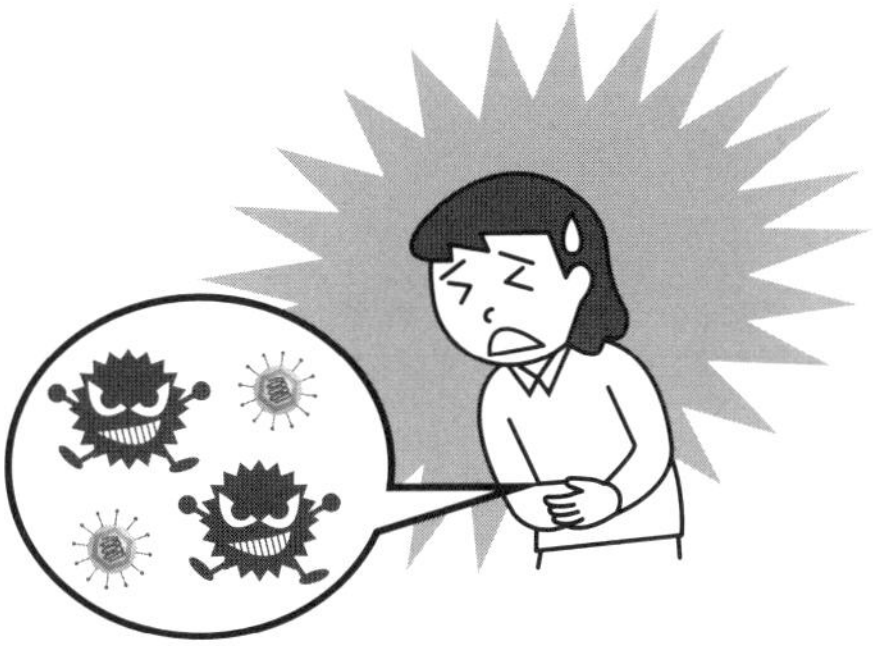

ノロウイルスはヒトの腸内で増え、嘔吐や下痢にまじって拡散する
つまり用便は、ノロウイルスにとって勢力を広げるチャンスなのである！

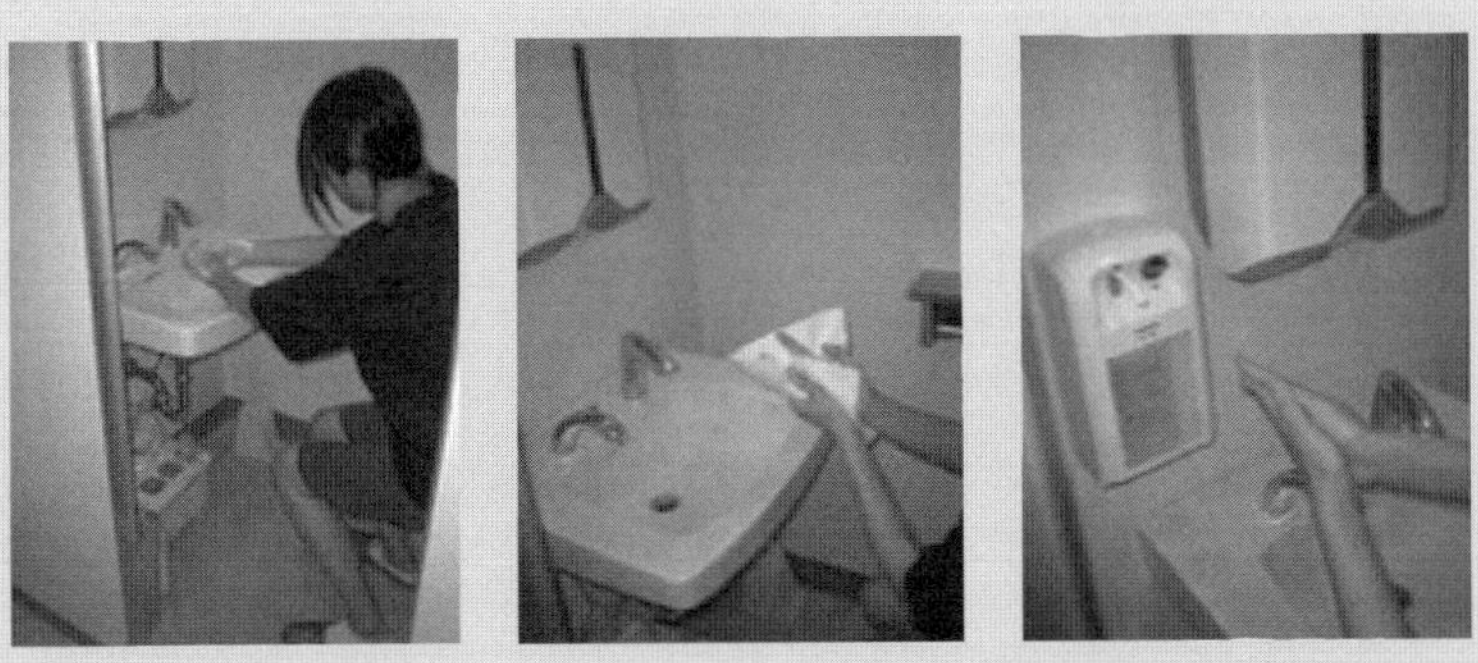

ノロウイルスが広がるのを防ぐには、用便後の手洗いを徹底することが大切。最近では学校給食の現場を中心に、トイレの個室内で手洗いが完結できるような設備の設置も普及してきた

80 プロの手洗いは「衛生的手洗い」

▼手洗いには3ランクある

手を洗うことの重要性について述べていますが、手洗いにもランクがあることをご存じでしょうか。

手洗いは求められる効果に応じて、大きく3つのランクに分類されます。ここで言う手洗いには消毒することまでを含んでいます。

まずは、一般家庭などで行なわれる手洗いです。「日常手洗い」と呼びます。目的は目に見える汚れを落とすことです。手洗い石鹸を使ってゴシゴシ洗って、汚れが落ちればOKです。結果的に、汚れと一緒に一時的に手に付着している細菌などの微生物も取り除くことができます。

次に「衛生的手洗い」と呼ばれる手洗いがあります。これは食品取扱事業者、医療や介護などの感染予防を必要とされる事業者などが行なうべき手洗いで、「プロの手洗い」とも言われます。目的は目に見える汚れはもちろんのこと、手についていてはならない微生物（通過菌と呼びます）を除去することです。そのためには、手洗い石鹸でしっかり洗浄した後に、アルコール製剤などの消毒剤で殺菌・消毒することが必要です。

そして3つ目が、手術などの非常に高度な管理を必要とする手洗いで、「手術前手洗い」と呼ばれます。日和見感染の項でも述べましたが、手術時などの環境では、普通では感染症にはならない微生物汚染が大きな問題になってしまいます。つまり、ここではあらゆる微生物を完全に除去しなくてはならず、手洗い石鹸でしっかり洗浄した後、手術前専用の特別な消毒剤で消毒します。

▼「衛生的手洗い」の手順

「手術前手洗い」は特殊ですから、ここでぜひ知ってもらいたいのは「衛生的手洗い」です。飲食店に勤務する人、介護施設に勤務する人は衛生管理のプロです。プロの手洗いとして、「衛生的手洗い」をぜひマスターしましょう。

具体的には左図のような手順で、手洗い石鹸でしっかり手を洗い、流水で十分にすすいだ後、水気をふき取ります。そして最後にアルコール製剤を手指に擦り込むことで完結します。「洗って・ふいて・消毒」と覚えましょう。

「プロの手洗い」とは?

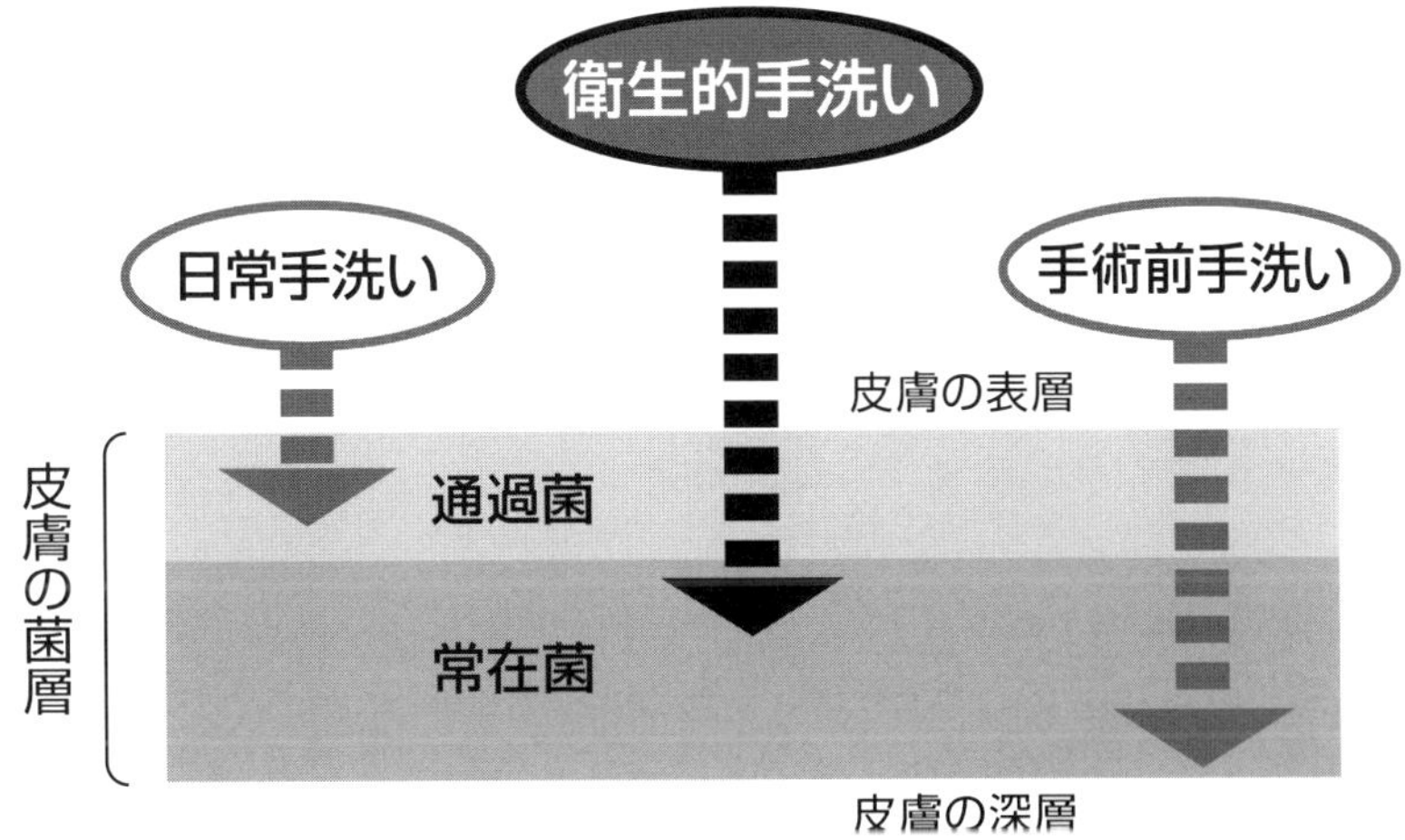
衛生的手洗い
日常手洗い
手術前手洗い
皮膚の表層
皮膚の菌層
通過菌
常在菌
皮膚の深層

手洗い手順

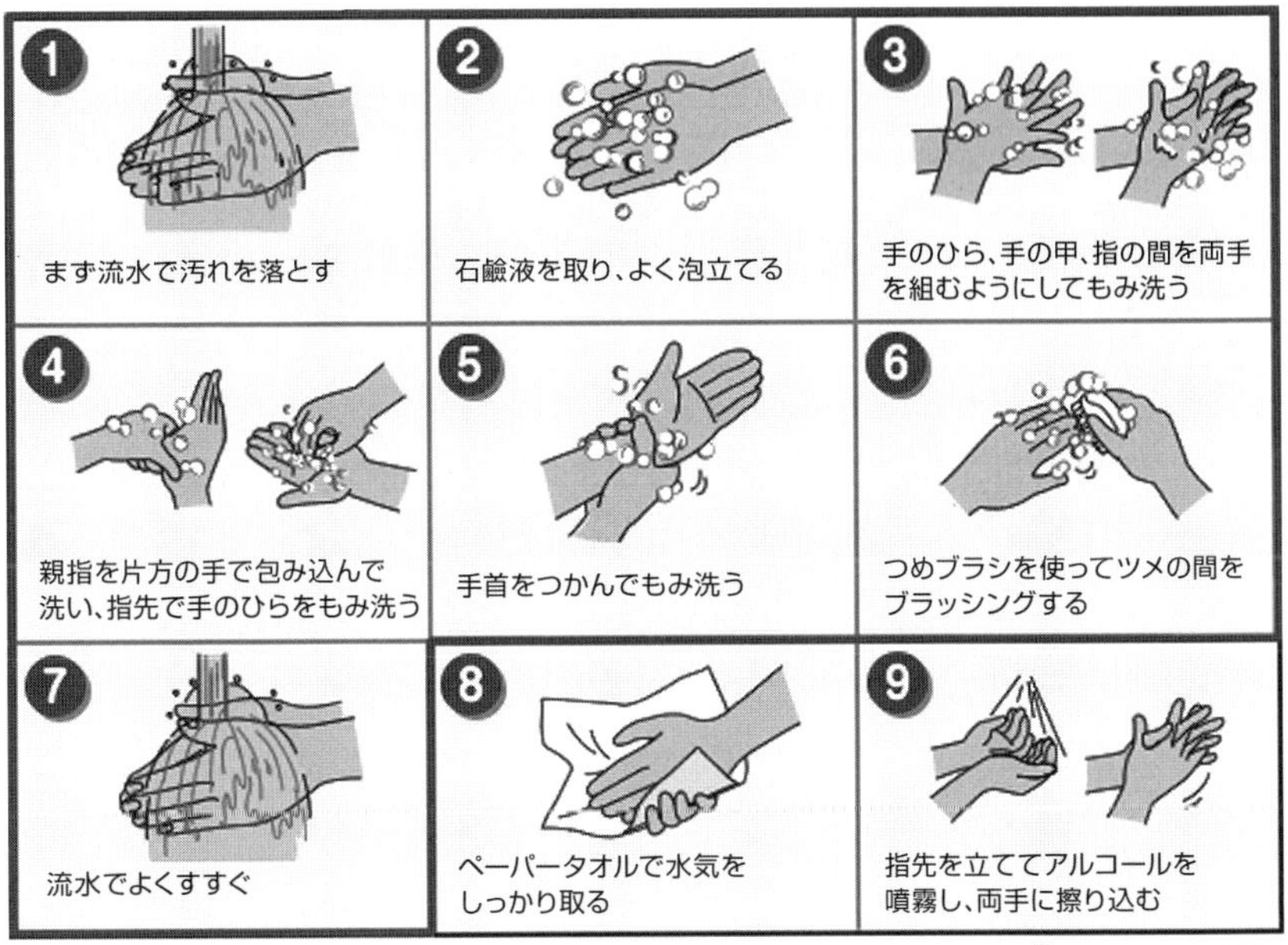
1
まず流水で汚れを落とす
2
石鹸液を取り、よく泡立てる
3
手のひら、手の甲、指の間を両手を組むようにしてもみ洗う
4
親指を片方の手で包み込んで洗い、指先で手のひらをもみ洗う
5
手首をつかんでもみ洗う
6
つめブラシを使ってツメの間をブラッシングする
7
流水でよくすすぐ
8
ペーパータオルで水気をしっかり取る
9
指先を立ててアルコールを噴霧し、両手に擦り込む

81 手洗い・消毒剤による「手荒れ」を防ぐ

▼手が荒れるとどんな問題が起こるか

手を洗いすぎたり、消毒剤によって「手荒れ」してしまう人がいます。

手洗い・手指消毒を頻繁に行なうと、皮脂やＮＭＦ（Natural Moisturizing Factor：アミノ酸などの水溶性天然保湿成分）が流出し、また角層タンパクが変性することによって、皮膚の水分保持機能が低下し、皮膚の乾燥を招くことになります。

この皮膚が乾燥した状態が、いわゆる手荒れです。

とくに消毒剤で頻繁に手を消毒していると、皮脂が失われやすいことから、手の水分保持機能が低下しやすく、手がカサカサの状態になってしまうことがあります。事実、手を頻繁に消毒する医療従事者の70％以上の人が、手荒れを訴えていると言われます。手が荒れると、衛生管理上もよくない、次のような現象が起こります。

・皮膚常在菌の増加
・病原菌の獲得・定着
・乾燥した皮膚より、菌の付着した落屑《らくせつ》の飛散

また、手荒れすることで、手を洗ったり、消毒したりすることそのものを敬遠したくなります。これを、「手洗いのコンプライアンスが低下する」と言います。

▼3段階の対応策

手荒れに対する対策としては、その段階に応じて3つの方法があります。「水分保持機能が低下した段階」、つまり低度の段階では、保湿クリームによって水分保持機能を補うだけでも大きな効果があります。日々のケアで悪化を食い止めることができるのです。

「角質バリア機能の一部が失われてしまった中程度の手荒れ」では、皮膚形成機能をサポートする必要があります。皮膚にバリアを作るようなローションを使用することにより、バリア機能を補完するわけです。

さらに悪化して、「角質バリア機能がほとんど失われてしまう」と、皮膚そのものではなく、手袋によってケアする必要があります。

まずは手荒れの状態を医師に診断してもらい、対応策を検討するようにしましょう。

手荒れはどんな状態?

高度の手荒れ	中程度の手荒れ	低度以下の手荒れ
①刺激に敏感で明らかな炎症や紅斑を有する人 ②ひどい手荒れを自覚している人	①明らかな炎症や紅斑がほとんどない人 ②少し手荒れを自覚している人 ③目安としてTEWL※が30g/hm²以上の人	①明らかな炎症や紅斑がない人 ②手荒れを自覚していない人 ③TEWL が 30g/hm² 以下の人

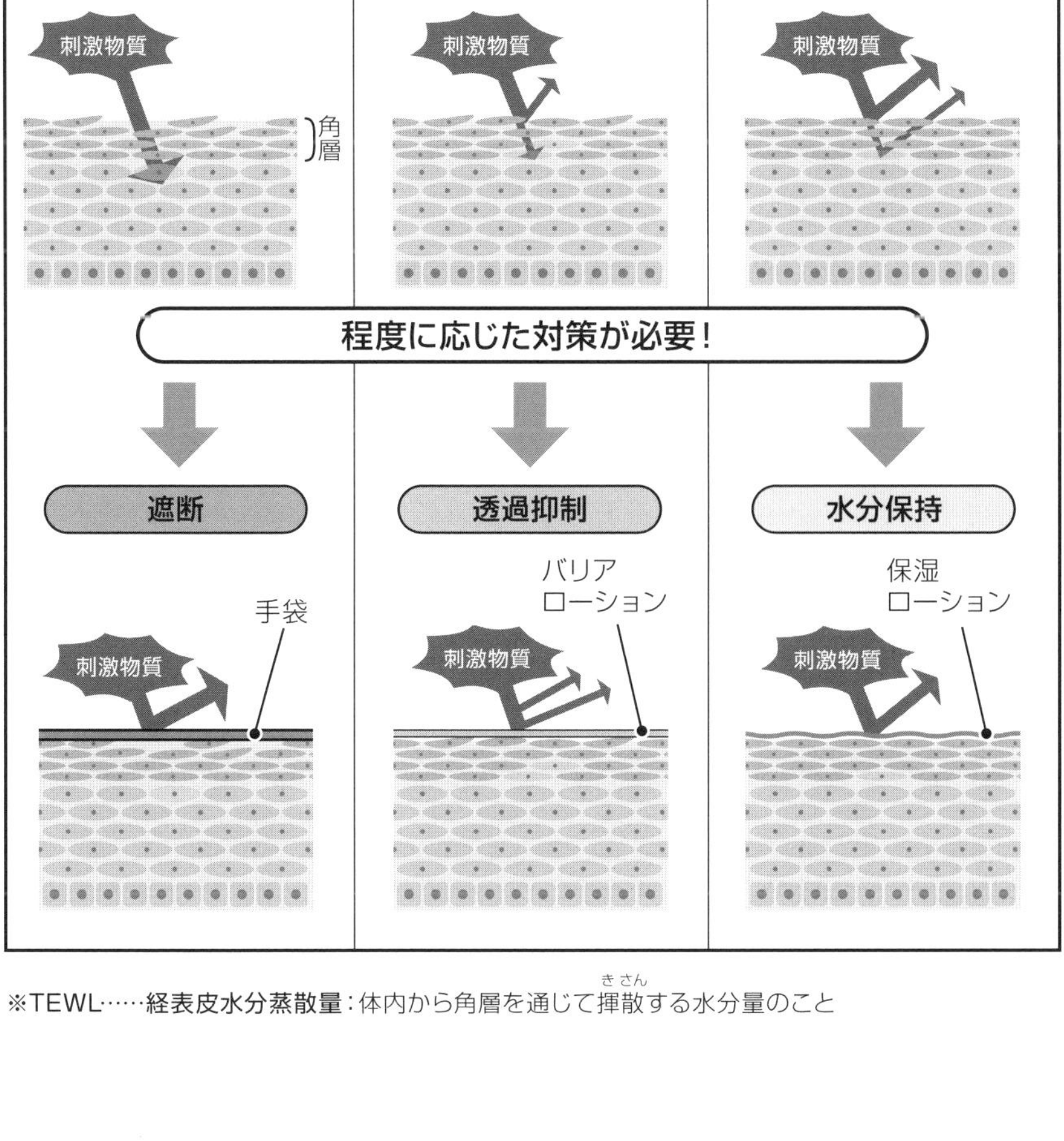

※TEWL……経表皮水分蒸散量:体内から角層を通じて揮散《きさん》する水分量のこと

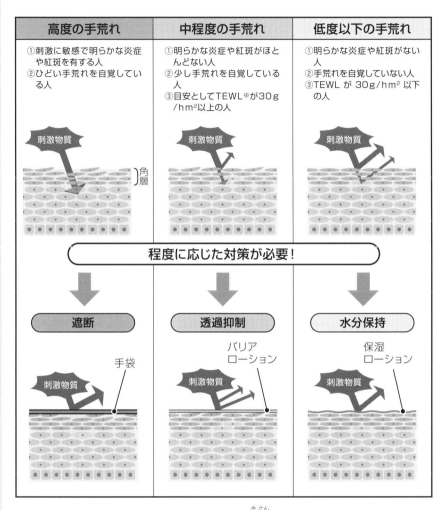

82 手洗いは衛生管理の指標になる

▼手洗いは基本中の基本

手洗いは単純なようで、実に有効な感染予防手段、食中毒の予防手段であることは説明しました。手洗い自体が有効であることはまちがいないのですが、手洗いにはもうひとつ重要な役割があります。それは衛生管理全体の指標になるということです。

正しい手洗いが徹底できているかどうかは、その組織やチームの教育の浸透度を表わしていると言っても過言ではありません。基本中の基本である手洗いがしっかりできていないのに、それ以外の衛生管理ができていることはない、ということです。

とくに組織の責任者、リーダーが正しい手洗いをしているかどうかが重要です。口ではもっともらしいことを言っていても、責任者、リーダーが実行していなければ、おそらく指示は浸透していないでしょう。

部下は上司をよく見ています。実務をしようとしない上司を部下は信用しません。そうなると手洗いに限らず、他の指示も、「適当にやればいいんだ」ととらえます。組織を組織たらしめるためにも、手洗いは決してバカにはできないのです。

▼「しつけ」が組織のレベルを示す

また、こんな観点でも手洗いを指標として見ることができます。私たちが第三者の立場として、衛生監査やコンサルティングに入る際、現場の人から、「手洗いをマニュアルのとおりに行なってから入ってください」と言われることがあります。外部のお客様だからといって、ルールを無視して現場に入っていいわけがありません。それを毅然とした態度で外部の人間にも求めるところは、信頼できます。衛生管理にポリシーを持っているからです。

品質管理の基本に「5S活動」があることは前述しました。「整理・整頓・清掃・清潔・しつけ」の頭文字がすべてSではじまることからそのように呼ばれていますが、教育の浸透を支えるのが最後のしつけです。

しつけができていることがその組織のレベルを示しており、その指標として「正しい手洗い」ができているかどうかは重要なポイントなのです。

手洗いはすべての指標

手洗いを浸透させるための教育は大変重要である。手洗いの励行を啓発するための活動を行ない、徹底するようにしよう

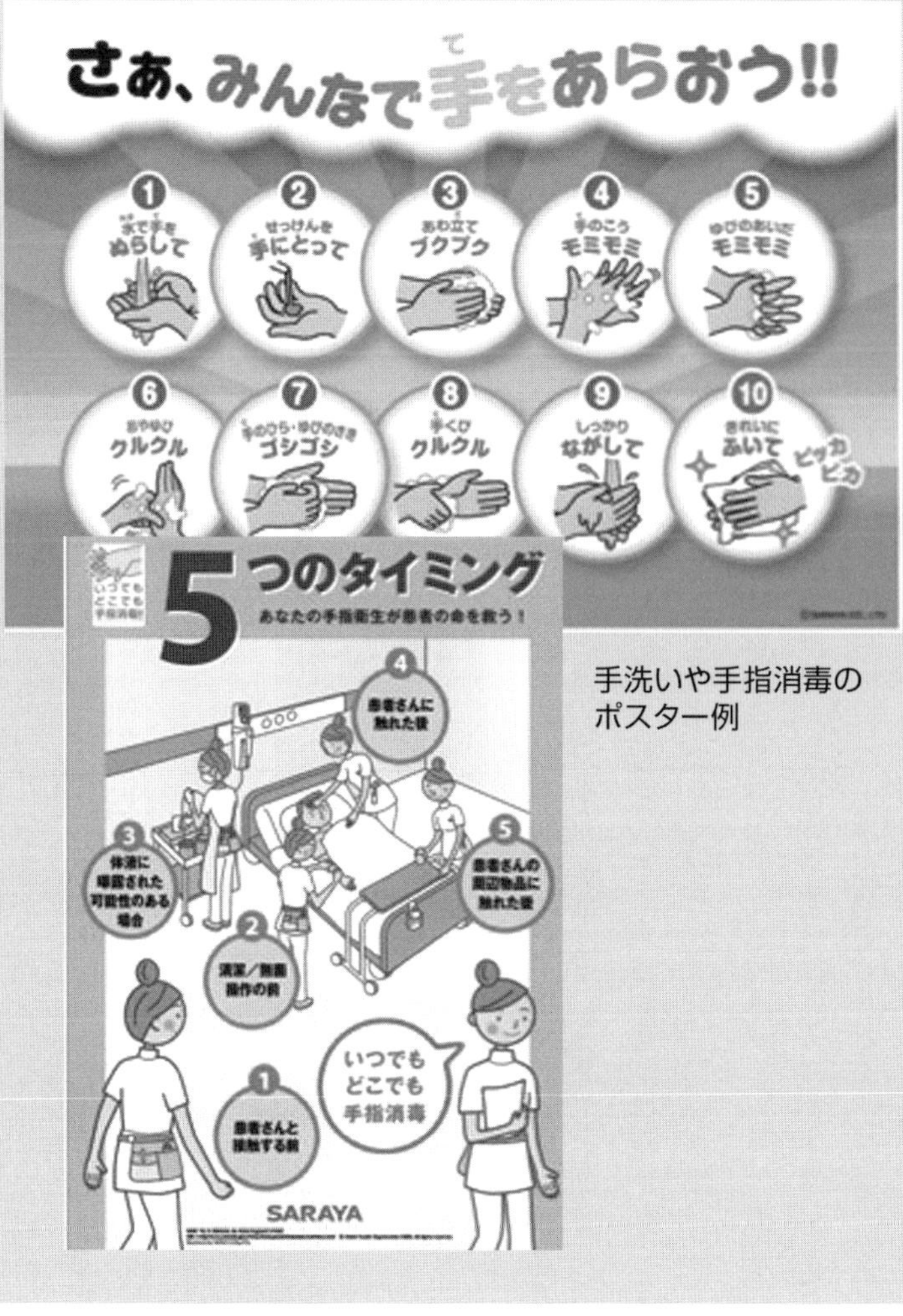

手洗いや手指消毒のポスター例

㉝ 院内感染を防ぐ手指衛生

▼WHOのガイドライン

医療施設における手指衛生の手法は時代とともにシフトしています。1900年代後半までは、「流水と石鹸による手洗いが手指衛生の基本」で、アルコールによる手指消毒の利用は任意でした。しかし、2000年代に入り、国際的なガイドラインが改訂され、「手指衛生の基本はアルコールによる手指消毒、見た目に手に汚れがついている場合は流水による手洗い」というふうに考え方の変化が起きました。では、なぜ、このような変化が起こったのか、簡単に説明したいと思います。

WHOの手指衛生ガイドラインでは、院内感染を防ぐために、手指衛生を次の5つのタイミングで行なうことが推奨されています。

①患者に触れる前
②清潔／無菌操作の前
③体液に曝露された可能性のある場合
④患者に触れた後
⑤患者周辺の物品に触れた後

しかし医療従事者が、患者ごとにこの5つのタイミングでの手指衛生を遵守すると、何度も何度も手指衛生を実施しなければならないことになります。このすべてのタイミングで流水と石鹸による手洗いを実施することは実質的に困難です。

▼アルコール消毒剤の登場

そこで、消毒効果が高く、速乾性で簡便に利用でき、かつ場所を選ばず、どこでも使用できるアルコール手指消毒剤の利用が推奨されるようなりました。このアルコール消毒剤ですが、エモリエント剤が配合されており、アルコールによる脱脂作用を防ぎ、手荒れにも配慮されています。アルコール手指消毒剤はスプレータイプだけでなく、手からこぼれにくいジェルも主流となっており、病院の入口、受付、エレベーターの横、各病室の前に設置されているほか、看護師さんはポシェットに入れて携帯し、いつでも手指消毒できるようにしています。

このように、院内感染を防ぐために医療施設においては様々な取り組みがなされています。

医療現場での手指消毒

目に見える汚れがない場合 → エモリエント剤を含むアルコールベースの手指消毒剤

目に見える汚れがある場合 → 普通石鹸＋流水
→ 抗菌性石鹸＋流水

隔離予防策の CDC ガイドライン 2007
医療現場における手指衛生のための CDC ガイドライン 2002
（CDC＝アメリカ疾病予防管理センター）

正しい手指消毒の手順

❶ 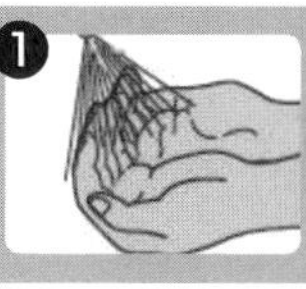
噴射する速乾性手指消毒剤を指を曲げながら適量手に受ける

❷ 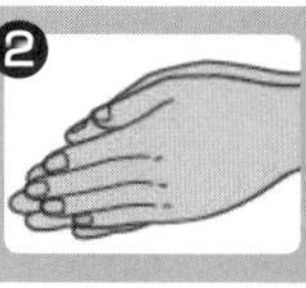
手の平と手の平を擦り合わせる

❸ 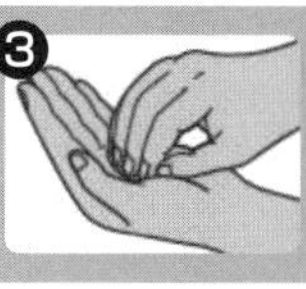
指先、指の背をもう片方の手の平で擦る（両手）

❹ 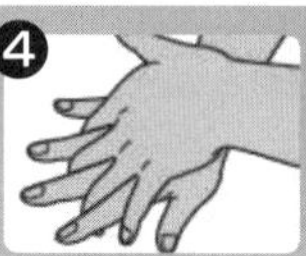
手の甲をもう片方の手の平で擦る（両手）

❺ 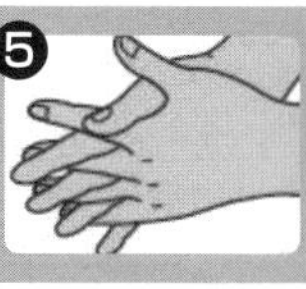
指を組んで両手の指の間を擦る

❻ 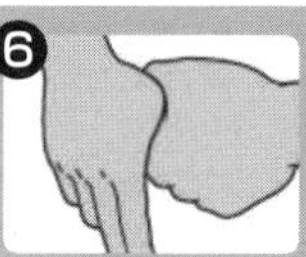
親指をもう片方の手で包み、ねじり擦る

❼ 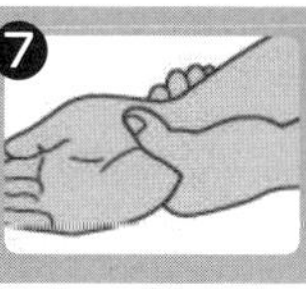
両手首までていねいに擦る

❽ 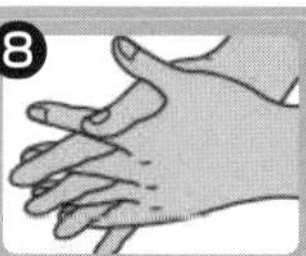
乾くまで擦り込む

84 感染症予防の父・ゼンメルワイス

▼原因は医師の「手」にあった

目に見えない細菌の存在が知られていないころ、どのように感染症は理解され、対策が立てられていたのでしょうか。感染症予防の父と言われるハンガリー人の医師、ゼンメルワイス・イグナーツの仕事にそのルーツを見ることができます。

19世紀の半ば、オーストリアのウィーン総合病院の産科に勤務していたとき、ゼンメルワイスはお産の後の産褥熱という病気の発生率が、助産師の場合と医師の場合では10倍も違うことに注目しました。

そんなときゼンメルワイスは、うっかり手を切ってしまった同僚医師が、分娩後に死亡した妊婦の解剖を行なった後に、産褥熱と同様の症状で亡くなるという事件に遭遇しました。

当時の医師は、手の消毒を行なっていませんでした。ゼンメルワイスは、臭いを放つ死体の破片が医師に付着したことが死亡の原因だと結論づけました。そこで脱臭効果のある塩素水に手を浸けることで臭いを取り除くと、産褥熱による死者は激減しました。

それまで産褥熱による死亡率は30％もあったのですが、それを3％まで低下させたのです。しかし、彼の画期的な仕事は、当時の医師の世界では受け入れられませんでした。その最大の理由は、「患者を殺していたのは医師の手である」という結論にありました。彼の業績を受け入れることは、それまで医師が〝大量殺人〟をしていたのを認めることを意味したからです。

▼感染症の研究は今後も続く

医師の世界から追放されたゼンメルワイスは、失意のまま死去しました。その後、１８８９年、ルイ・パスツールによって、ゼンメルワイスが追求した「死体の臭い」は連鎖球菌という細菌であることが発表されて、ようやく殺菌（消毒）の概念が認められたのです。

日本で院内感染の実態が研究され、明らかになってきたのは、２０００年代に入ってからです。感染症の研究はこれからも精力的に行なわれ、様々なことが明らかになることが期待されます。

感染症予防の父・ゼンメルワイス

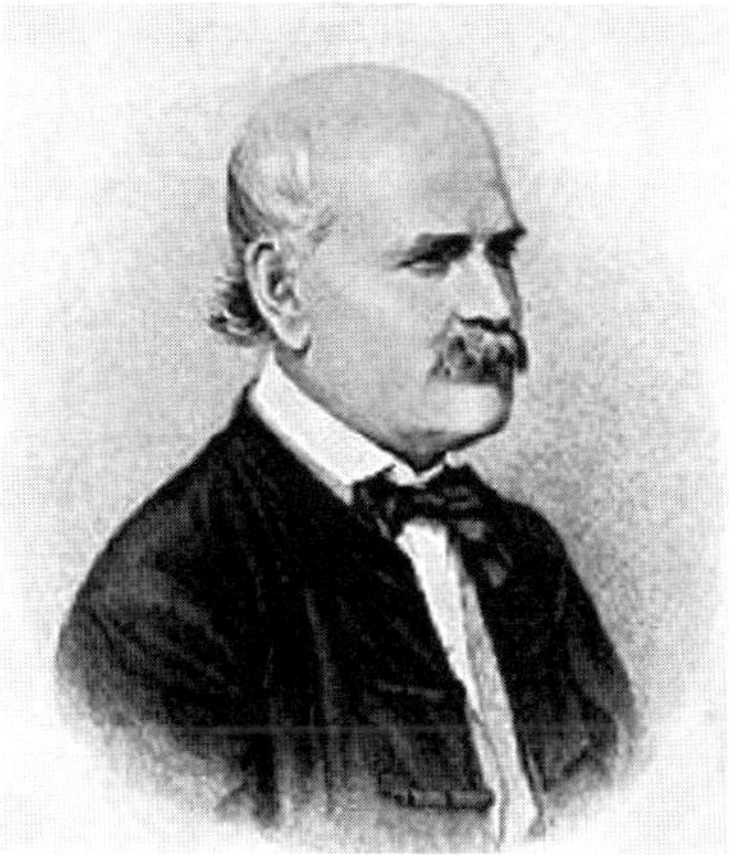

ゼンメルワイス・イグナーツ（1818～1865）

1947～1948 年　第一産科産褥熱死亡統計

	月	産褥熱死亡割合(%)
洗浄開始前	4	18.3
洗浄開始後	5	12.2
	6	2.2
	7	1.2
	8	1.9
	9	4.6
	10	4.0
	11	4.5
	12	2.9
	1	3.5
	2	0.7
	3	0.0

ゼンメルワイスの論文から

ゼンメルワイスの産褥熱に関する研究によって手を塩素水で消毒するようになってから、産褥熱による死亡率は激減した

85 うがいができるのは日本人だけ？

▼風邪の予防とマウスウォッシュ

風邪の予防策として、手洗いとともに有効なのが、「うがい」です。

子供のころから風邪が流行ると、「手洗いとうがいをちゃんとしなさい！」と親からうるさく言われ、学校でも指導があったと思います。

インフルエンザも含め、風邪の原因となるウイルスなどは呼吸器系の細胞に感染します。うがいで洗浄することは、予防のための有効な手段なのです。学術的な研究でもこれは証明されています。

しかし、このうがいが日常生活に定着しているのは、世界的に見ると非常にめずらしいのです。

うがいを意味するニュアンスの言葉に、「ガラガラ、ぺーッ！」と「グチュグチュ、ぺーッ！」というものがあります。前者が風邪の予防を目的とした喉のうがいだとすると、後者は口の中（口腔）をきれいにすること、口臭予防を目的としたマウスウォッシュでしょう。

マウスウォッシュは世界中にあるようですが、実は「ガラガラ、ぺーッ！」は日本以外ではほとんど見られないのです。

▼正しいうがいのやり方

海外の医学博士と話をした際に、このことを聞くと、「日本ではうがいが風邪の予防手段になっていることは知っているが、ほかの国ではこれがなかなかむずかしい。文化になっていないので飲んでしまう」と言われました。

たしかに正しいうがいは、結構むずかしいのです。日本でも正しいうがいを実践できている人は意外に少ないというのが実感です。

そもそも風邪の予防のためには、喉の粘膜に水やうがい薬などの液が届かないと意味がありません。単に上を向いて「ガラガラ～」とやるだけでは喉の粘膜にまで届きません。喉を開いて、液がもっとも奥まで届くようにするためには、「オオオ……」と言いながら、うがいをするのが有効です。

喉の奥まで液が届いていることを実感して、うがいをするようにしましょう。

風邪を予防するためのうがい

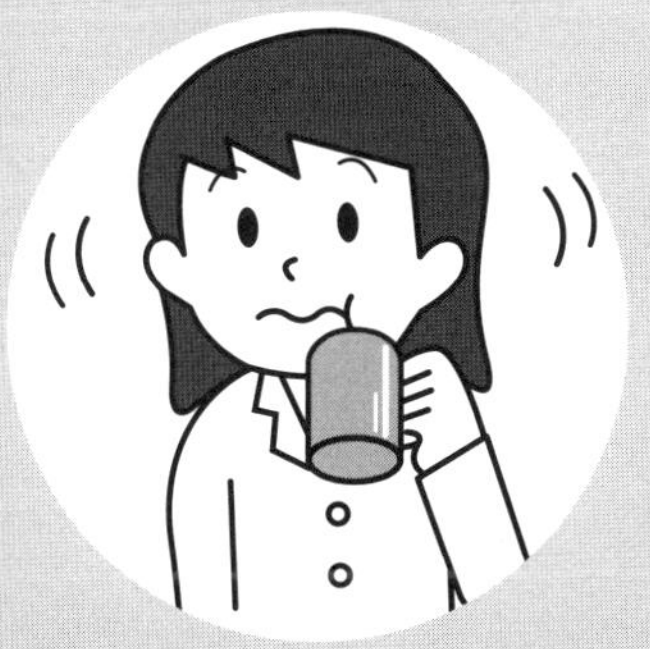

口臭予防や歯周病予防に有効な「グチュグチュ、ペーッ！」のうがいは世界中の人が実行しているが……

風邪やインフルエンザ予防のために「ガラガラ、ペーッ！」のうがいを行なっているのは日本だけ！

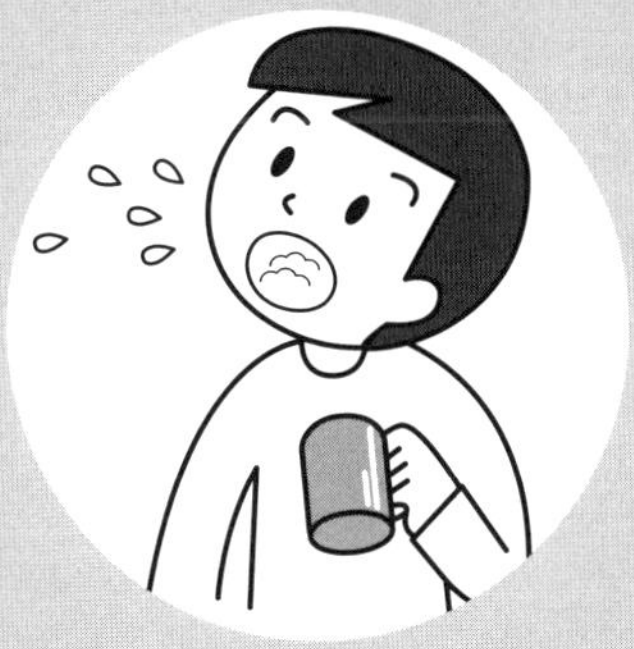

86 「うがい」という言葉の由来

▼「鵜飼い」から生まれた「うがい」

「うがい」という言葉はどこから来たのでしょうか。

漢字では「嗽」と書きますが、あまり見たことがないでしょう。1444年の国語辞書『下学集《かがくしゅう》』にすでに載っていますが、意味は「くちすすぐ」とあります。

うがいの語源は、「鵜飼《うか》い」だと言われています。岐阜県長良川などに伝わる伝統的な鮎漁である、あの「鵜飼い」です。

鵜飼いは、船にかがり火を焚いて、鮎を引き寄せておき、首をひもでつないだ鵜（海鵜：ウミウ）に鮎をつかまえさせます。鵜が鮎を飲み込もうと上を向いた瞬間にひもが引かれ、鵜は鮎を吐き出すという漁の方法です。なかなかすごい漁法ですが、現在、岐阜県、愛知県、京都府、愛媛県、大分県、福岡県など11府県、13箇所で伝統漁として残されています。

この鵜の鮎を飲み込もうとして吐き出す一連の動きから、鵜飼いを語源として「うがい」という言葉が生まれました。この漁の方法は中国やヨーロッパ、南米のペルーなど、世界中にあるようですが、うがいの習慣だけは日本にしかないというのは面白い話です。

▼うがいで発症率が4割減る

これだけの歴史を持つうがいですが、うがいの効果に関する学術的な研究例は驚くほど少なく、2002〜2003年に行なわれた京都大学・川村孝教授のグループの研究例が最近では有名です。

水でうがいをする群とうがいをしない群に分け、風邪の発症率との関係を調べた研究です。うがいをした場合の発症率はうがいをしない場合に比べて、40％低下するという結果となりました。

ちなみにこの際に、うがい薬としてポビドンヨードも使用されましたが、うがい薬としての効果はそれほどないという結論になりました。うがい薬には治療薬と予防薬があります。ポビドンヨードは非常にすぐれた殺菌剤ですが、強い殺菌剤であるため、予防目的で常用すると逆に喉を痛めます。予防としてうがい薬を使う際には予防薬を用いるようにしましょう。

「うがい」は「鵜飼い」から

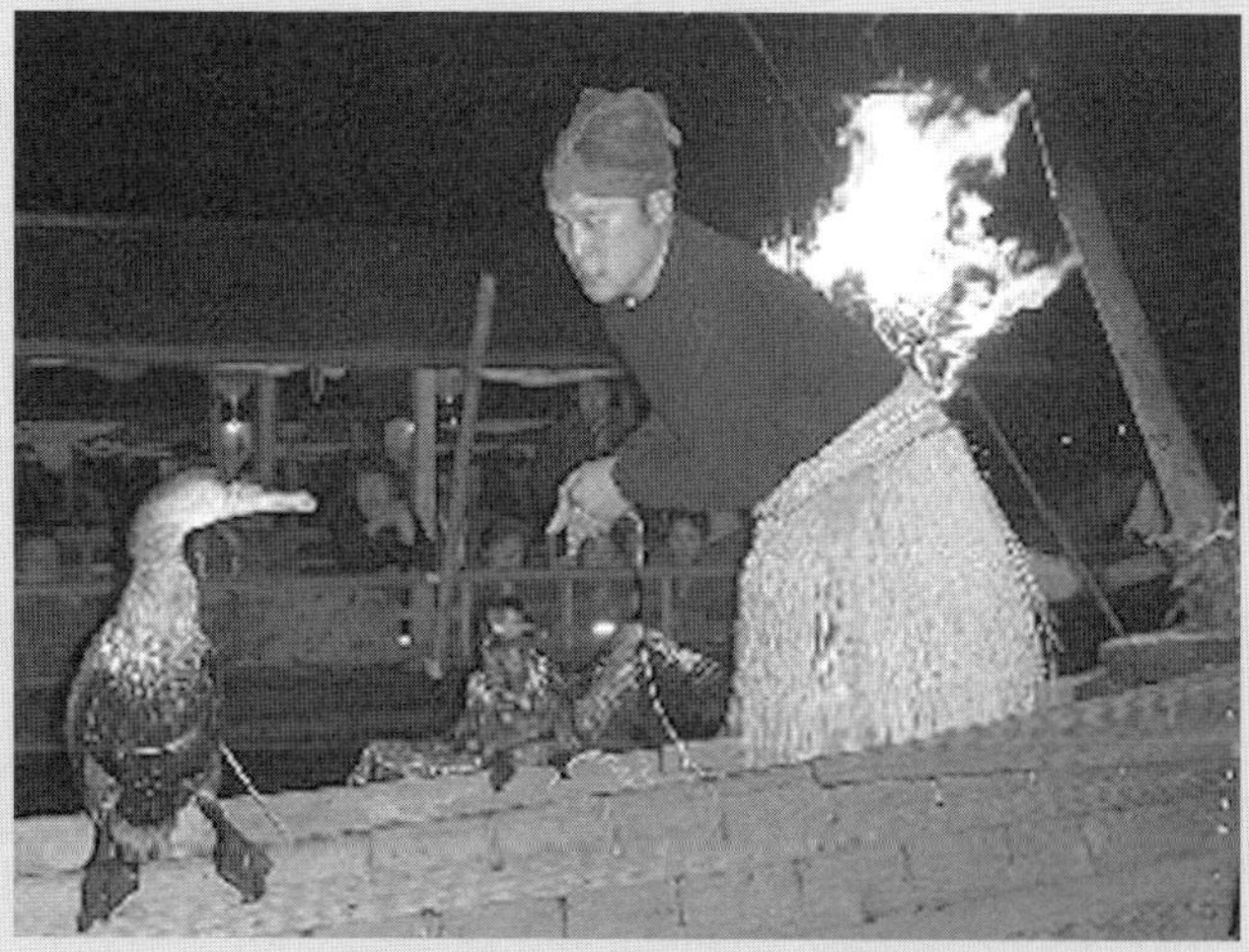

「うがい」の由来は「鵜飼い」

うがいによる風邪予防の効果を検証した研究例

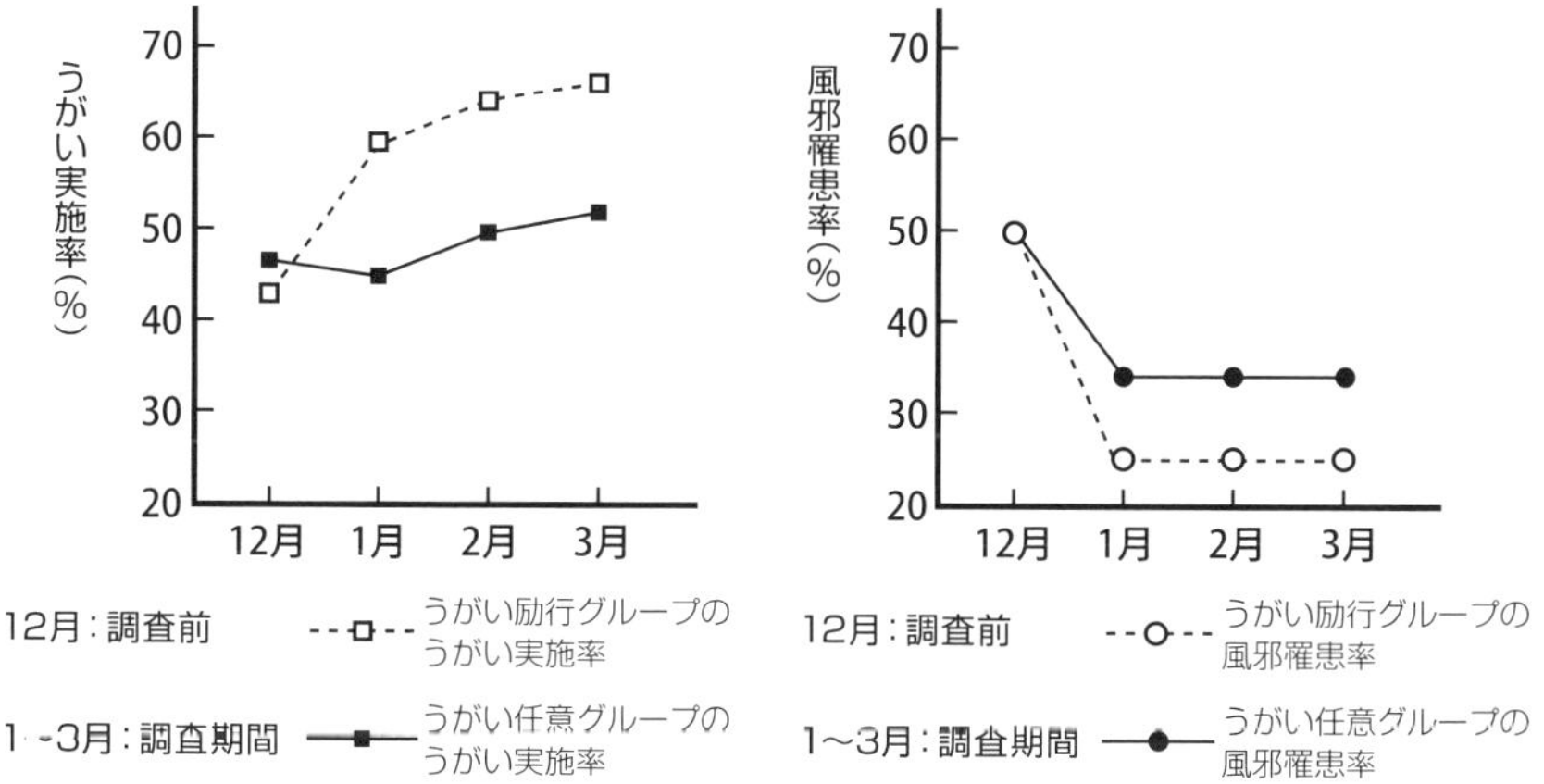

87 うがいで期待できる効果

うがいをすることで風邪が予防できますが、その効果をくわしく見てみましょう。

うがいによって、実際には複合的な効果が期待できます。大きく分けて次のような効果があります。

①物理的な洗浄効果

うがいによって、喉に入り込んだ細菌やウイルスを除去するという洗浄効果が期待できます。とくに外から帰ってきたり、人ごみの中にいた際には多くの細菌やウイルスが口中や喉に入り込んでいる可能性があります。これらを物理的に取り除くことは、予防効果としてもっとも重要なことです。

②（うがい薬による）殺菌作用と化学的洗浄効果

予防を目的としたうがい薬を用いる場合、その薬による殺菌効果と化学的な洗浄効果が期待できます。うがい薬中に配合されている殺菌剤が作用し、喉に入り込んできた細菌やウイルスを殺してくれます。また、うがい薬には洗浄成分が配合されていることもあります。①の物理的な洗浄効果を助けてくれる意味で、この洗浄成分が化学的な洗浄効果を発揮してくれます。

③喉の粘膜を刺激し、強化する効果

うがいをすることで、冷たい水が喉の粘膜に触れます。それによって粘膜を適度に刺激して粘液の分泌や血行を盛んにしたり、喉の潤いを保ってくれます。また、喉には細かい毛（線毛）と、その表面に粘液があり、この粘液が細菌やホコリなどをとらえ、線毛運動で粘液と一緒にこれらを外に追い出します。うがいは喉の粘膜の機能を盛んにしてくれるので、線毛運動の衰えを防ぐという効果も期待できます。

④口臭の抑制や歯周病の予防効果

これは直接的な風邪予防の効果ではありませんが、うがいを日常的に習慣化するのは大切なことです。とくに口臭抑制はリフレッシュ効果もあるため、気分転換などの意味もあります。

どんなにすぐれた効果のあることでも、習慣化しないと意味がありません。習慣化するためには「心地よさ」という面も無視できません。

正しいうがいで感染予防!

うがいの方法

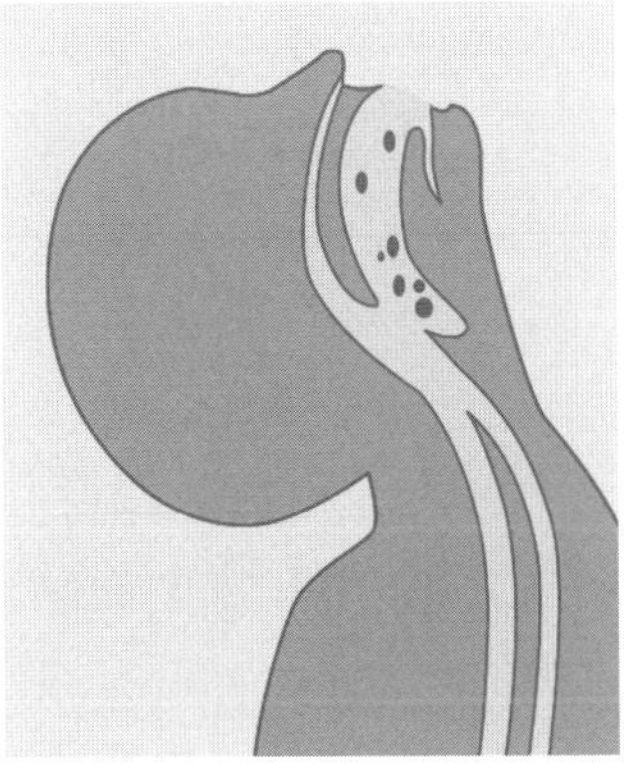

1. うがい液を口に含み、唇を閉じてほっぺたの筋肉を動かし、「クチュクチュ」と口の中を洗う
2. 次に上を向いて、「オオオ…」と声を出して喉を洗う。声がふるえはじめると、それはうがい液が口蓋垂《こうがいすい》（のどちんこ）の奥へ届いている証拠（初めてのときはちょっとビックリする）
3. 冷たいうがい液が、口の中で温かく感じられてきたら吐き出す
4. この1～3の行為を数回繰り返す

うがい液の選択

水だけのうがいでも風邪の予防効果があることが実証されているが、適切なうがい薬を使用すれば、その効果がより高くなることが期待できる

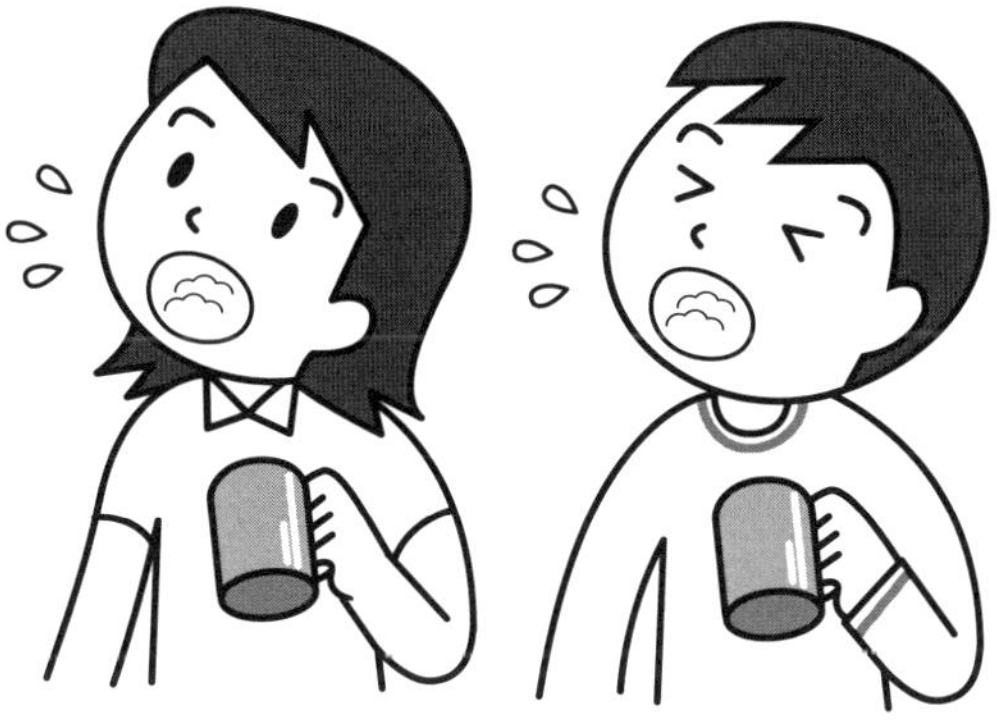

COLUMN

サラサラのアルコールとドロドロのアルコールはどう違う？

■なぜ感触の異なる2つのタイプがあるのか？

アルコール消毒剤には、サラサラ（あるいはシャバシャバ）のものと、ドロドロ（あるいはネバネバ）のものがありますよね。「これ、何が違うの？」「効果はどうなの？」と思われると思います。

ずばり、殺菌・消毒効果には差はありません。

液体のタイプはどうしても少しこぼれます。ジェルタイプはこぼれにくいですよね。医療機関では頻繁に消毒剤が使われるので、先にジェルタイプが普及しました。アメリカのアルコール消毒剤の大手の製品が入ってきたこともそのきっかけでした。

市場ニーズがあるとメーカーも対応しなくてはならないので、日本のメーカーも追随しましたが、最初は大変でした。固まりすぎるとポンプが詰まる。下手したらあらぬ方向に飛んでいく。固まらないと「ジェルの意味がない！」とクレームになる……。

そうした苦心の末に各メーカーが何とかよい製品を仕上げてきました。一般市場に広がったのは、2009年の新型インフルエンザのパンデミックのときでした。

■ただし、食品事業者は要注意！

効果は同じなので、あとは好みです。ただし、食品の調理や加工に携わっている食品事業者の人は要注意です。なぜなら食品事業の現場で使うアルコール製品は食品添加物製剤であることが求められるからです。

なぜ食品添加物製剤でないといけないかと言えば、手を消毒したのち、製品である食品に触れる可能性があります。アルコールは揮発するので、残留性はなく、表示義務もありませんが、食品に触れる以上、食品添加物製剤であることが必要になるのです。

たとえば、医薬品の消毒剤で消毒をしたとします。効果はばっちり。しかし、食品に医薬品が触れてはいけないので、再度手を洗う羽目に……というおかしなことになってしまいます。

ジェルタイプにするためには増粘剤を入れる必要がありますが、現在のところジェル剤に使える増粘剤で、かつ食品添加物に該当するものがありません。つまりジェルタイプで食品添加物の認可を与えられているものはないのです。そのため、食品事業者では使えないということになるので、ご注意ください。

10章

効果的な洗浄・殺菌オペレーション

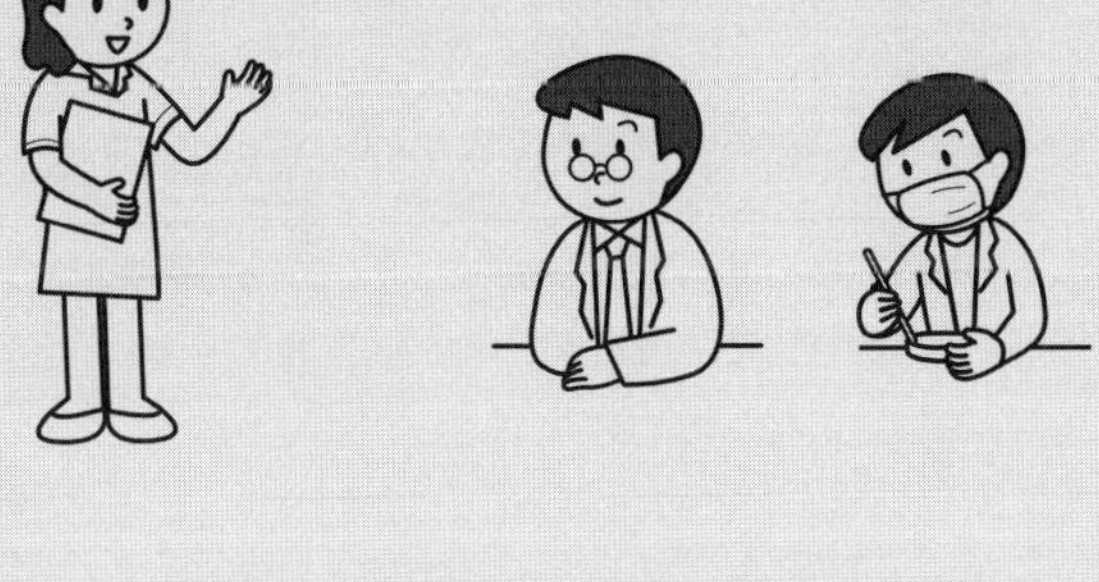

88 洗浄・殺菌は「これさえやれば！」ではダメ

▼作業現場での洗浄・殺菌のポイント

作業現場で洗浄・殺菌を行なおうとするときには、どのようなことに気をつければいいのでしょうか。ここではそのポイントについて説明しましょう。

ひとつ目のポイントは、「どのような洗浄剤・殺菌剤を使用するか」です。目的に合った洗浄剤・殺菌剤を使用する必要があります。野菜・果物の洗浄には「中性洗剤」を使用しなければならないし、食品を除菌する場合は、「食品添加物アルコール製剤」「次亜塩素酸ナトリウム」のような食品添加物を使用しなければなりません。

2つ目のポイントは、「どのような汚れを落とすのか」「どのような微生物を殺菌するのか」です。中性洗剤では取れない汚れに中性洗剤を使っても、洗浄の意味がありません。同じように、目的とする微生物に効かない殺菌剤を使用しても、殺菌の意味がありません。

3つ目のポイントは、「どのような材質に使用するのか」です。たとえ洗浄や殺菌で汚れや微生物を落とすことができたとしても、汚れや微生物がついていた部分が変色したり、錆びたりしてしまったら、道具や装置に大きな影響を与えることになってしまいます。

4つ目のポイントは、「どのような方法で汚れを落とすのか」「どのような方法で殺菌を行なうのか」です。食器は手洗いで洗浄することもできますが、非常に多くの枚数を洗浄するには人数が必要です。このような場合は食器洗浄機を使用して、短時間で洗浄する方法もあります。

また、まな板などの調理器具を殺菌する場合、次亜塩素酸ナトリウムの希釈液を使用して浸漬する方法が有効ですが、どうしても浸漬時間がかかります。作業中の場合などは、食品添加物アルコール製剤を使用したほうが効率が上がります。

▼現場に合った方法を選択する

このように、作業環境、設備、規模はそれぞれ異なり、目的も異なります。そのため、洗浄・殺菌には、「これさえやれば大丈夫」という方法はなく、この4つのポイントを考えることで、その現場に合った最適な洗浄・殺菌オペレーションができあがります。

洗浄·殺菌の効果的なやり方

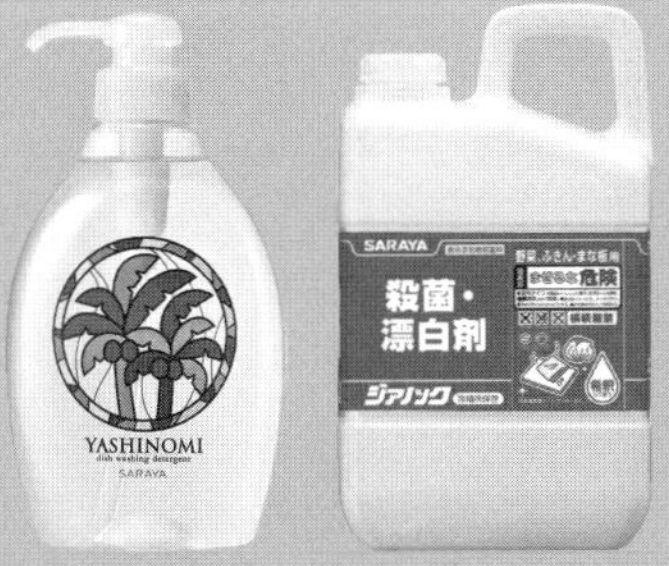

洗浄剤・殺菌剤の種類
（目的に合ったものか）

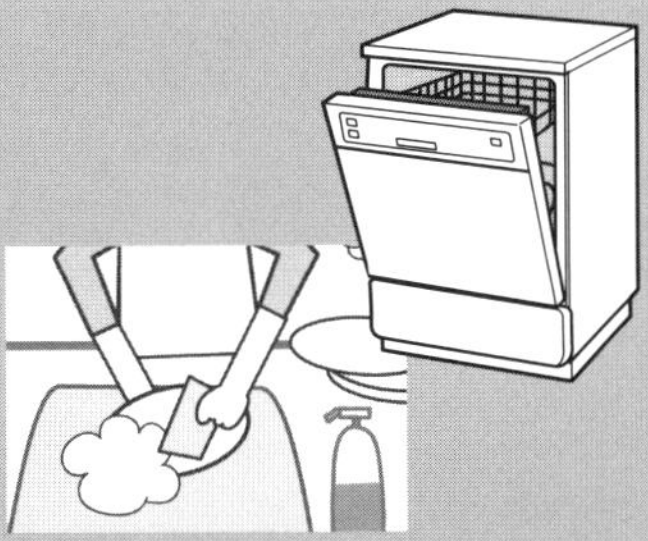

洗浄・殺菌の方法
（手洗い・機械洗浄など）

使用現場に合わせた最適な方法を考える必要がある

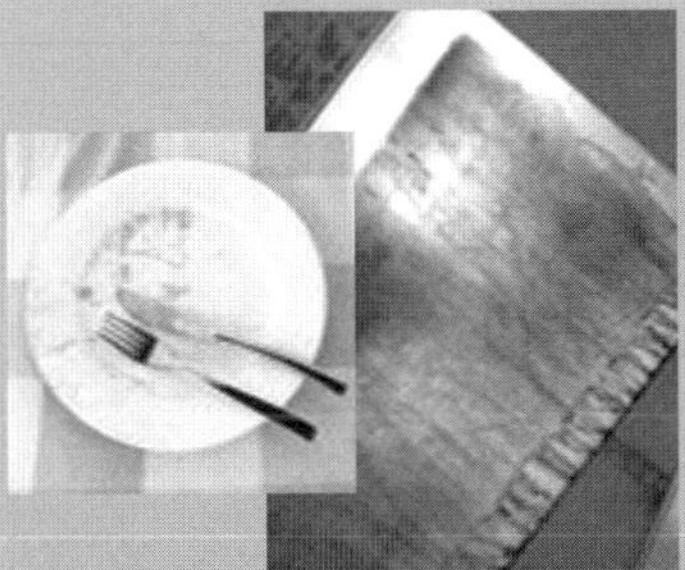

汚れ、微生物の種類
（取り除きやすさ）

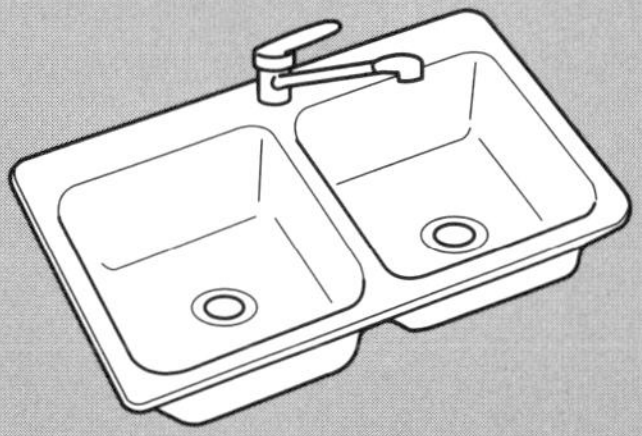

洗浄・殺菌する部分の材質
（腐食や劣化が起きないか）

89 洗って・ふいて・消毒

▼「ふいて」が重要

9章で「手洗い」について説明しましたが、食品を取り扱う仕事をする人は、正しい手順で、「洗って・ふいて・消毒」の衛生的手洗いを行なうことが、食中毒の予防上、とても大切です。

手洗いをすること、手指消毒をすることが重要なことは9章でわかっていただけたと思いますが、この手洗いと手指消毒をつなぐ、「ふいて」という行為が実はとても重要なのです。

まず第一に、手洗いをしたあとの手に残った水気をしっかり取るために、「ふいて」が重要になります。

消毒はアルコール消毒剤を用いて行なうことがほとんどです。アルコール消毒剤は水気が残っていると、アルコール濃度が水によって希釈されてしまい、消毒効果が減少してしまう危険性があるのです。水気をペーパータオルなどでしっかりとふき取ることで、手指消毒の効果を最大限に引き出すことができます。

もうひとつ、「ふいて」という行為そのものが重要である理由があります。それは、手に存在する菌やウイルスを物理的に取り除く効果があるのです。

▼「洗って」「ふいて」ノロウイルスを落とす

左ページに大腸菌を用いて行なった「洗って・ふいて・消毒」の検証実験結果のグラフを掲載しました。この棒グラフは、縦軸に手から回収した菌数を示しているので、棒グラフが低いほど、手指に残る菌数が少なくなっています。このグラフを見れば、ペーパータオルでふくことにより、手指に残っている菌数が減少していることがわかります。

「洗って・ふいて・消毒」は、食中毒においてもっとも多くの患者を毎年出している、ノロウイルス対策においても非常に有効です。ノロウイルスは消毒剤に対する抵抗性が強く、アルコール消毒の効果があまり期待できません。そのため、ウイルスを殺すよりも、「洗って」「ふいて」、しっかりとウイルスを手から物理的に取り除くことが重要になってきます。「洗って・ふいて・消毒」を実践し、食中毒や感染症を予防しましょう！

「洗って・ふいて・消毒」の効果

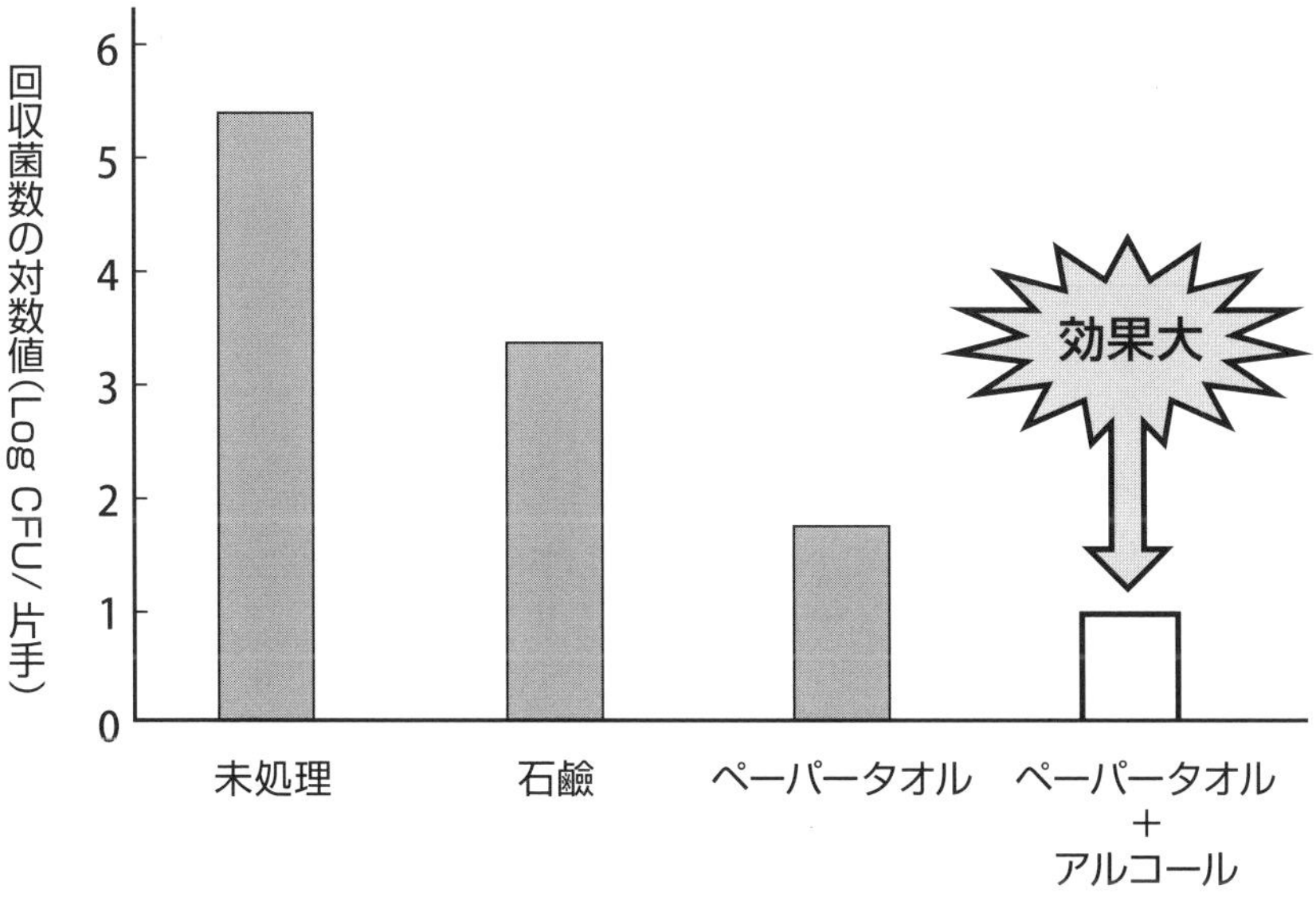

薬用石鹸で手を洗う

↓

ペーパータオルでしっかり手をふく

↓

アルコール製剤で手を消毒

90 電気分解してできた殺菌水

▼日本発の技術

70項でも紹介しましたが、業務用の世界では、最近「電解水」と呼ばれるものが普及してきました。食塩水や塩酸を溶かした水溶液を電気分解することで得られる水です。電気分解とは、水溶液にプラスとマイナスの電極を浸し、電圧をかけることで化学的に分解する方法です。

食塩や塩酸には塩素が含まれているので、電気分解すると、次亜塩素酸を発生させます。この次亜塩素酸は66項でも紹介したように、pHの条件によって性質が異なりますが、殺菌能力を持つことから、殺菌剤としても使われます。とくに酸性域で強い殺菌能力を発揮することから、電気分解によって得られた酸性電解水は、殺菌剤としても期待されています。

ただし酸性域では、塩素ガスを発生するなどの安定性に問題があります。そこで液体の製剤で流通させるのではなく、使う現場で機械で生成し、その場で速やかに使うという方法が考えられました。この技術は日本発のものでもあり、日本に多くの知見や研究事例が集まっています。

▼電解水の効果的な使い方

塩素と言うと、次亜塩素酸ナトリウムを想像することが多いので、次亜塩素酸ナトリウムの代わりに使うものとの認識を持たれることがあります。たしかに次亜塩素酸ナトリウムの代替としての役割もあります。しかし、漂白能力は持たないなど、性質の異なる部分もあることを理解することが大切です。

電解水の非常に効果的な使い方としては、洗浄後のすすぎ水として使うことが挙げられます。洗浄剤などで洗浄した後に、通常は水ですすぎ、水分を除去したあとにアルコールなどで殺菌します。この「すすぎ→水分の除去→アルコール殺菌」の3つの工程をひとつにまとめることができるため、作業性もよくなり、またコスト面でも優位性があります(ただし、機械の購入コストは必要)。

現在、電解水の使い方の研究や検証例がどんどん蓄積されてきているので、正しい使い方でさらに効果を発揮できるシーンも今後、増えてくるでしょう。

電解水による洗浄･殺菌

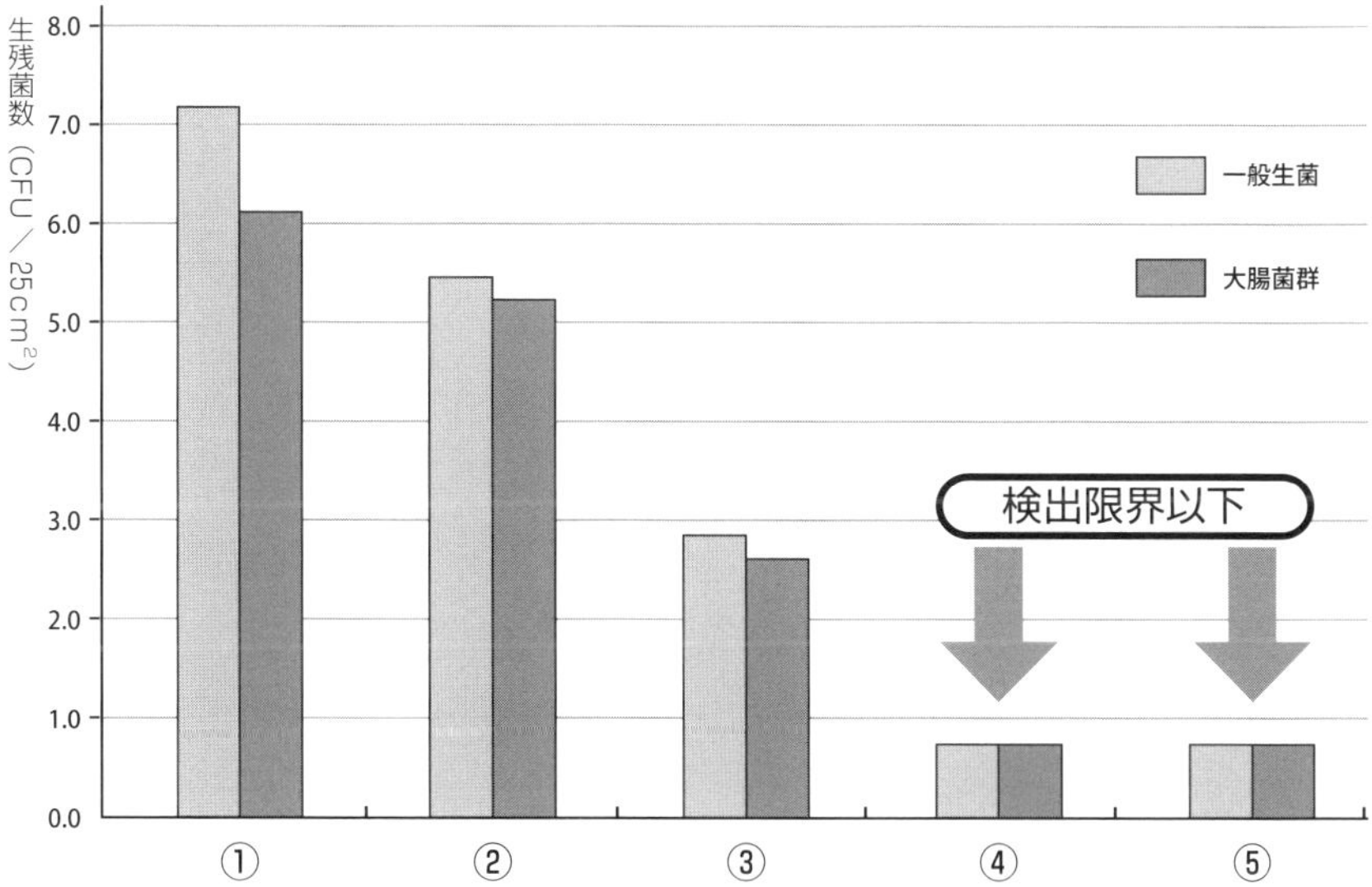

①洗浄前
②洗浄剤による発泡洗浄後
③洗浄剤による発泡洗浄→水道水すすぎ
④洗浄剤による発泡洗浄→微酸性電解水※すすぎ
⑤洗浄剤による発泡洗浄→強酸性電解水※すすぎ

※微酸性電解水と強酸性電解水はそれぞれ規格値が異なるが、
いずれも電気分解によって得られた酸性電解水

洗剤による洗浄後に水道水ですすぐだけでは、菌が検出されたが、微酸性および強酸性電解水ですすぐと、菌は検出されなかった

91 環境表面の清浄化で感染拡大を防ごう

▼環境表面から感染症が広がる

一般家庭、公共施設、医療関連施設などの環境表面には様々な微生物が存在し、その中には感染症や食中毒の原因となる微生物も存在します。このような環境表面に存在する微生物がヒトの手を介して、感染症を引き起こす事例は数多く報告されています。そのため、環境表面を清浄化した状態で保つことは、感染予防の観点からも非常に重要です。

環境表面の清浄化の第一歩としては、水で湿らせた雑巾を用いて行なう一般的な清掃が基本です。そして人がよく触る環境表面を重点的に、アルコールや除菌成分（第四級アンモニウム塩やビグアニジン系）配合の消毒剤を用いて消毒するのがよいでしょう。ただし、消毒剤をスプレーで直接噴霧しないことをおすすめします。消毒剤を直接噴霧すると微生物が舞ってしまい、作業者の感染リスクを高めてしまう可能性があるからです。スプレータイプの消毒剤は、ふきんなどに消毒剤をしみ込ませた後、環境表面を清拭《せいしき》するのがよいでしょう。

なお、医療関連施設においては、環境表面清拭用の消毒剤が含浸された、環境用清拭クロスが多数製品化されており、一般的に広く使用されています。

▼消毒の方法いろいろ

環境表面の清浄化に用いられる消毒剤については、一般的なものに加えて、通常、消毒するのがむずかしいノロウイルスのようなノンエンベロープウイルスにも有効な製剤（第四級アンモニウム塩＋エタノール＋アルカリ）もあり、感染流行時やより感染リスクが高い場所の消毒用に利用されています。一方で、最近よく見かける次亜塩素酸製剤ですが、微生物に対して非常に有効な反面、有機物の影響を受けやすい性質を持っています。したがって環境表面を清拭する目的では十分な効果を発揮しない可能性があり、使用には注意が必要です。

そのほか、消毒に紫外線を照射する方法などもあります。紫外線は人に害をおよぼすので、人がいないエリア（病室など）や紫外線が外に出ないよう組み込まれた製造ラインなどの表面の消毒に用いられています。

環境表面の清浄化に用いられる製剤

一般細菌・エンベロープウイルス（コロナウイルス インフルエンザウイルスなど）対応

- エタノール製剤（50%以上）
- 洗浄除菌剤（第四級アンモニウム塩＋洗浄成分）

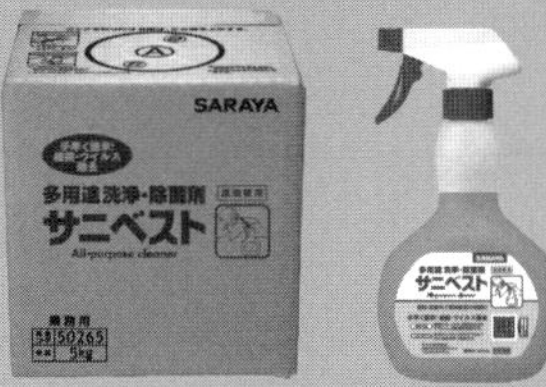

＋　＋

ノンエンベロープウイルス（ノロウイルスなど）対応

- エタノールの有効性を高めた製剤
  - ◆エタノール＋第四級アンモニウム塩＋アルカリ
  - ◆エタノール＋酸
- 次亜塩素酸ナトリウム製剤

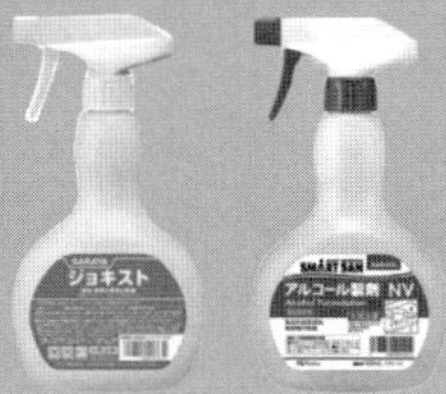

芽胞（*C. difficile*）対応

- 次亜塩素酸ナトリウム製剤（高濃度1000〜5000ppm）

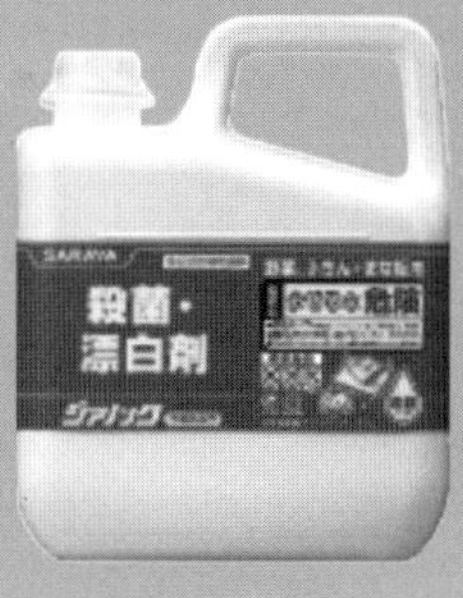

これらの製剤を含浸した清拭クロスタイプの使用も有用

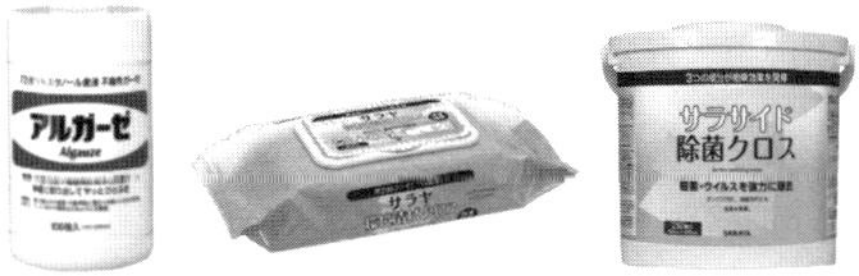

⑨② 「作り貯め」してはならない殺菌剤

▼殺菌効果をなくす様々な要因

使用時に希釈して用いる殺菌剤はたくさんあります。このような殺菌剤を、使用時に毎回毎回希釈するのは面倒くさいので、作り貯めしたいと思っている人もいるのではないでしょうか。

しかし、殺菌剤によっては作り貯めのしづらいもの、あるいは、作り貯めは避けたほうがよいものがあります。

たとえば、「次亜塩素酸ナトリウム製剤」です。次亜塩素酸ナトリウム製剤は、使用時に規定の濃度に希釈して用います。殺菌には、有効塩素濃度が重要な因子となり、有効塩素濃度が低くなると、殺菌効果も下がります。次亜塩素酸ナトリウムはあまり安定した物質ではないため、有効塩素濃度は時間がたつにつれて減っていきます。また光に当たったり、有機物が混入することによっても、有効塩素濃度は著しく下がります。

つまり、次亜塩素酸ナトリウム製剤は、希釈液を調製したばかりのときには菌に対して有効ですが、時間がたつにつれて殺菌効果は下がり、また調製した容器にゴミなどが混入していたり、遮光容器でなかった場合には、さら殺菌効果は下がっていきます。

▼耐性菌を生み出してしまう可能性もある

また、「陽イオン界面活性剤」のような低度の殺菌剤を主成分として配合した製剤も、希釈して用いるタイプが多くあります。これらの希釈液を作り貯めし、利用しているところをよく見かけます。しかし、この作り貯めも、危険な要素をはらんでいるのです。

低度の殺菌剤は比較的反応が穏やかな上、有機物が混入するとその効果が低下します。そうなると対象物の殺菌は不十分になる可能性がありますし、もし、このような状態の希釈液に菌が混入すると、希釈液の中で菌が生き続け、場合によってはその殺菌剤に対する耐性菌を生み出してしまう危険性もあるのです。

このほかにも希釈タイプの殺菌剤はたくさんあります。「作り貯めしても大丈夫」という表記がなければ、リスクを軽減するためにも、基本的には使用時に調製することをおすすめします。

次亜塩素酸ナトリウム製剤の殺菌効果

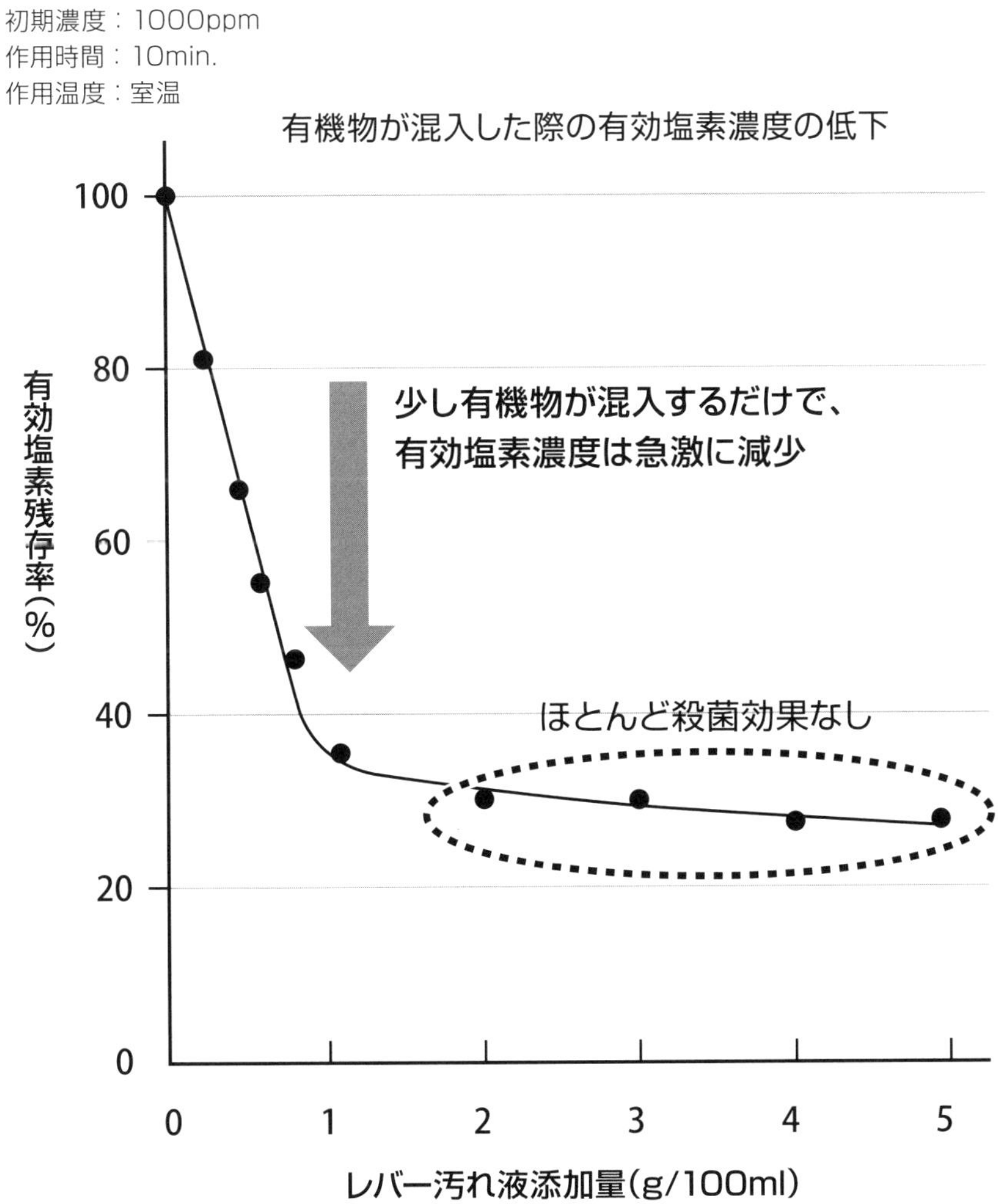

100ml の薬液に対し、レバー汚れが 1g 入るだけで有効塩素濃度（殺菌に貢献する）が大きく下がる。つまり、次亜塩素酸ナトリウムは有機物などの混入により急激に殺菌効果が低下してしまう!

93 家庭用品と業務用では表示のルールが違う

▼法律で定められている表示方法

18項で少し説明しましたが、家庭用品と業務用の製品では、ラベルなどの表示のルールが違います。また、化粧品、医薬品、医薬部外品、食品添加物などもそれぞれ表示のルールが決められています。

家庭用品の場合、「家庭用品品質表示法」によって、記載しなければならない表示が定められ、ラベルには「品名」「成分」「液性」「用途」「正味量」「使用量の目安」「使用上の注意」などの表示をしなければなりません。この中で、成分に関しては、配合している量によって記載が省略できるものもあります。

化粧品、医薬品、医薬部外品の場合は、「薬機法」によって、すべての配合成分に関して表示をしなければならないことになっています（全成分表示）。

食品添加物の場合も、「食品衛生法施行規則」によって全成分表示をする必要があり、さらに食品添加物は、配合量も記載する必要があります。

しかし、業務用の洗浄剤・除菌剤は、これらの用品に含まれない「雑貨品」である場合も多く、雑貨品の表示については法律によるルールは決められていません。そのため、販売するメーカーが表示を決めることができ、メーカーによってはラベルに成分がくわしく書かれていない場合もあります。

▼製品安全データシートで調べる

雑貨品であるにもかかわらず、医薬品や医薬部外品のように様々な効果や効能が書かれた製品も市場に出回っていますが、これは薬機法で禁止されています。

そこで、薬機法を守ることはもちろんですが、雑貨品であっても消費者に正しい情報を提供するため、家庭用品と同じ家庭用品品質表示法に合わせて、詳細に成分の表記を行なっているメーカーも増えています。

消費者が、より多くの情報を集めるには、メーカーから製品安全データシート（ＭＳＤＳ）を手に入れる方法があります。その内容を確認することで、ラベルなどには書かれていない、くわしい情報が得られる場合もあるので参考にしてください。

パッケージ表示の違い

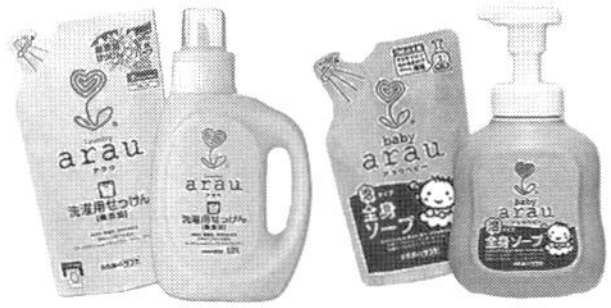

家庭用品

表示は「家庭用品品質表示法」で決められている

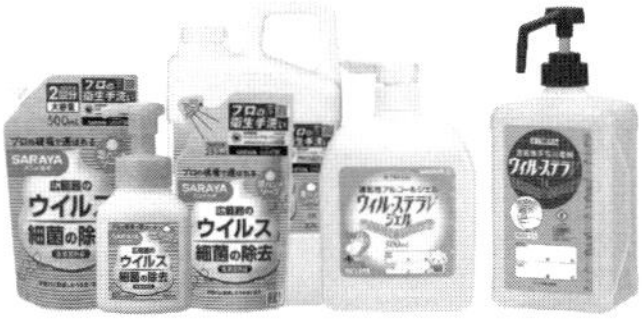

化粧品、医薬品、医薬部外品

表示は「薬機法」で決められている
全成分表示が必要

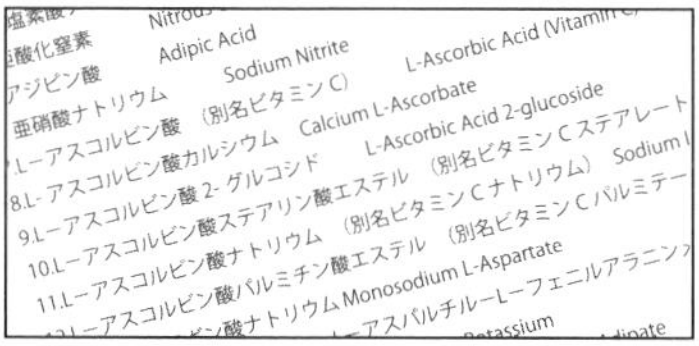

食品添加物

表示は「食品衛生法施行規則」で決められている
全成分表示とその配合量の記載が必要

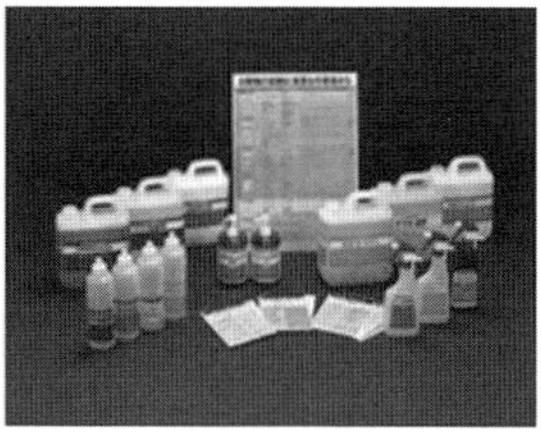

業務用製品（雑貨品）

表示に決まりはないが、薬機法、景品表示法などに違反した表示は NG となる

94 メーカーが使うわかりにくい専門用語

▼独りよがりなメーカー表現

商品の裏に貼ってあるラベルを読んでも、よく内容がわからないと思ったことがあるかもしれません。そんなときは、「メーカーは消費者のことなど考えていない！」と怒りたくもなります。たしかに、業界にどっぷり浸かっていた私も、わかりにくいと思います。ただし、そこには2つの側面があります。

ひとつは、本当にメーカーの人間の独りよがりな表現であること。何年も同じ分野の仕事をしていると、その仕事のことを誰でも知っているように思ってしまいます。仕事に精通すればするほどスキルは上がりますが、世間一般の人とは距離が離れていきます。まさに浮世離れで、専門用語でもまるで日常用語のように思えてきます（これは現在の私〈新名〉の自戒でもあります）。

たとえば、手を消毒するという意味で使う「手指（しゅし）消毒」。消毒剤メーカーの人間は当たり前に使う言葉です。また、看護師さんなど、医療機関で消毒に関わる人も日常的に使います。しかし、これを一般の人に聞いても、ほとんど通じません。いろいろなところで日々質問している私はそれを肌で感じます。

こういうときは、わかるように言い換えるべきです。「手指《てゆび》の消毒」と変えるだけでもまったく違います。

▼わからなかったらメーカーに聞こう！

もうひとつは、法律などの制限で表現方法が定められていることです。これはメーカーの人間も実は悩んでいます。本当はもっとわかりやすく言いたいのですが、規制があってそうは言えないのです。

「食品衛生法」「ＪＡＳ法」「薬機法」「景表法」など、商品の表示は多くの法律を総合的に満たすべく配慮されて表現されています。

たとえば、「家庭用品品質表示法」という法律があります。洗浄剤はここでは、「石鹸」か「合成洗剤」の2種類しか表現方法がありません。合成洗剤というとイメージが悪いのですが、今は環境によい合成洗剤もたくさんあります。内容がわからなかったら、メーカーに問い合わせるのが一番です。どんどん質問しましょう。

メーカーが使うわかりにくい専門用語の例

専門用語	意味は？
手指消毒（しゅししょうどく）	アルコール製剤などで手指を消毒すること
希釈（きしゃく）	洗剤などを水で薄めること。10 倍希釈なら、洗剤1に対して水を9入れる
次亜ソー（じあそー）	次亜塩素酸ソーダ（次亜塩素酸ナトリウム）のこと。殺菌とともに漂白ができることで汎用される
カセイソーダ	水酸化ナトリウムを主成分とするアルカリ洗浄剤。油汚れなどに強い
薬用石鹼（やくようせっけん）	石鹼に殺菌成分を含んでいるもの。医薬部外品の認可を受けている
界面活性剤（かいめんかっせいざい）	洗剤成分のこと。活性剤と呼ばれることもある。水と油をなじませることができる
薬剤（やくざい）	洗浄剤、殺菌剤の総称。液体のもの、固形のもの、粉末のもの、顆粒のものなどいろいろな形がある
医薬部外品（いやくぶがいひん）	医薬品ほどの強い効果はないが、効果や効能を謳うことができるもの。部外品と呼ばれることも。販売許可が不要なので、販売しやすい
有機物汚れ（ゆうきぶつよごれ）	水分中のミネラル（マグネシウムやカルシウムなど）由来の汚れ（白く残る）を無機物汚れと呼ぶのに対して、食品の残り、油、人体由来の汚れ（糞便など）を有機物汚れと呼ぶ
冷暗所保管（れいあんしょほかん）	薬剤などの保管条件によく書かれている言葉。冷蔵などの必要はないが、倉庫などの「直射日光に当たらない場所で保管してください」ということ
用途外使用（ようとがいしよう）	メーカーが定めた使い方以外の目的に使うこと。効果があるなし、という問題ではなく、規制で制限されていたり、対象となる素材を傷めてしまう怖れがあるので、避けてほしいということ

95 洗浄剤と殺菌剤をまちがえて使わないために

▼「見た目」で判断する危険性

団体で料理を食べに行ったときなどに、よく似た色の飲み物を注文したら、どれが何だかわからなくなってしまったことはないでしょうか？　また、容器と違う中身に入れ替えていて、ほかの人がまちがって使用しまったことなどはないでしょうか？

私たちは普段、様々な行動をするときに、使用するものを「見た目」で判断することがあります。逆に言えば、「見た目」が似ていると、無意識にまちがって使用してしまう場合があるということです。

「そんなことはないだろう」と思うかもしれませんが、実際に飲食店で、日本酒やワインの瓶に洗剤を入れていて、ほかの人がまちがえてお客様に出してしまった例や、食品に使用するアルコールとまちがえて透明なアルカリ洗浄剤を使用して、そのままお客様に出してしまった例などがあります。これらは、「見た目」だけで判断したことで起こってしまった事故です。

食品取扱現場では、「見た目」だけで判断すると、大事故につながる可能性があります。先ほどの例でも、飲食した複数のお客様には、吐き気、腹痛などの「食中毒」の症状が出ています。

こうした食品を提供した店は数日間営業停止になり、さらに店のイメージも非常に悪くなってしまいます。

▼見た目でのまちがいを防ぐシステム

このようなまちがいを防ぐために、25年ほど前に製剤容器のラベルを用途別に色分けして、見た目でのまちがいを防ぐシステムが洗浄剤メーカーから提案されました（中性洗剤：黄色、アルコール製剤：赤色など）。

また、現場で使用方法を確認するためのマニュアルポスターも、「洗剤を使用する部分」と「洗剤のラベルの色」をリンクさせて表示することで、まちがいを減らすことができます。このシステムは、現在でもスーパーなどのバックヤード、給食施設、食品工場などで採用されています。このシステムのすぐれている点は、アルバイト、パートなど衛生教育が十分に行ないにくい作業者でも、「見た目」で正しく扱えるところです。

洗浄剤と殺菌剤を区別する

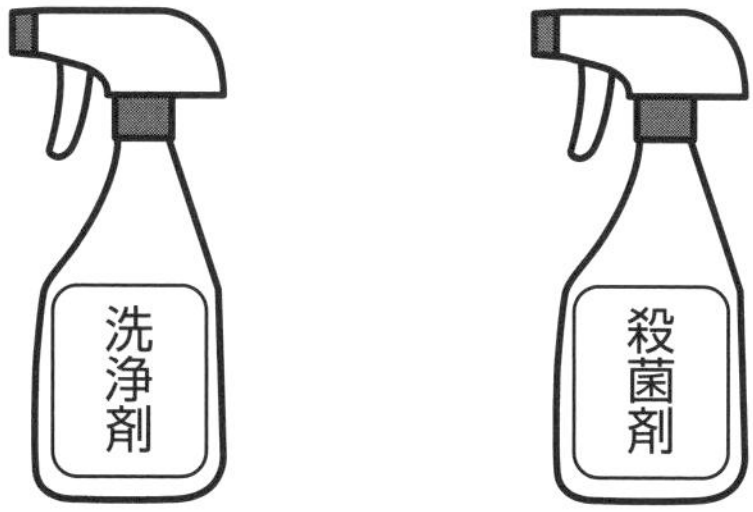

どちらも無色のため、文字だけでは見た目でまちがえる可能性がある

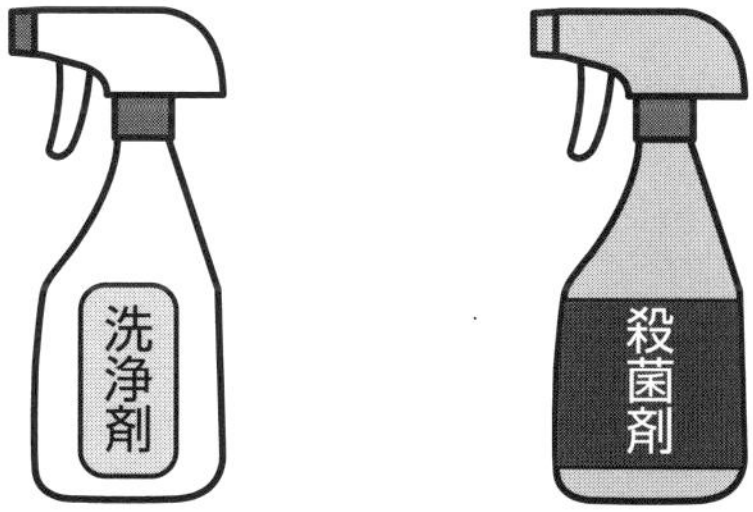

見た目が違うのでまちがえにくい

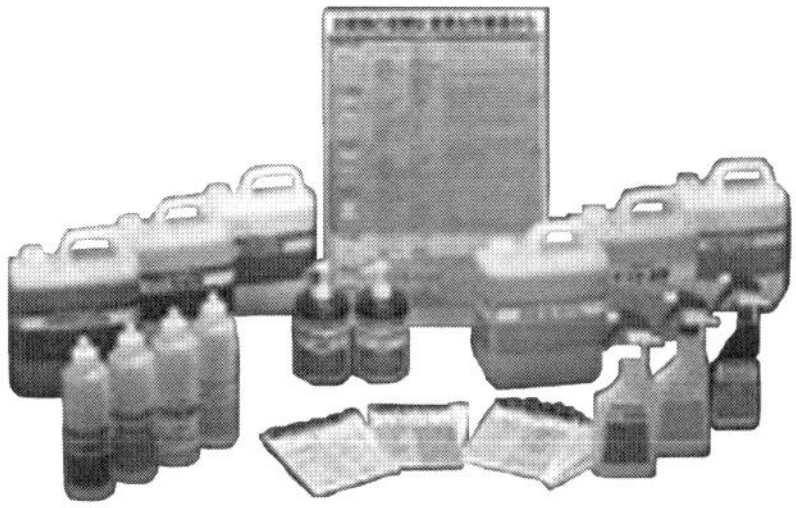

用途別に色分けし、マニュアルも使用する部分と関連づけたシステム

⑯食中毒予防に役立つ「大量調理マニュアル」

▼食中毒を防ぐ重要管理事項

一般的には「大量調理マニュアル」と呼ばれていますが、正式には「大量調理施設衛生管理マニュアル」と言います。大量調理マニュアルは、厚生労働省により1997年に定められた、集団給食施設などの大量調理施設（同一メニューを1回300食以上、または1日750食以上提供する施設）における食中毒予防のためのマニュアルです。HACCP（次項参照）の概念に基づいて、調理過程における重要管理事項をまとめたものです。

この重要管理事項は主に以下の4点です。

①原材料の受け入れ、および下処理段階における管理を徹底すること

②加熱調理食品は中心部まで十分加熱し、食中毒菌（ウイルス含む）を死滅させること

③加熱調理後の食品、および非加熱調理食品の二次汚染防止を徹底すること

④食中毒菌が付着した場合の菌の増殖を防ぐため、原材料、および調理後の食品の温度管理を徹底すること

さらにこれ以外にも、施設設備や調理従事者、原材料の衛生管理についての記述があります。

▼食品関係者必読のマニュアル

大量調理マニュアルには、このような重要管理事項に関する点検・記録表なども別紙で添付されており、これらを用いて点検・記録を徹底するとともに、もし問題があれば、改善策を講じることが定められています。

このマニュアルが制定されたことにより、実際に学校給食における食中毒の発生は減少しています。また当初は、現在の食中毒の主要な原因物質であるノロウイルス対する対策は盛り込まれていませんでしたが、2008年度の改訂で盛り込まれました。

このように、大量調理マニュアルは食中毒予防に非常に役立つ情報が具体的に記載されており、大量調理施設以外の施設でも大変参考になります。もし、食品関係の仕事に従事していて、これをご覧になったことがなければ、厚生労働省のホームページからダウンロードできるので、一度目を通してみてください。

大量調理マニュアル　従事者等の衛生管理点検表(例)

従事者等の衛生管理点検表

平成　　年　　月　　日

責任者	衛生管理者

氏　名	体調	化膿創	服装	帽子	毛髪	履物	爪	指輪等	手洗い

	点　検　項　目		点検結果
1	健康診断、検便検査の結果に異常はありませんか		
2	下痢、発熱などの症状はありませんか		
3	手指や顔面に化膿創がありませんか		
4	着用する外衣、帽子は毎日専用で清潔のものに交換されていますか		
5	毛髪が帽子から出ていませんか		
6	作業場専用の履物を使っていますか		
7	爪は短く切っていますか		
8	指輪やマニキュアをしていませんか		
9	手洗いを適切な時期に適切な方法で行っていますか		
10	下処理から調理場への移動の際には外衣、履物の交換(履物の交換が困難な場合には、履物の消毒)が行われていますか		
11	便所には、調理作業時に着用する外衣、帽子、履物のまま入らないようにしていますか		
12	調理、点検に従事しない者が、やむを得ず、調理施設に立ち入る場合には、専用の清潔な帽子、外衣及び履物を着用させましたか	立ち入った者	点検結果

改善を行った点
計画的に改善すべき点

厚生労働省　大量調理施設衛生管理マニュアルより

97 HACCPって何？

▼安全な食品を作るための予防コントロール方法

最近、販売されている食品を手に取ると、「ＨＡＣＣＰ」という文字がパッケージに印刷されていることがよくあります。これは何でしょうか？

ＨＡＣＣＰは、Hazard Analysis and Critical Control Pointの頭文字をとったもので、ハセップもしくはハサップと呼ばれます。簡単に言うと、「完成した食品製品を抜き打ち検査で良品かどうかを見極めるのではなく、作る過程でミスすると大変なことになる必須のポイントを管理し、予防によってよい製品が作れるようにしましょう」というしくみです。

もとは絶対に食品事故を起こせない宇宙ロケットの中で食べる食品のためにアメリカで開発されたシステムですが、考え方が合理的かつ有効なので、それが世界に広がりました。日本にも１９９０年代の半ばには入ってきていたのですが、普及には紆余曲折がありました。

そのひとつに、言葉の解釈があります。日本語では「危害分析・重要管理点」と翻訳されたのですが、この言葉が多くの誤解を生みました。Hazardとは危害ではなく、「危害になりそうな要因」のことです。それをまずはしっかり見極めましょう、ということ。そしてCriticalは重要ではなく「必須」です。重要というとほぼ全部重要になってしまって、それでは管理できません。「ここだけは！」という必須のポイントを科学的に見出して、そこをしっかりと管理する。それによって大きな事故が起こらないように運用できるというものです。

▼日本でも制度化が決定！

ＨＡＣＣＰは何も大きな工場でしかできないことではありません。街の飲食店でもできます。なぜなら、作る過程をきちんと「見える化」し、大事なことをしっかり記録しましょう、ということだからです。

２０１８年に改正された食品衛生法によって、日本でもＨＡＣＣＰがあらゆる食品事業者に義務化されることが決まりました。２０２０年６月から施行がスタートし、１年の猶予期間をへて、２０２１年６月から完全制度化となります。

HACCPとは?

Hazard Analysis and Critical Control Point

H A	C C P
危害の要因になりそうなところを見極め	必須の管理点についてしっかり把握して記録しましょう

ホットドッグ用の牛肉ソーセージの例

牛肉を挽肉にする → 挽肉にするときの機械の金属片が入るかも!(CCP)

▼

詰める

▼

加熱する → 加熱温度が不十分だったら食中毒菌が残るかも!(CCP)

▼

冷やす → 速やかに冷やさないと耐熱菌が増えるかも!(CCP)

▼

包装される

▼

出荷される

基本的な衛生管理を実施した上で、こうしたCCPをしっかり管理する!

98 食品事業者がやるべきこと

▼食品の安全のために大事なこと

「食品の安全を確保するためには、考えるべきこと、覚えるべきことがたくさんあって大変！」と思われるかもしれません。しかし、長くこの分野に関わってきた経験から、もっとも大事なことはひとつだけで、それを中心に考えることができれば、食品の安全は守ることができると思っています。

それは、「食品の目線で現場を見る」ということです。人の目線では見えないことも、食品の目線で見れば、見えてきます。それを自分の現場で行なうということです。

原材料としてよいものを仕入れ、適切に加工し、そして完成品を適切に扱うということが、食品の安全を保証する基本です。そこでは温度管理とともに、洗浄・殺菌が非常に重要な役割をはたします。「何のために洗浄・殺菌という作業を行なうのか？」。それは食品が二次汚染を受けないため、という目的につきます。作業する人が、手洗いをするのもそのためです。食材、食品の目線で見て、「どこで二次汚染を受ける危険性があるか」「何に食品が触れているのか」をしっかりと観察することが大切です。

▼食品は思わぬところで汚染されている

現場でのものの見方として、大切なことが2つあります。ひとつは物理的に食品と同じ高さで流れを追うこと。もうひとつは、全体をボーッと見ることです。この2つができていれば、食品の目線で問題を発見できます。

食品と同じ高さで食品の流れを追うと、人の目線、つまり上から見ていてはわからないところで、機械などと触れていることがわかります。また、下から思わぬ汚染を受けていることもわかります。そこで得た情報から、しっかりと洗っていなかった機械部品を洗浄することで、製品の品質が向上したことがありました。

また、チェックリストを持って局部的に見ていると全体が見えなくなります。あえてどこを見るということなく全体を俯瞰すると、おかしな動きに気づくことができます。現場にいるときには気づかず、事務所に帰って全体を撮ったビデオをボーッと見ているときに、二次汚染が起こっていることがわかったこともあります。

食品の目線で現場を見る

食品はいろいろな角度から汚染を受けている。それは人の目線からでは見えないこともある。そこで一歩引いて、食品の目線でどんな汚染リスクがあるかを考えることが大切！

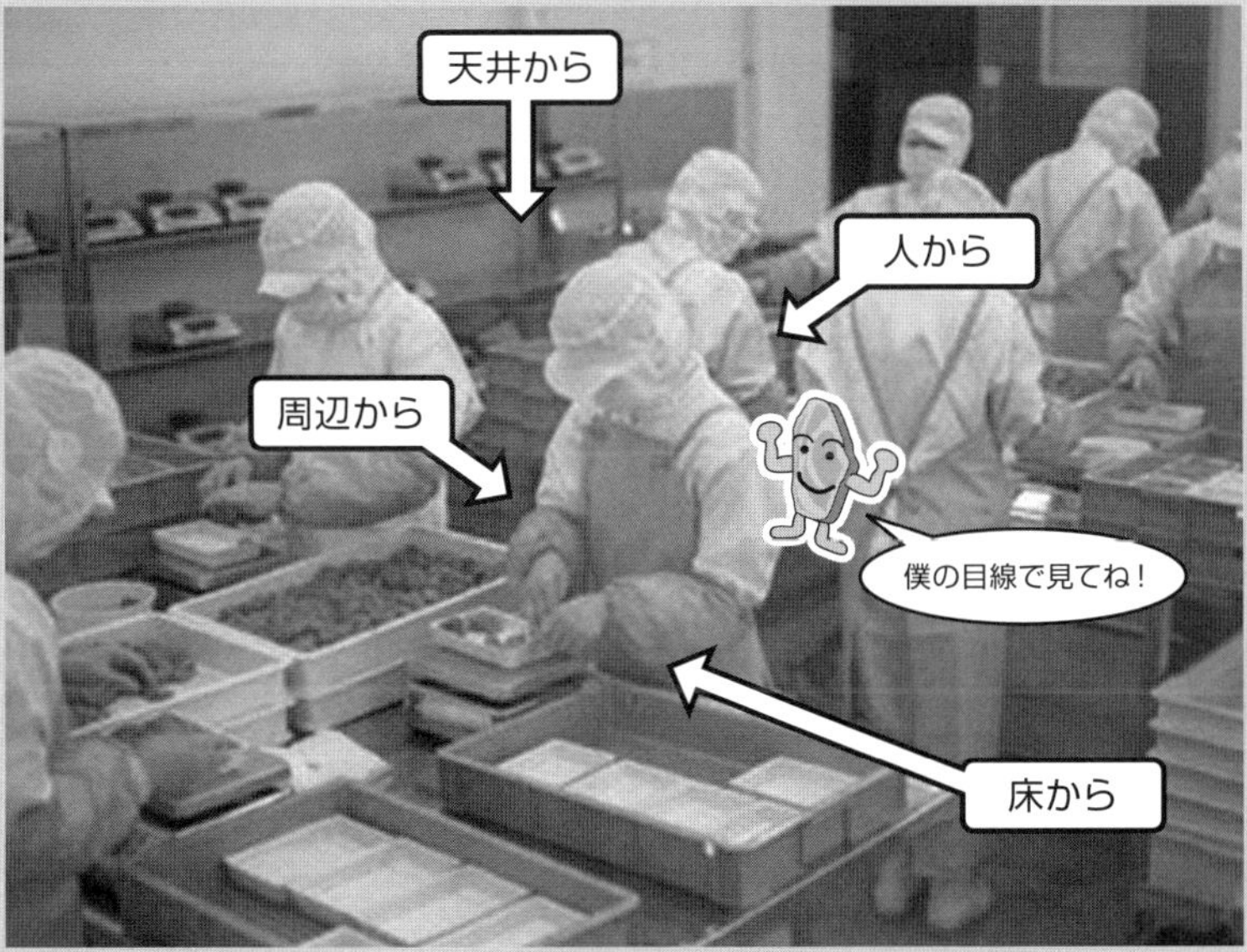

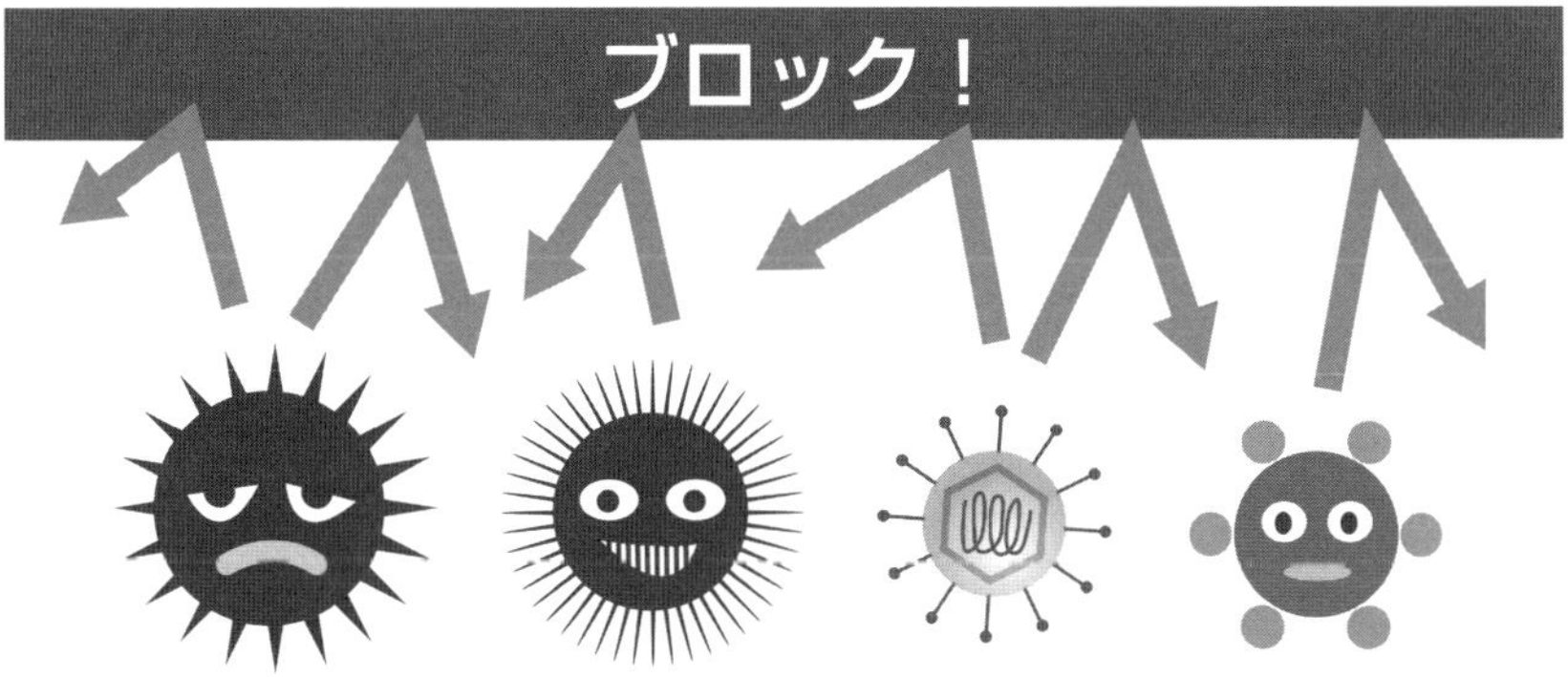

99 医療・介護関係者がやるべきこと

▼「人」の動きを追う

食品衛生の中心が「食品」であるとすると、医療・介護関係で重要な感染症予防の中心は、「人」になります。そこで食品の目線で動きを追うのと同じく、人の動きを追うことが、感染症予防の基本になります。

かつてノロウイルスの感染症が起こった介護施設で、その後の事故の拡大を防いだポイントは、「人の動きを物理的に調べた」ことでした。

「感染者がどこにいて、まだ感染していない人がどこにいるのか」「その人たちが接触を起こさないようにするにはどうすればいいのか」を考えると、必然的に、「共通して接触する場所はどこなのか?」というところに目がいきます。そこをしっかりと洗浄・殺菌するのです。

たとえば、「手すり」「ドアのノブ」「トイレの手洗い場回り」などです。「人の動き」という目線で現場を見ることなく、やみくもに施設全体を丸洗いするような発想をする人がいますが、それは非効率で非現実的です。

空気感染ということもあるので、見えない敵と闘うような不安感があることは理解できます。しかし、それとて共通接触部分の洗浄・殺菌という対応をした上でのことです。空気で感染するものでも、その多くは飛沫（唾など）に付着して感染するものです。飛沫が飛んでいそうな部分をしっかりと洗浄・殺菌することが大切です。

▼「いざ」に備えるための対策

そして、もうひとつ最後に、食品でも医療・介護でも同じように大切なことがあります。それは洗浄・殺菌の作業が、「日々の仕事で身についている」ことです。普段の仕事としてできていないと、いざ大きな問題が起こったときに対応しようとしても機能しません。

これは、様々な現場で嫌というほど見てきました。事故が起こってから対応しようとしても、できないのです。そもそも普段から心がけていないから、事故が起こってしまうのです。基本的なことが当たり前にできるように、日頃から実践していること。それに勝る対応策はありません。本書でその基本的なことをしっかりと学んでいただければ、大変うれしく思います。

人の動きを追うことが感染症予防の基本

感染症は人の動きと密接に関係している。たとえば病院であれば、医療従事者と患者がどのようなところで接触するか、ということをしっかりと理解し、そのタイミングで適切な洗浄・消毒を行なうことが大切

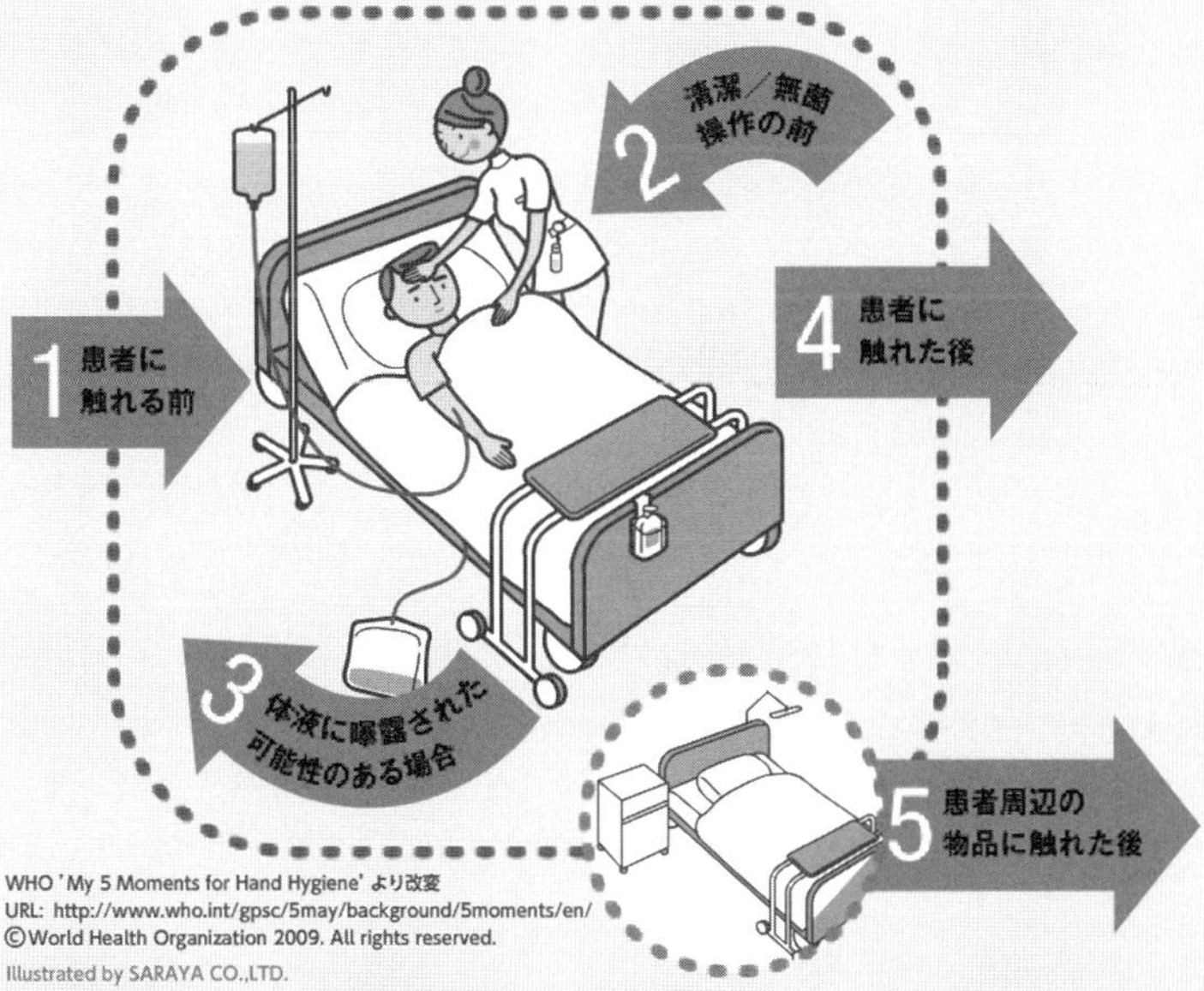

WHO 'My 5 Moments for Hand Hygiene' より改変
URL: http://www.who.int/gpsc/5may/background/5moments/en/

Illustrated by SARAYA CO.,LTD.

参考文献

H. Sax, B. Allegranzi, I. Uckay, E. Larson, J. Boyce, D. Pittet. 'My five moments for hand hygiene': a user-centred design approach to understand, train, monitor and report hand hygiene. J Hosp Infect. 67:9-21, 2007

100 家庭やオフィスでもできること

▼ウイルスと共存しながら乗り切っていく

新型コロナウイルスとの闘いは、勝ち負けではないということを突きつけられていると思っています。なぜならウイルスとは、そもそも人と共存することを前提にした存在だからです。いったん制圧したと思っても、第二波、第三波が来ます。それが来ることを想定しつつ、できるだけその波が大きくならないように対処する。これは社会で生活している私たち全員がやるべきことです。

家庭やオフィスでできることもたくさんあるはずです。まずは本書で解説したことの中で、みなさんの家庭や職場でも適用できることをぜひ実践してみてください。

手洗いや消毒、うがいの習慣、手が触れる場所の管理、食品事故を起こさないための工夫、洗剤や消毒剤のラベルをしっかり見る、それぞれの製剤を有効に使う、そしてそれを子供たちや身の回りの人にも教えてあげる……たくさんありますね！

▼オフィスでは「共用物」をしっかりチェックする！

オフィスが家庭と少し違うところは、多くの人と共存しているスペースだということ。つまり「共用物」が多いことです。職場を見渡し、自分だけではなく、多くの人が触れるところはどこでしょうか？　一度しっかりと観察してみてください。

私が昔、食品工場の衛生コンサルタントをしていたときに、食品の汚染がどこで起こるのか、工場内をぼーっと見ながら観察したことがあります。すると普段は気づかないことにも気づくのです。それと同じことがオフィスや店でもできるはずです。

新型コロナウイルスによる院内感染の事例では、共用していたタブレットが盲点となっていたという事例がありました。今、生活空間の場では普通にタブレットやタッチパネルがあります。共用することをやめられるのならそれもひとつの方法。どうしても共用が必要なら、使用のルールを決める、時間を決めて消毒する、などの対策をとりましょう。

衛生管理は様々な方法を組み合わせて、それをみんなが実行することで達成できます。

オフィスを見渡して共用物を探そう!

オフィスを俯瞰し、共用しているものを列挙する!

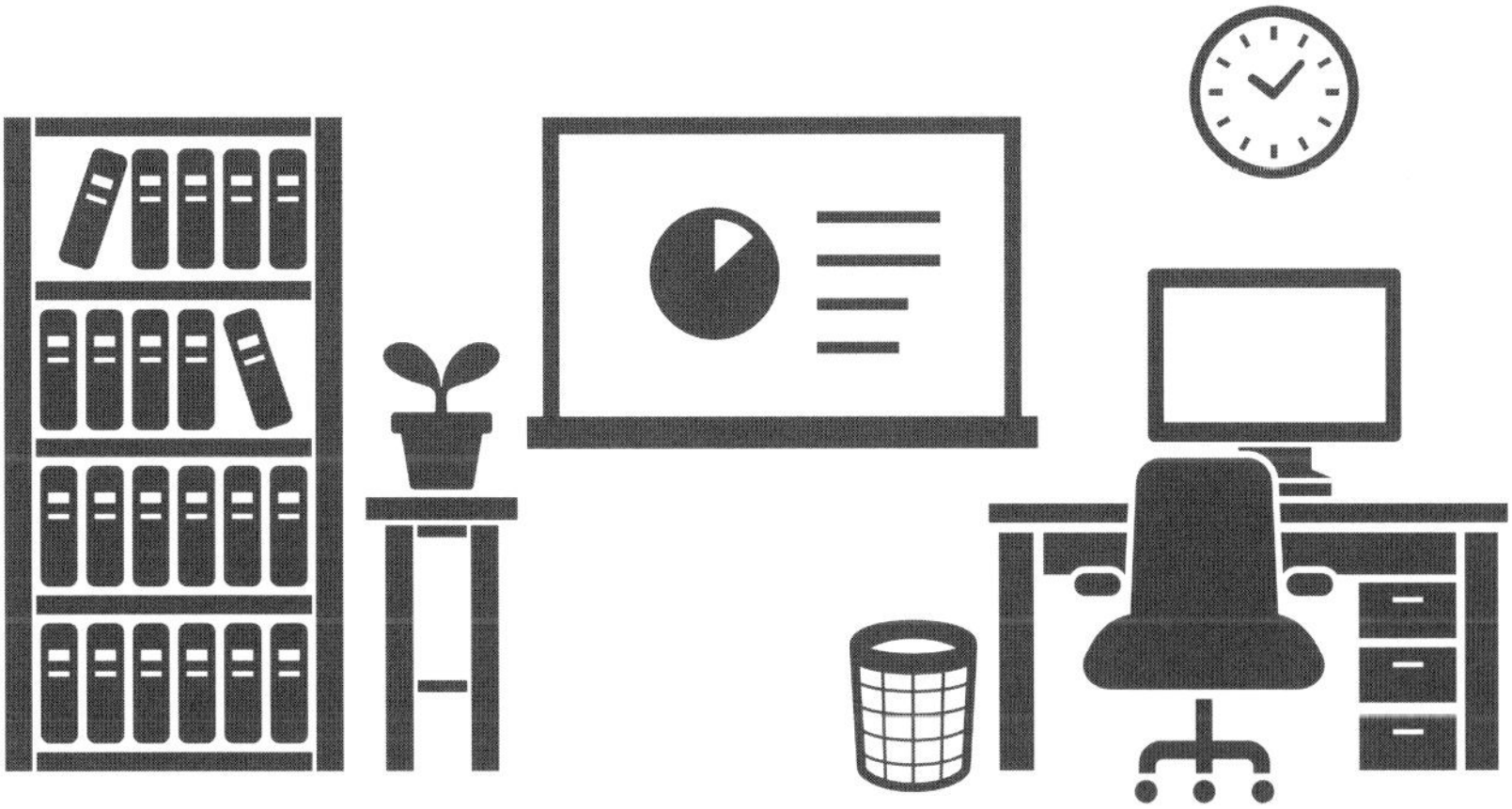

とくに複数の人の手が触れる場所を徹底マーク!

院内感染でもタブレットが盲点となった……

触れる部分をラップで覆い、
少なくとも1日1回は
ラップを交換するなどの
ルールを決めよう!

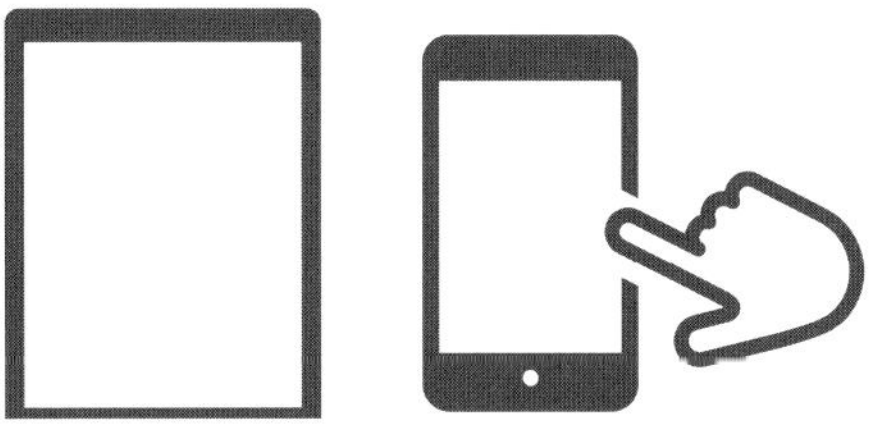

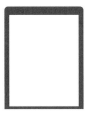

おわりに

「衛生管理」教育で大事なこと

本書で何度も述べてきたとおり、洗浄・殺菌を中心とした衛生管理では、「教育」は本当に大切なことです。そして、大切な割には、偉い人が参加しないという不思議な仕事です。それはなぜでしょうか?

飲食店などの組織から見れば、衛生管理は直接、売上げには貢献しません。そこで、「作業そのものはアルバイト君にやってもらいたい」となりがちです。その状況はよく理解できますし、それでいいと思います。

では、何が問題なのでしょうか? ルールを決めても、ルールどおりにうまくいかないのは、なぜなのでしょうか?

①ルールが自分の知らないところで決められている

衛生管理の手順やマニュアルは、実際にその作業を行なわない人が決めるのが普通になっています。「ルールを決めるのは理屈がわかっている人、あるいはその周辺の人。でも実際にそれを実行するのは別の人」――。この構図に問題があります。衛生管理に限らず、他人が決めたことを守るのは誰しも嫌なことです。そのルールが現実から乖離していればなおのことです。

②現場の事情が組み入れられない

実際に作業をする人の意見が反映されずにルールが決められれば、当然、現場の事情は勘案されません。知っていれば回避できることも、知らないで決められてしまえば避けることもできません。

やらなくてはならないことは、やらなくてはならないのです。その過程で、「衛生管理」はむずかしい仕事であるという認識を、ルールを作る人と実行する人が共有していないと、実行する人には不満が残ります。「簡単にできると思っているのか！」というわだかまりが残ります。これがよくないのです。

③現場で教えないのでイメージが合わない

衛生管理の教育が、実際に仕事が行なわれる現場でなされればいいのですが、そうではないことがあります。会議室では、現場とイメージが合わないことがあります。「事件は会議室で起こるのではない」ということです。

衛生管理の教育では、こうしたことを踏まえて、「ルールを決める段階で、必ず現場の人をメンバーに入れる」、それがむずかしい場合は、「ルールを決める人と実行する人が全員で衛生管理についての認識を共有する」、そしてそれを「現場で教育する」ことが大切なのです。

【編著者略歴】
新名史典（しんみょう　ふみのり）
1971 年生まれ。大阪府立大大学院卒業後、洗浄剤･殺菌剤メーカーのサラヤ（株）にて営業、商品開発、マーケティングに約 15 年従事。その間、一貫してわかりやすい衛生教育のあり方に取り組む。
2011 年 10 月、日本唯一のプレゼンテーション専門のコンサルタント会社である、株式会社 Smart Presen を起業し、企業研修やセミナー講師としてフル稼働している。また日本HACCPトレーニングセンター幹事として、衛生教育のテーマにも意欲的に取り組んでいる。

【著者略歴】
隈下祐一（くました　ゆういち）
1979 年生まれ。関西大大学院卒業後、2004 年にサラヤ（株）バイオケミカル研究所に入社。洗浄剤・殺菌消毒剤等の開発に従事し、とくにノロウイルス感染予防対策商品の開発においては中心的な役割を担っている。ノロウイルスに関する研究においては、学会やセミナーでの発表、雑誌への執筆や論文投稿なども積極的に行ない、2009 年には日本防菌防黴学会論文賞を受賞した。現在は、医療施設における細菌・ウイルス感染予防対策に有効なアルコール手指消毒剤の開発に日々取り組んでいる。

加藤信一（かとう　しんいち）
1981 年生まれ。名古屋工業大大学院卒業後、2006 年にサラヤ（株）入社。入社時より食品衛生分野の洗浄剤・殺菌剤に関する開発業務に従事し、とくに業務用製品においては中心的な役割を担っている。また、洗浄・殺菌に関する基礎と実践（システム・オペレーションなど）に関して、外部講演・専門誌への投稿等も積極的に行なっている。

最新版　ビジュアル図解
洗浄と殺菌のはなし

2020 年 11 月 9 日　初版発行

編著者 ―― 新名史典
著　者 ―― 隈下祐一・加藤信一
発行者 ―― 中島治久

発行所 ―― 同文舘出版株式会社
東京都千代田区神田神保町 1-41　〒 101-0051
電話　営業 03（3294）1801　編集 03（3294）1802
振替 00100-8-42935　http://www.dobunkan.co.jp

 ISBN978-4-495-52362-6
印刷／製本：三美印刷　Printed in Japan 2020